МЕДИЦИНА
БЕЗ ГРАНИЦ

КНИГИ О ТЕХ, КТО СПАСАЕТ ЖИЗНИ

ГЕНРИ МАРШ

всемирно известный врач-нейрохирург,
оперирует пациентов с наиболее тяжелыми случаями

НЕ НАВРЕДИ

ИСТОРИИ О ЖИЗНИ, СМЕРТИ И НЕЙРОХИРУРГИИ

БОМБОРА
ИЗДАТЕЛЬСТВО
Москва

УДК 616.8
ББК 56.13
М30

Henry Marsh

Do No Harm: Stories of Life, Death, and Brain Surgery

Марш, Генри.

М30 Не навреди. Истории о жизни, смерти и нейрохирургии / Генри Марш; [пер. с англ. И. Чорного]. – Москва: Эксмо, 2025. – 336 с. – (Медицина без границ. Книги о тех, кто спасает жизни).

ISBN 978-5-699-83020-6

Совершая ошибки или сталкиваясь с чужими, мы успокаиваем себя фразой «Человеку свойственно ошибаться». Но утешает ли она того, кто стал жертвой чужой некомпетентности? И утешает ли она врача, который не смог помочь?

Нам хочется верить, что врач непогрешим на своем рабочем месте. В операционной всемогущ, никогда не устает и не чувствует себя плохо, не раздражается и не отвлекается на посторонние мысли. Но каково это на самом деле – быть нейрохирургом? Каково знать, что от твоих действий зависит не только жизнь пациента, но и его личность – способность мыслить и творить, грустить и радоваться?

Рано или поздно каждый нейрохирург неизбежно задается этими вопросами, ведь любая операция связана с огромным риском. Генри Марш, всемирно известный британский нейрохирург, раздумывал над ними на протяжении всей карьеры, и итогом его размышлений стала захватывающая, предельно откровенная и пронзительная книга, главную идею которой можно уложить в два коротких слова: «Не навреди».

УДК 616.8
ББК 56.13

ISBN 978-5-699-83020-6

СОДЕРЖАНИЕ

Предисловие 10
1 Пинеалома 11
2 Аневризма 24
3 Гемангиобластома 52
4 Мелодрама 66
5 Невралгия тройничного нерва 81
6 Angor Animi 94
7 Менингиома 108
8 Хориоидпапиллома 131
9 Лейкотомия 135
10 Травма 146
11 Эпендимома 160
12 Глиобластома 172
13 Инфаркт 183
14 Невротмезис 195
15 Медуллобластома 207
16 Аденома гипофиза 212
17 Эмпиема 218
18 Карцинома 225
19 Акинетический мутизм 234
20 Гибрис 241
21 Фотопсия 249
22 Астроцитома 267
23 Тирозинкиназа 278
24 Олигодендроглиома 288
25 Гиперпатия 298
Благодарности 318

Посвящается Кейт,
без которой эта книга
никогда не была бы написана

Не навреди...

Повсеместно приписывается Гиппократу
с острова Кос, 460 г. до н. э.

Каждый хирург несет в себе небольшое кладбище, на которое время от времени ходит помолиться, – средоточие горечи и сожалений, где ему следует искать причины своих неудач.

Рене Лериш,
«Философия хирургии», 1951 г.

ПРЕДИСЛОВИЕ

Серьезно заболев и очутившись в больнице, мы, терзаемые страхом за свое будущее в ожидании пугающей операции, вынуждены полностью довериться лечащим врачам — по крайней мере, если этого не сделать, жить станет намного сложнее. Неудивительно, что мы нередко верим в сверхчеловеческие способности медиков: это отличный способ преодолеть страхи. Если операция проходит успешно, то хирург — настоящий герой, если же нет — то он преступник.

Действительность, разумеется, совершенно отличается от подобных представлений. Врачи — обычные люди, такие же, как и все остальные. Многое из того, что происходит в больницах, зависит от случайностей — как счастливых, так и не очень. Будет ли исход операции удачным или нет, зачастую мало зависит от врачей. Знать, когда операцию проводить не стоит, не менее важно, чем уметь оперировать, и приобрести этот навык гораздо сложнее.

Жизнь нейрохирурга нельзя назвать скучной, и порой она приносит глубочайшее внутреннее удовлетворение, однако за это надо платить. Никто не застрахован от ошибок, и в конечном счете приходится жить с осознанием их последствий. Нужно учиться объективно оценивать то, что видишь, стараясь при этом не потерять человечность. В историях, приведенных в данной книге, рассказывается о моих попытках — иногда неудачных — найти золотую середину между необходимой отчужденностью и эмпатией, которой требует профессия хирурга, золотую середину между надеждой и реалистичным взглядом на вещи. Я ни в коем случае не хочу подорвать веру людей в нейрохирургов или, если уж на то пошло, во врачей в целом, но надеюсь, что моя книга поможет понять, с какими трудностями — зачастую не технического характера, а связанными с человеческим фактором — нам приходится сталкиваться.

1

ПИНЕАЛОМА

редкая, медленно прогрессирующая опухоль шишковидного тела

Мне часто приходится разрезать головной мозг, и я ненавижу это делать. С помощью пары диатермических щипцов я зажимаю прелестные красные кровеносные сосуды, опутывающие изумительную поверхность мозга. Я делаю надрез небольшим скальпелем и вставляю в образовавшееся отверстие тонкий наконечник вакуумного отсоса: поскольку у мозга желеобразная консистенция, вакуумный отсос является основным инструментом любого нейрохирурга. Через операционный микроскоп я наблюдаю, как постепенно пробираюсь сквозь нежные белые ткани мозга в поисках опухоли. Идея о том, что наконечник отсоса прокладывает себе путь через человеческие мысли, эмоции и разум, что память и рассудок состоят из этой вот студенистой массы, – слишком странная для того, чтобы просто так принять ее. Все, что я вижу перед собой, – это материя, однако я прекрасно понимаю: стоит мне промахнуться и попасть не туда – то есть в так называемую функционально важную зону мозга – и тогда, когда я в следующий раз зайду в палату для выздоравливающих, чтобы оценить достигнутый результат, то увижу перед собой пациента, ставшего инвалидом.

Операции на головном мозге несут в себе огромный риск, и с помощью современных технологий его удалось снизить лишь в определенной мере. При проведении операций на головном мозге я могу использовать что-то вроде GPS – систему компьютерной навигации, для реализации которой на голову пациента направлены инфракрасные камеры (подобно спутникам, вращающимся вокруг Земли). Они видят хирургические инструменты, к которым прикреплены небольшие отражающие шарики. На экране компьютера, к которому подключены камеры, отображается положение инструментов в мозге пациента, которое сопоставляется с томограммой, сделанной незадолго до операции. Я могу проводить операцию на бодрствующем пациенте – под местной анестезией, благодаря чему мне удается определить функционально важные зоны мозга, стимулируя различные его участки с помощью электродов. Анестезиолог предлагает пациенту выполнить разные простые задания, чтобы можно было понять, не наносим ли мы мозгу какой-нибудь вред в ходе операции. При операции на спинном мозге – еще более уязвимом, чем головной, – я могу использовать метод электрической стимуляции с применением так называемых вызванных потенциалов, чтобы получить предупреждение в случае угрозы паралича.

Однако несмотря на все эти современные технологии, нейрохирургия по-прежнему связана с серьезным риском для жизни и здоровья пациентов, а квалификация и опыт по-прежнему играют первостепенную роль в тот момент, когда инструменты погружаются в ткани спинного или головного мозга, – и я обязательно должен знать, когда следует остановиться. Зачастую лучшее, что можно сделать, – это позволить болезни протекать естественным путем и отказаться от хирургического вмешательства. Наконец, не нужно забывать о воле случая: чем больше я набираюсь опыта, тем лучше осознаю, насколько успех операции зависит от банального везения.

* * *

Был в моей практике пациент с опухолью шишковидного тела, которому предстояла операция. Философ Декарт, живший в XVII веке, являлся сторонником дуализма: по его убеждению, душа и тело – две совершенно отдельные сущности, причем душу он помещал именно в шишковидное тело. Именно здесь, говорил он, материальный мозг каким-то волшебным и мистическим образом взаимодействует с разумом и нематериальной душой. Не знаю, что бы он сказал, увидев, как мои пациенты смотрят на изображение собственного мозга на экране компьютера (а такое иногда происходит во время операции под местной анестезией).

Нейрохирурги смотрят на снимки головного мозга, демонстрирующие опухоль шишковидного тела, одновременно и с трепетом, и со страхом — подобно альпинистам, глядящим на вершину горы, которую они надеются покорить.

Опухоль шишковидного тела – очень редкое заболевание. Она может быть как доброкачественной, так и злокачественной. При доброкачественной опухоли лечение не обязательно. Что же касается злокачественной формы, то ее лечат с помощью лучевой и химиотерапии, однако она все равно может привести к смерти человека. Раньше такие опухоли считались неоперабельными, но с появлением современных методов микрохирургии ситуация в корне изменилась. Теперь операция считается необходимой – по крайней мере, для проведения биопсии и определения типа опухоли, чтобы можно было принять решение о том, как лучше всего лечить пациента. Шишковидное тело спрятано глубоко в мозге, поэтому такая операция, как говорят сами хирурги, – настоящее испытание. Нейрохирурги смотрят на снимки головного мозга, демонстрирующие опухоль шишковидного тела, одновременно и с трепетом, и со страхом – подобно альпинистам, глядящим на далекую вершину горы, которую они надеются покорить.

Пациенту, о котором идет речь, – а он был директором весьма крупной компании – лишь с большим трудом удалось осознать, что у него смертельно опасная болезнь и что теперь он не властен над собственной жизнью. Он полагал, что головные боли, не дающие ему спать по ночам, связаны со стрессом, вызванным необходимостью уволить множество сотрудников из-за финансового кризиса 2008 года. На деле же оказалось, что у него опухоль шишковидного тела вкупе с острой гидроцефалией. Опухоль мешала нормальной циркуляции спинномозговой жидкости в головном мозге, и скопившаяся жидкость привела к повышению черепно-мозгового давления. Без лечения этот человек ослеп бы и умер в считаные недели.

В дни, предшествовавшие операции, у нас с ним состоялось немало тяжелых бесед. Я объяснил, что связанные с операцией риски, которые включали в себя смерть или обширный инсульт, в конечном счете не шли ни в какое сравнение с рисками, возникающими в случае отказа от операции. Он старательно записал все сказанное мною в смартфон, словно наличие под рукой всех этих длинных терминов: «окклюзионная гидроцефалия», «эндоскопическая вентрикулостомия», «пинеалома», «пинеобластома» — вернет ему контроль над ситуацией и спасет жизнь. Его беспокойство в сочетании с неприятным осадком, который остался у меня в душе после неудачной операции, проведенной за неделю до того, означало, что мне предстоит оперировать, испытывая сильный страх за конечный результат.

Вечером перед операцией я встретился с пациентом. Обычно, разговаривая с больными накануне операции, я стараюсь не акцентировать внимание на сопряженном с ней риске: он и без того подробно обсуждался во время предыдущих консультаций. Я пытаюсь подбодрить их и смягчить опасения, хотя в результате сам начинаю переживать куда больше. Гораздо проще проводить сложную операцию, если заранее сказать пациенту, что она невероятно опасна и что в любой момент что-нибудь может пойти не так. Тогда, если что-то действительно выйдет из-под контроля, чувство вины, вероятно, будет терзать меня не столь сильно.

Жена пациента сидела рядом с ним, ее лицо было белым от страха.

– Это рядовая операция, – произнес я с фальшивым оптимизмом.

– Но опухоль может оказаться злокачественной, не так ли? – спросила она.

С некоторой неохотой я подтвердил, что это возможно. Я объяснил, что во время операции возьму образец ткани, который немедленно изучат специалисты. Если выяснится, что опухоль доброкачественная, то мне не придется выскабливать все до последней частицы. А если окажется, что мы имеем дело с так называемой герминомой, то мне и вовсе не придется ее удалять: с большой вероятностью полного выздоровления можно будет добиться с помощью лучевой терапии.

Возможно, я слишком настойчиво пытался удалить как можно большую часть опухоли. Скорее всего я был чересчур уверен в себе. Я недостаточно боялся неудачи.

– То есть получается, что если это не рак и не герминома, то операция будет безопасной, – сказала женщина, однако в ее голосе прозвучала неуверенность.

Я помедлил, подбирая слова, так как не хотел нагонять на нее страх.

– Да, если мне не придется удалять опухоль полностью, то риск существенно снижается.

Мы поговорили еще немного, после чего я пожелал им спокойной ночи и отправился домой.

Следующим утром, лежа в постели, я вспоминал девушку, которую оперировал за неделю до того. У нее была опухоль спинного мозга, расположенная между шестым и седьмым позвонками, и после операции – хотя я до сих пор не понимаю почему, ведь во время операции не было никаких происшествий, – пациентка очнулась от наркоза с парализованной правой частью тела. Возможно, я слишком настойчиво пытался удалить как можно большую часть опухоли. Скорее всего я был чересчур уверен в себе. Я недостаточно боялся неудачи.

И теперь мне безумно хотелось, чтобы следующая операция – операция на шишковидном теле – прошла хорошо, чтобы все после нее жили долго и счастливо, а я снова примирился с самим собой.

Вместе с тем я прекрасно понимал, что, какими бы горькими ни были мои сожаления и насколько бы хорошо ни прошла эта операция, я ничего не в силах сделать, чтобы исправить вред, нанесенный девушке. Мои переживания не идут ни в какое сравнение с тем, с чем довелось столкнуться ей и ее семье. И не было никаких оснований полагать, что следующая операция пройдет хорошо только потому, что я так отчаянно на это надеялся, или потому, что предыдущая закончилась неудачно. Исход операции на шишковидном теле – окажется опухоль злокачественной или нет, получится у меня ее удалить, или она останется безнадежно застрявшей в мозге пациента, и все сложится самым неблагоприятным образом, – во многом от меня не зависел. Также я знал: со временем от печали по поводу того, что я сделал с бедной девушкой, не останется и следа. Воспоминания о том, как она лежит в больничной кровати с парализованными рукой и ногой, из кровоточащей раны превратятся в уродливый шрам. Эта история пополнит список моих неудач – еще одна надгробная плита на том самом кладбище, которое, как однажды сказал французский хирург Лериш, несет в себе каждый хирург.

Как правило, вскоре после начала любой операции я обнаруживаю, что от навязчивого страха не осталось и следа. Я беру скальпель – не из рук ассистирующей медсестры, как это было раньше, а с металлического подноса, как требуют новые нормы охраны труда и безопасности, – и, полный уверенности в своих хирургических навыках, точными движениями провожу лезвием по коже на голове пациента. Едва на месте разреза появляется кровь, я целиком погружаюсь в процесс – с этого момента я чувствую, что все протекает под моим полным контролем. По крайней мере обычно происходит именно так. Но на этот раз все оказалось иначе. Предыдущая неудачная операция основательно подорвала мою уверенность в себе, и я вошел в операционную, серьезно опасаясь того, что будет дальше. Вместо привычной болтовни с медсестрой и Майком – старшим ординатором, помогавшим мне оперировать, я принялся молча очищать кожу на голове пациента и поправлять простыню.

К тому времени Майк ассистировал мне уже несколько месяцев и мы с ним довольно хорошо сошлись. За тридцать лет работы хирургом я перевидал многих ординаторов, и с большинством из них – во всяком случае, мне хотелось бы в это верить – у меня складывались теплые отношения. Я должен научить их оперировать и поэтому беру на себя ответственность за все их действия. В свою очередь, они должны помогать мне и поддерживать меня, а при необходимости – даже подбадривать. Я прекрасно понимаю: чаще всего они говорят только то, что, по их мнению, я хочу услышать. Однако подчас между нами складывались довольно близкие взаимоотношения – чем-то, пожалуй, напоминающие те, что завязываются между воюющими бок о бок солдатами. И именно этого мне будет не хватать больше всего после выхода на пенсию.

– В чем дело, босс? – спросил Майк.

– Сама идея о том, что нейрохирург должен быть спокойным и рациональным воплощением медицинской науки, – ворчливо ответил я, – это полная чепуха. В моем случае уж точно. Из-за той проклятой операции, что была на прошлой неделе, я нервничаю так же, как на заре моей хирургической карьеры тридцать лет назад. И я вовсе не хладнокровен, как подобает врачу, которого вскоре ждет уход на пенсию.

– Не могу дождаться, – сказал Майк.

Сейчас, когда моя карьера приближается к завершению, эта шутка уже стала привычной среди старших ординаторов, что понаглее. На данный момент врачей-практикантов гораздо больше, чем вакантных мест в больнице, и понятно, что всех стажеров всерьез заботит их собственное будущее.

– Как бы то ни было, после операции прошло совсем немного времени. Пациентка еще может поправиться, – добавил он.

– Сомневаюсь.

– Никогда нельзя быть полностью уверенным...

– Что ж, в этом вынужден согласиться с тобой.

Мы переговаривались за спиной спавшего под наркозом пациента, чье тело было зафиксировано в сидячем положении. Майк уже выбрил узкую полоску у него на затылке.

– Нож, – сказал я Агнессе, операционной медсестре.

Я взял нож с подноса, который она держала в руках, и быстро рассек кожу на затылке пациента. Майк с помощью вакуумного отсоса убрал образовавшуюся кровь, и я раздвинул мышцы шеи, чтобы мы могли просверлить череп.

– Просто класс! – сказал Майк.

Наконец скальп был надрезан, мышцы раздвинуты, трепанация проведена, мягкие мозговые оболочки открыты и развернуты (для описания хирургических вмешательств медики пользуются собственным древним языком), операционный микроскоп установлен, и я уселся в операционное кресло. При операции на шишковидном теле в отличие от вмешательств при других опухолях головного мозга нет необходимости разрезать мозг, чтобы добраться до опухоли. После того как мягкая мозговая оболочка (расположенная прямо под костями черепа – мембрана, которая покрывает головной и спинной мозг) оказывается открыта, нужно найти узкую щель, отделяющую верхнюю часть мозга, то есть полушария, от нижней – ствола головного мозга и мозжечка. Возникает ощущение, будто ползешь по длинному узкому туннелю. На глубине приблизительно в семь сантиметров – хотя из-за микроскопа пройденное расстояние кажется в сотни раз длиннее – и находится злополучная опухоль.

Итак, перед моим взором самый центр головного мозга – таинственная, мистическая область, которая контролирует все важнейшие функции, поддерживающие нас живыми и в сознании. Над ним, словно внушительный арочный свод кафедрального собора, возвышаются глубокие вены головного мозга (внутренние мозговые вены), за ними – базальная вена Розенталя, а далее – вена Галена, в свете микроскопа отливающая темно-голубым. Неудивительно, что анатомическое строение головного мозга вызывает у нейрохирургов благоговейный трепет.

Все эти вены отводят от мозга очень много крови, а их повреждение неизбежно привело бы к скоропостижной смерти пациента. Прямо передо мной зернистая красная опухоль, а под ней – поверхность мозгового ствола, повреждение которого может вызвать постоянную кому. По бокам расположены задние мозговые артерии, которые снабжают кровью область мозга, отвечающую за зрение. Впереди на некотором расстоянии от опухоли (подобно двери, ведущей в отдаленный коридор с белыми стенами и открывающейся после удаления опухоли) расположился третий желудочек.

Для врача эти названия звучат поэтично, что в сочетании с прекрасной оптикой современного микроскопа делает данную операцию одной из самых потрясающих в нейрохирургии. Если, конечно, все складывается хорошо. Путь к опухоли мне преграждали несколько кровеносных сосудов, которые нужно было разрезать. И необходимо было точно знать, какими из них можно пожертвовать, а какими – нельзя ни в коем случае. Вместе с тем в тот миг я словно позабыл все знания и утратил весь свой опыт. Каждый раз, когда я отделял очередной кровеносный сосуд, меня потряхивало от страха. Впрочем, любой хирург еще в начале карьеры учится воспринимать сильное волнение как естественную составляющую повседневной работы и продолжать операцию, не обращая на него внимания.

Через полтора часа после начала операции я наконец-то добрался до опухоли. Удалив небольшой ее фрагмент, который предстояло отправить в лабораторию на анализ, я откинулся на спинку операционного кресла и со вздохом сказал Майку:

– Теперь нам придется подождать.

Перерыв посреди операции всегда дается непросто. Я нервничал, желая поскорее вернуться к работе. Я надеялся, что, согласно отчету моих коллег из лаборатории, опухоль окажется одновременно и доброкачественной, и операбельной. Я уповал на то, что пациент останется жив, и страстно мечтал после операции сказать его жене, что все будет хорошо.

Спустя сорок пять минут моему терпению пришел конец, я откатил кресло от операционного стола и встал, чтобы дотянуться до ближайшего телефона, не снимая стерильного халата и перчаток. Дозвонившись до лаборатории, я попросил к телефону врача-патолога. Через какое-то время он взял трубку.

– Образец! – закричал я. – Что там с ним?

– Простите за задержку. Я был в другом конце здания, – ответил врач довольно-таки невозмутимым голосом.

– Так что, черт возьми, насчет опухоли?!

– Да-да. Так-так. Я как раз ее осматриваю. Ага! Без сомнения, выглядит как доброкачественная пинеалома.

– Отлично, спасибо!

Немедленно простив его, я вернулся к операционному столу, где все было готово для продолжения операции.

– Ну что, поехали!

Я снова вымыл руки, забрался в операционное кресло, положил локти на подлокотники и вернулся к работе. Каждая опухоль головного мозга по-своему уникальна. Некоторые из них твердые, как камень. Другие мягкие, словно желе. Одни полностью сухие, другие наполнены кровью – порой настолько, что во время операции пациент может истечь кровью до смерти. Одни отходят легко, будто горошина из стручка, другие намертво прикреплены к тканям мозга и его кровеносным сосудам. Никогда не знаешь наверняка, как поведет себя опухоль мозга, пока не начнешь ее удалять. У этого мужчины опухоль оказалась, как говорят хирурги, податливой, к тому же она не была плотно прикреплена к тканям мозга. Я принялся не спеша выскабливать ее, стараясь не задеть окружающие здоровые ткани. Спустя три часа можно было с уверенностью сказать, что мне удалось избавиться от большей ее части.

Никогда не знаешь наверняка, как поведет себя опухоль мозга, пока не начнешь ее удалять.

Поскольку опухоль шишковидной железы – довольно редкое явление, один из коллег пришел понаблюдать за ходом операции. Скорее всего он немного завидовал мне. Заглянув через мое плечо, он заметил:

– Вроде бы все хорошо.

– Пока что да.

– Что-то идет не так лишь тогда, когда ты этого не ждешь, – ответил он и отправился к себе в операционную.

* * *

Операция продолжалась до тех пор, пока я не удалил большую часть опухоли, не повредив при этом окружающую архитектуру мозга. Я предоставил Майку возможность зашить разрез, а сам решил сделать обход. У меня было всего несколько стационарных больных, в том числе молодая мать, которую я оставил парализованной неделей ранее. Когда я вошел в палату, она была совсем одна. Приближаясь к пациенту, которому ты нанес непоправимый ущерб, ощущаешь себя так, будто невидимое силовое поле отталкивает тебя от него, препятствует твоим попыткам открыть дверь его палаты (дверная ручка кажется настолько тяжелой, словно она налита свинцом), не дает подойти к кровати, мешает любым попыткам изобразить на лице неуверенную улыбку. Сложно понять, как вести себя в подобной ситуации. Хирург превращается в злодея, а то и в преступника. Ну, или как минимум в некомпетентного врача. Он больше не всесильный герой. Гораздо проще быстро проскочить мимо пациента, не вымолвив ни слова.

Я зашел в палату и сел на стул рядом с девушкой.

– Как вы? – вопрос дался мне с трудом.

Больная посмотрела на меня и, скорчив гримасу, молча показала здоровой рукой на правую, парализованную, а затем подняла ее и отпустила – та безжизненно упала на кровать.

– Я уже сталкивался с аналогичными послеоперационными симптомами. Пациенты потом шли на поправку, хотя на это и уходили долгие месяцы. Я действительно полагаю, что вам станет намного лучше.

– Я поверила вам перед операцией, – сказала она. – Почему я должна верить вам сейчас?

Не сразу найдясь с ответом, я от неловкости уставился на свои ботинки.

– Но я вам верю, – добавила она через какое-то время, хотя, возможно, и сделала это только из жалости.

Я вернулся в операционную. Пациент, которого переложили с операционного стола на кровать, уже очнулся от анестезии. Он смотрел вокруг затуманенным взором, пока медсестра смывала кровь и костную пыль с его волос. Анестезиологи и другой медперсонал, болтая и смеясь, окружили больного со всех сторон и усердно переставляли многочисленные трубки и провода, подсоединенные к нему, чтобы подготовить его к перевозке в отделение интенсивной терапии. Если бы его самочувствие было плохим, они непременно работали бы в тишине. Медсестры чистили лежащие на тележке инструменты и складывали использованные простыни, провода и трубки в мешки для мусора. Один из санитаров оттирал с пола кровь, чтобы подготовить операционную для следующего пациента.

– С ним все в порядке! – радостно крикнул мне Майк через всю комнату.

Я отправился искать жену пациента. Она ждала в коридоре, примыкающем к отделению интенсивной терапии. Приблизившись к женщине, я увидел на ее лице отчетливый страх, смешанный с надеждой.

– Все прошло настолько хорошо, насколько можно было ожидать, – произнес я сухим и официальным тоном, нацепив маску бесстрастного и талантливого хирурга. Но затем, не удержавшись, я подошел к ней и положил руки ей на плечи. И когда она положила ладони поверх моих, и мы посмотрели друг другу в глаза, и я заметил ее слезы, с трудом стараясь сдержать собственные, – в тот миг я позволил себе ненадолго почувствовать себя победителем.

И когда она положила ладони поверх моих, и мы посмотрели друг другу в глаза, и я заметил ее слезы, с трудом стараясь сдержать собственные, — в тот миг я позволил себе ненадолго почувствовать себя победителем.

– Думаю, все будет хорошо, – сказал я наконец.

2

АНЕВРИЗМА

опасное выпячивание стенки кровеносного сосуда, как правило, артерии

Нейрохирургия подразумевает оперативное лечение пациентов с болезнями и травмами головного мозга и позвоночника. Такие проблемы случаются довольно редко, поэтому нейрохирургов – равно как и нейрохирургических отделений – относительно немного по сравнению с представителями других медицинских специальностей.

Будучи студентом медицинского вуза, я ни разу не присутствовал при операции на мозге. Нас не пускали в операционную отделения нейрохирургии: это место считалось слишком специализированным и мудреным для обычных студентов. Однажды, проходя по коридору отделения общей хирургии, я смог одним глазком заглянуть в небольшое окошко, проделанное в двери нейрохирургической операционной, и понаблюдать за тем, что там творилось. Моему взору предстала обнаженная женщина, сидящая прямо, как стрела, на хирургическом столе. Пожилой и невероятно высокий нейрохирург – его лицо было спрятано за хирургической маской, а на голове у него была прикреплена замысловатая лампа – стоял прямо за ней. Огромными ручищами он обмазывал ее выбритый череп йодом, используемым в качестве антисептика. Все увиденное сильно напоминало сцену из какого-нибудь фильма ужасов.

Три года спустя я очутился в той самой нейрохирургической операционной, наблюдая за тем, как младший из двух числившихся в больнице нейрохирургов оперирует женщину с разрывом аневризмы артерии головного мозга. К тому моменту прошло уже полтора года с тех пор, как я получил диплом врача, и за это время я успел разочароваться в профессии. Тогда я работал ординатором в отделении интенсивной терапии. Одна из анестезиологов, заметив, что я скучаю, предложила мне прийти в операционную и помочь с подготовкой пациентки к операции на мозге.

Операция оказалась не похожа ни на одну другую из тех, что я когда-либо прежде видел. Обычно в ходе операции хирурги делают длинные кровавые разрезы и имеют дело с крупными скользкими внутренностями. Эту же операцию нейрохирург проводил с помощью специального микроскопа через маленькое отверстие в боковой части головы. Он использовал исключительно высокоточные микроскопические инструменты, которыми производил все манипуляции с кровеносными сосудами головного мозга.

Аневризма представляет собой небольшое, напоминающее надутый воздушный шарик выпячивание стенки артерии головного мозга, которое может привести – и зачастую приводит – к обширному кровоизлиянию в мозг. Конечной целью операции является установка крошечной – всего несколько миллиметров в ширину – подпружиненной клипсы вокруг основания аневризмы, чтобы предотвратить ее окончательный разрыв. Существует серьезный риск того, что хирург, оперирующий в узком пространстве прямо под головным мозгом, случайно прорвет аневризму, пытаясь отделить ее от окружающих тканей и кровеносных сосудов, прежде чем установит клипсу. Стенки аневризмы очень тонкие и уязвимые, и на них сильно давит артериальная кровь. Иногда стенки настолько тонки, что внутри аневризмы можно запросто рассмотреть темно-красные вихри крови, под микроскопом выглядящие огромными и зловещими. Если хирург повреждает аневризму до того, как удается ее пережать, то пациент, как правило, умирает или же по меньшей мере переживает обширный инсульт – а после него смерть вполне может показаться не такой уж плохой альтернативой.

Персонал в операционной работал молча. Не было привычных шуток и болтовни. Нейрохирурги иногда сравнивают операцию на аневризме с обезвреживанием бомбы, хотя в данном случае требуется совершенно другая разновидность смелости, ведь риску подвергается жизнь пациента, а не врача. Операция, свидетелем которой я стал, больше напоминала спортивную охоту, чем спокойную и невозмутимую работу специалистов, а в роли добычи выступала опасная опухоль. Передо мной развернулась настоящая погоня: хирург украдкой проделывал путь в головном мозге пациента, пробираясь к «ничего не подозревающей» аневризме и стараясь не спугнуть ее раньше времени. Затем наступил кульминационный момент, когда врачу наконец удалось схватить аневризму, загнать ее в ловушку и ликвидировать с помощью блестящего подпружиненного титанового зажима, тем самым спасая пациенту жизнь. Не стоит забывать, что операция проводилась в непосредственной близости от головного мозга, таинственного носителя человеческих чувств и мыслей – всего того, что играет в нашей жизни такую важную роль. Мозг – загадка природы, которая кажется мне не менее великой, чем звезды в ночном небе и вся Вселенная вокруг нас. Операция была грациозной, искусной, опасной и исполненной глубочайшего смысла. «Разве может какая-нибудь другая профессия, – подумал я, – сравниться в точности с работой нейрохирурга?» Появилось странное ощущение, будто я отыскал то, чем хотел заниматься всегда, пусть даже и осознал это только сейчас. Это была любовь с первого взгляда.

Операция прошла успешно: аневризма была обезврежена, а обширного кровоизлияния и как следствие обширного инфаркта удалось избежать. Атмосфера в операционной внезапно переменилась – стала радостной и непринужденной. Вечером, вернувшись домой, я заявил жене, что стану нейрохирургом. Она слегка удивилась: я очень долго не мог решить, каким направлением медицины заняться, – однако, как мне показалось, сочла мою идею разумной. Никто из нас тогда и представить не мог, что одержимость нейрохирургией вкупе с напряженным рабочим графиком и высоким самомнением, порожденным этой профессией, через двадцать лет положит конец нашему браку.

Но вот с того памятного дня минуло тридцать лет: я провел несколько сотен операций на аневризме, вновь женился и уже начал подумывать о пенсии. В один из выходных я отправился в больницу – мне предстояло поставить клипсу на очередной аневризме. Жара наконец-то спала, и над южным Лондоном нависли тяжелые серые тучи. Всю ночь лило как из ведра. Машин на дороге было немного – складывалось впечатление, что на уик-энд почти все уехали за город. Водосточные канавы у входа в больницу были переполнены, так что красные автобусы обдавали тротуар потоками воды, и немногочисленному больничному персоналу, идущему на работу, приходилось отпрыгивать в сторону, когда они с шумом проносились мимо.

Сейчас я редко оперирую аневризмы. Все навыки, которые я отточил в ходе многочисленных хирургических вмешательств на аневризмах, теперь благодаря достижениям технического прогресса стали практически ненужными. Сегодня нет необходимости в открытой операции. В наши дни врач-радиолог (а не хирург) через пах вводит в организм пациента катетер с проводом, который попадает в бедренную артерию, а затем подводится вверх к аневризме, и та перекрывается изнутри, вместо того чтобы оказаться пережатой снаружи. Для больного, разумеется, это куда менее тяжелое испытание, чем традиционная операция. Хотя в результате нейрохирургия и стала не той, что прежде, пациентам это пошло только на пользу. Сейчас моя работа связана преимущественно с опухолями головного мозга: глиомами, менингиомами или невриномами – суффикс «ома» достался нам в наследство от древнегреческого слова, обозначающего опухоль, а первая часть перечисленных терминов указывает на разновидность клетки, из которой, как считается, развивается опухоль. Однако иногда с аневризмой не удается справиться обычным способом, так что время от времени я вынужден с утра отправляться на работу в том самом состоянии контролируемого беспокойства, с которым так хорошо был знаком раньше.

Утро всегда начинается с короткой планерки – вот уже двадцать лет, как я регулярно устраиваю подобные собрания. На эту идею меня вдохновил полицейский сериал «Блюз Хилл-стрит», в котором харизматичный сержант каждое утро раздавал подчиненным инструкции и читал горячие проповеди, перед тем как отправить их патрулировать улицы в полицейских машинах с воющими сиренами. Как раз в то время правительство решило сократить до разумных пределов рабочие часы врачей-стажеров. Было сказано, что медики слишком сильно устают и перенапрягаются, из-за чего жизнь их пациентов подвергается угрозе. Врачи-стажеры, однако, вместо того чтобы стать эффективнее и надежнее (ведь у них появилась возможность лучше высыпаться по ночам), теперь сделались куда более раздражительными и на них стало сложнее положиться. Мне кажется, это связано с тем, что они начали работать посменно, из-за чего в какой-то степени утратили чувство принадлежности к коллективу и перестали осознавать важность общего дела. В прошлом, когда стажерам приходилось трудиться долгие часы напролет, таких проблем не возникало. Я надеялся, что благодаря ежедневным утренним планеркам, на которых обсуждаются поступившие пациенты, планируется будущий лечебный процесс, а накопленные опыт и знания передаются врачам-стажерам, мы сможем хотя бы частично воссоздать былой дух.

Утренние собрания нравятся всем. Они ни капли не напоминают занудные и бездушные совещания больничного руководства, на которых обсуждаются поставленные перед больницей цели и новые клинические протоколы. Утренние встречи в отделении нейрохирургии – нечто совершенно иное. Ежедневно ровно в восемь утра мы собираемся в темном кабинете рентгенологии, чтобы посмеяться и поспорить, рассматривая снимки головного мозга наших несчастных пациентов. Стоит признать, что, изучая истории болезни, мы нередко шутим над пациентами, причем преобладает черный юмор. Мы – дюжина или около того врачей и стажеров – устраиваемся полукругом, и со стороны это выглядит так, словно мы стоим перед бортовой панелью космического корабля «Энтерпрайз» из сериала «Звездный путь».

Напротив нас ряд компьютеров и белая стена, на которую проецируются черно-белые снимки головного мозга в масштабе, во много раз превышающем его натуральную величину. Эти снимки принадлежат пациентам, которых за последние сутки привезли в больницу на «Скорой помощи». Многие из них оказались жертвами обширного кровоизлияния в мозг или серьезной травмы головы, а кое у кого совсем недавно обнаружили опухоль в мозгу. Итак, мы – живые, энергичные и поглощенные работой – с олимпийским спокойствием, а порой и с циничными шутками обсуждаем абстрактные изображения человеческого горя в надежде найти интересный случай. Младшие врачи излагают истории болезни – истории внезапных катастроф и ужасных трагедий, которые повторяются день за днем, год за годом, словно человеческим страданиям никогда не суждено прекратиться.

В тот день я сидел на привычном месте – позади всех, в самом углу. Передо мной, в первом ряду, расположились стажеры, а за ними – старшие ординаторы. Я спросил, кто из младших врачей дежурил сегодня в приемном покое.

– Временный врач, – ответил кто-то из ординаторов. – И он уже свалил домой.

– В пятницу на экстренные вызовы, поступавшие на пейджер, отвечали целых пять врачей, – заметил один из моих коллег. – Пять врачей! Каждые четыре с лишним часа они передавали друг другу направления на неотложную помощь! Это полный хаос...

– Есть что-нибудь для нас? – поинтересовался я.

Один из младших врачей встал со стула и направился к компьютеру, стоявшему на письменном столе в передней части комнаты.

– Женщина тридцати двух лет. На сегодня ей назначена операция. Ее беспокоили головные боли, и была проведена томография.

Пока он говорил, на стене вспыхнули увеличенные изображения снимков.

Я посмотрел на молодых ординаторов, и мне сделалось неловко от того, что я не мог вспомнить имени ни одного из них. Когда я стал старшим врачом четверть века назад, в отделении числилось всего два ординатора. Теперь же их было восемь. В прошлом я хорошо знал их лично и был глубоко заинтересован в развитии их карьеры, но сейчас они приходят и уходят так же быстро, как один пациент сменяет другого. Я попросил одну из девушек-ординаторов описать снимок, извинившись за то, что не знаю, как к ней обращаться.

– Альцгеймер! – выкрикнул из темного угла комнаты кто-то, отличавшийся не самым здоровым чувством юмора.

Ординатор сказала, что ее зовут Эмили.

– Это КТ головного мозга, – добавила она.

– Да, мы все прекрасно видим, что это такое. Но что по ней можно понять?

Повисла неловкая пауза.

Через какое-то время я сжалился над ней. Я подошел к стене и указал на снимок. Я объяснил, что артерии головного мозга во многом напоминают ветви дерева, которые, отходя от ствола, постепенно сужаются. Я обратил внимание присутствующих на небольшое вздутие – ядовитую ягоду на ветке нашего дерева, – расположенное на одной из мозговых артерий, и испытующе посмотрел на Эмили.

– Это аневризма? – неуверенно предположила она.

– Аневризма правой средней мозговой артерии.

Я объяснил, что головные боли, беспокоившие женщину, были довольно умеренными и скорее всего вызванными не аневризмой, так что нам просто посчастливилось ее обнаружить.

– Кто следующий будет сдавать экзамен? – Я повернулся и взглянул на старших ординаторов, каждому из которых по окончании обучения предстояло сдать национальный экзамен по нейрохирургии. Чтобы подготовить их к нему, я и стараюсь регулярно устраивать подобные опросы.

– Это неразорвавшаяся аневризма диаметром семь миллиметров, – ответила Фиона, одна из самых опытных старших ординаторов. – Вероятность ее разрыва составляет ноль целых пять десятых процента в год, согласно соответствующему исследованию.

– И что произойдет, если она все-таки лопнет?

– В пятнадцати процентах случаев наступает скоропостижная смерть, тогда как еще тридцать процентов пациентов умирают в следующие несколько недель обычно от кровотечения. Вероятность смерти в дальнейшем составляет четыре процента в год.

– Очень хорошо, что ты знакома со статистикой. Но что в такой ситуации следует делать нам?

– Узнать у радиологов, смогут ли они ликвидировать аневризму.

– Я уже узнал. Они сказали, что не могут этого сделать. Интервенционный радиолог – врач-рентгенолог, который, как правило, занимается диагностикой и лечением аневризм, – сообщил мне, что аневризма неправильной формы и для ее лечения необходимо хирургическое вмешательство.

– Вы можете провести операцию...

– Но должен ли?

– Не знаю.

Она была права. Я тоже не знал наверняка. Если ничего не делать, то в конечном счете пациентка может перенести обширное кровоизлияние в мозг, что с большой вероятностью приведет к инсульту или даже к смерти. Вместе с тем она может умереть и спустя много лет от чего-нибудь другого, прежде чем аневризма прорвется.

Если ничего не предпринять, то женщине придется постоянно жить с мыслью о том, что в ее мозге притаилась аневризма, способная убить ее в любую секунду.

На тот момент женщина чувствовала себя прекрасно, головные боли, из-за которых она обратилась за врачебной помощью, к аневризме не имели ни малейшего отношения и уже начали постепенно проходить. Аневризма была обнаружена совершенно случайно. Если же операцию все-таки выполнить, она также может привести к инсульту и, как следствие, по меньшей мере к инвалидности – риск составлял, пожалуй, около четырех-пяти процентов. Таким образом, операция была сопряжена с риском для жизни, который практически не отличался от риска, связанного с отсутствием какого-либо вмешательства. Однако если ничего не предпринять, то женщине придется постоянно жить с мыслью о том, что в ее мозге притаилась аневризма, способная убить ее в любую секунду.

– Так что же нам делать? – спросил я.

– Обсудить это с ней?

* * *

Впервые я принимал эту женщину несколько недель назад в амбулаторном отделении. Больную ко мне направил ее лечащий врач, который заказал проведение компьютерной томографии. Однако он не сообщил о пациентке ничего, кроме того, что ей тридцать два года и что у нее неразорвавшаяся аневризма. Женщина пришла одна. У нее были длинные черные волосы, стильный наряд и солнцезащитные очки, сдвинутые на макушку. Она села на стул рядом с моим письменным столом, стоящим в мрачном кабинете для приема амбулаторных больных, поставила дорогую дизайнерскую сумочку на пол и обеспокоенно посмотрела на меня.

Я извинился за вынужденную задержку и немного помолчал, прежде чем продолжить разговор. Не хотелось начинать с прямых вопросов о ее семейном положении или о других личных темах: это прозвучало бы так, будто я уверен, что она скоро умрет. Так что я решил еще раз расспросить ее о головных болях.

Пациентка подробно рассказала мне о них, равно как и о том, что ей уже значительно лучше. В данном случае головные боли определенно не представляли опасности и остались в прошлом.

Если у головных болей есть серьезная причина, то, как правило, это сразу же становится очевидно по их характеру. Обследование, организованное семейным врачом, вероятно, надеявшимся, что нормальные результаты томографии успокоят пациентку, выявило совершенно новую проблему, из-за которой женщина теперь пребывала в полнейшем смятении. Она перерыла весь Интернет в поисках относящейся к делу информации и, конечно же, выяснила, что в ее голове бомба замедленного действия, способная рвануть в любое мгновение. Приема у меня пациентке пришлось дожидаться несколько долгих недель.

Я показал ей ангиограмму мозга на компьютере и объяснил, что аневризма очень маленькая – вполне вероятно, она и вовсе никогда не лопнет. Только крупные аневризмы представляют серьезную опасность для жизни человека и безоговорочно требуют проведения операции. Также я сообщил, что операция несет в себе риск – скорее всего не меньший, чем вероятность инсульта из-за разрыва аневризмы в будущем.

– И ничего, кроме операции, не поможет?

Я объяснил, что единственный возможный способ лечения – хирургическое вмешательство. Проблема в том, что неизвестно, нужно ли это делать или нет.

– Насколько рискованна операция?

Она расплакалась, когда я сказал, что с вероятностью от четырех до пяти процентов она умрет или останется инвалидом из-за операции.

– А если операцию не делать? – спросила она сквозь слезы.

– Что ж, вы запросто можете умереть от старости, а аневризма так и останется на месте.

– Мне сказали, что вы один из лучших нейрохирургов в стране, – заявила она с той наивной верой, которой обеспокоенные пациенты пытаются заглушить страхи.

– Ну, я бы так не сказал. Но могу вас заверить, что у меня огромный опыт. И могу обещать, что сделаю все от меня зависящее. Я не пытаюсь снять с себя ответственность за то, что с вами произойдет в дальнейшем, однако боюсь, что именно вам решать – быть операции или нет. Если бы я знал, что делать, то, клянусь, непременно сообщил бы вам.

– А как бы вы поступили на моем месте?

Я помедлил с ответом. Дело в том, что мне шестьдесят один, и я уже оставил позади большую часть жизни, в том числе лучшие ее годы. Более того, наша разница в возрасте означала, что мне оставалось жить меньше, чем ей, поэтому риск разрыва аневризмы в случае отказа от операции для меня был бы ниже, а относительный риск, связанный с операцией, соответственно, выше.

– Я бы не стал лечить аневризму, – в конечном счете заключил я. – Хотя мне было бы довольно сложно забыть о ней.

– Я хочу, чтобы вы прооперировали меня, – сказала она. – Я не желаю жить с этой штукой у себя в голове. – Она многозначительно показала на свою голову.

– Вы не обязаны решать прямо сейчас. Отправляйтесь домой и обсудите все с семьей.

– Нет, я уже все решила.

Я немного помолчал, поскольку был не до конца уверен в том, что она осознала весь риск, связанный с операцией. Вместе с тем я сомневался, что повторные объяснения заставят ее переменить решение. В конце концов мы отправились в путь по лабиринтам больничных коридоров, чтобы найти кабинет моего секретаря и назначить дату операции.

* * *

Три недели спустя, воскресным вечером я, как обычно, отправился в больницу, чтобы встретиться с той женщиной и с другими пациентами, у которых на следующий день была назначена операция. Я шел в больницу с неохотой, раздражением и тревогой: большую часть дня я провел в подвешенном состоянии из-за мысли о том, что мне придется увидеться с пациенткой и лицом к лицу столкнуться с ее беспокойством.

Каждое воскресенье, пока я еду в больницу на велосипеде, меня терзает плохое предчувствие. Оно возникает независимо от того, насколько сложные операции предстоит провести, – его порождает сам факт того, что мне приходится сменить домашнюю обстановку на рабочую. Эти вечерние посещения стали своеобразным ритуалом, который я соблюдаю вот уже много лет подряд. Однако, как бы я ни старался, мне так и не удалось привыкнуть к нему и избавиться от всепоглощающего страха – практически чувства обреченности, – охватывающего меня, пока я качу на велосипеде по тихим улочкам в сторону больницы. Но стоит мне увидеться с пациентами, поговорить с ними, обсудить все, что произойдет в понедельник, и страх отступает. Я возвращаюсь домой в приподнятом настроении, чувствуя, что готов провести большую часть следующего дня в операционной.

Стоит мне увидеться с пациентами, поговорить с ними, обсудить все, что произойдет в понедельник, и страх отступает.

Пациентку я нашел в одной из самых многолюдных палат. Я надеялся, что муж, возможно, придет вместе с ней и у меня будет возможность побеседовать с ними обоими, но оказалось, что он уже ушел, так как дети остались дома одни. Мы поговорили о предстоящей операции. Решение было принято, так что я не видел необходимости возвращаться к обсуждению риска, обозначенного во время первого визита пациентки, хотя мне и пришлось вновь о нем вспомнить, когда я попросил ее расписаться в форме информированного согласия.

– Надеюсь, вам удастся поспать, – сказал я. – Обещаю вам: уж я-то это точно сделаю, что в данных обстоятельствах гораздо важнее.

Женщина улыбнулась в ответ на мою шутку – шутку, которую я повторяю всем пациентам, когда вижусь с ними вечером перед операцией. Она скорее всего уже поняла: последнее, чего можно ждать от больницы, – это тишина, покой и умиротворение, особенно если на следующий день тебе предстоит операция на головном мозге.

Затем я встретился с двумя другими пациентами, которым в понедельник также предстояло перенести операцию, и обсудил с ними детали. Оба подписали форму информированного согласия и сказали, что верят в меня. Тревога, конечно, бывает заразительной, однако уверенность – тоже, и когда я вышел на больничную парковку, то почувствовал, как вера пациентов придает мне дополнительные силы. Я ощутил себя капитаном корабля: все было в порядке, все было тщательно подготовлено, палуба была выдраена и готова к действиям – к намеченным на завтра операциям. Забавляясь этими морскими метафорами, я поехал домой.

* * *

После утреннего собрания я направился в комнату, где больным делают анестезию перед операцией. Пациентка лежала на медицинской каталке.

– Доброе утро. – Я постарался, чтобы мой голос звучал как можно бодрее. – Хорошо поспали?

– Да, – ответила она спокойно. – Я отлично выспалась ночью.

– Все будет в порядке. – Мне захотелось ее обнадежить.

И вновь я задумался, действительно ли она осознает риск, которому подвергается. Возможно, она была очень смелой, возможно, наивной. А может, она попросту пропустила мимо ушей все, что я рассказал.

Я переоделся в операционный халат. В раздевалке я застал одного из коллег, также готовящегося к операции, и поинтересовался, что у него запланировано на сегодня.

– Всего лишь несколько операций на позвоночнике. А у вас аневризма, так ведь?

– Проблема с неразорвавшейся аневризмой в том, – заметил я, – что если пациент просыпается инвалидом, то хирургу некого винить в этом, кроме себя самого. До операции у больного все было в полном порядке. По крайней мере при разорвавшейся аневризме кровотечение уже причинило ему значительный вред.

– Да уж. Но неразорвавшуюся аневризму гораздо проще пережать.

Я вошел в операционную. Джефф – ассистировавший мне старший ординатор – уже усаживал женщину на операционном столе. (Особенность нашего отделения нейрохирургии заключалась в том, что мы проводили годичную обучающую программу, предназначенную для хирургов из США. Одним из них и был Джефф, который, как и большинство американских стажеров, обладал выдающимися способностями.) Он фиксировал голову пациентки – три штыря, прикрепленные к шарнирной раме, врезаются через кожу прямо в череп, чтобы голова больного оставалась абсолютно неподвижной во время операции.

Я пообещал пациентке, что большая часть волос останется нетронутой, и Джефф принялся выбривать лоб. Нет никаких доказательств того, что полное бритье головы, которое в прошлом считалось обязательным и из-за которого пациент становился похожим на заключенного, хоть как-то понижает вероятность развития послеоперационной инфекции, а ведь это основная официальная причина для данной манипуляции. Я же подозреваю, что настоящая причина – хотя открыто об этом, разумеется, никто не говорил – крылась в том, что отсутствие волос обезличивает больного и, таким образом, хирургу гораздо легче проводить операцию на мозге.

После того как с бритьем покончено, мы тщательно моем и дезинфицируем руки в специальной раковине. Надев перчатки и маски, мы возвращаемся к операционному столу и принимаемся за дело. Первые десять минут или около того уходят на то, чтобы намазать голову пациентки антисептическим раствором, обмотать стерильными полотенцами (должна оставаться открытой только область, в которой будет проводиться операция) и вместе с медбратом подготовить необходимые инструменты и оборудование.

Отсутствие волос обезличивает больного и, таким образом, хирургу гораздо легче проводить операцию на мозге.

– Нож, – говорю я медбрату Ирвину, а затем кричу анестезиологу, находящемуся по другую сторону операционного стола: – Я приступаю.

И мы начинаем.

Полчаса нам понадобилось для того, чтобы вскрыть череп с помощью пневматического трепана и боров, а все образовавшиеся на месте среза неровности сгладить специальной шлифовальной машиной.

– Свет убрать, принести микроскоп и операционное кресло! – Я кричу, и не только из-за эмоционального возбуждения, но и для того, чтобы меня услышали, несмотря на треск, жужжание и шипение оборудования.

Современные бинокулярные операционные микроскопы – потрясающие штуки, и я без ума от того, с которым постоянно работаю (каждый хороший мастер любит свои инструменты). Он стоит более ста тысяч фунтов и весит добрую четверть тонны, но, несмотря на это, идеально сбалансирован при помощи противовеса. Когда его устанавливают, он склоняется над головой пациента, подобно любопытному, внимательному журавлю. Бинокулярная насадка микроскопа, через которую я смотрю на мозг пациента, кажется легкой как перышко благодаря точно подобранному противовесу, и малейшее движение моего пальца на рукоятке управления приводит ее в движение. Она не только увеличивает изображение, но и подсвечивает его великолепной ксеноновой лампой, яркой, словно солнце.

Я все еще не до конца утратил простодушный восторг, с которым смотрел на первую в своей жизни аневризму тридцать лет назад.

Согнувшись под тяжестью микроскопа, два санитара медленно подталкивают его к операционному столу, и я забираюсь в специальное операционное кресло с подлокотниками, положение и высоту которого можно регулировать. В этот миг меня переполняет благоговейный трепет. Я все еще не до конца утратил простодушный восторг, с которым смотрел на первую в своей жизни аневризму тридцать лет назад. Я чувствую себя средневековым рыцарем, забирающимся на верного коня, чтобы пуститься в погоню за сказочным зверем. А ведь и правда: вид, открывающийся передо мной, когда микроскоп фокусируется на мозге пациента, в какой-то степени волшебный – он намного ярче, четче и яснее, чем внешний мир, мир мрачных больничных коридоров, комиссий, бумажной работы и инструкций. Дорогущая оптика микроскопа создает невероятное ощущение глубины и ясности, лишь усиливаемое моим волнением. Это очень интимное, личное ощущение. Конечно, рядом операционная бригада, следящая за ходом операции на подключенном к микроскопу видеомониторе; возле меня стоит ассистент, который наблюдает за моими действиями через дублирующее плечо микроскопа.

Но, несмотря на это – и вопреки тому, что все больничные коридоры увешаны плакатами, посвященными системе обеспечения стандартов клинической практики и подчеркивающими важность командной работы и взаимодействия с коллегами, – операция всегда остается для меня сражением один на один.

– Ну что, Джефф, пора браться за дело. И дайте мне шпатель, – бросаю я Ирвину.

Я выбираю один из двух нейрохирургических шпателей – тонкую полоску гибкой стали с закругленными концами, по форме напоминающую палочку для мороженого, – и помещаю его под лобной долей мозга пациентки. Я постепенно приподнимаю головной мозг – отделяю его от основания черепа, осторожно преодолевая миллиметр за миллиметром, чтобы образовался небольшой зазор, через который можно будет добраться до злополучной аневризмы. После стольких лет работы с микроскопом он превратился в продолжение моего тела. Когда я его использую, у меня складывается впечатление, будто я на самом деле проникаю через него в голову пациента, а наконечники микроскопических инструментов воспринимаются как кончики моих собственных пальцев.

Я указываю Джеффу на сонную артерию, прошу Ирвина подать микроскопические ножницы и аккуратно разрезаю переплетения паутинной мозговой оболочки, окружающей этот магистральный сосуд, который поддерживает жизнь в доброй половине головного мозга.

– Невероятный вид! – восклицает Джефф.

И это действительно так, ведь мы оперируем аневризму до того, как она разорвалась, благодаря чему внутреннее строение мозга осталось нетронутым и совершенно прекрасным.

– Еще один шпатель, – говорю я.

Вооружившись теперь уже двумя шпателями, я начинаю отодвигать друг от друга лобную и височную доли, которые соединены тончайшим слоем мозговой оболочки, именуемой паутинной (она выглядит так, словно соткана из тончайших нитей микроскопическим пауком). Текущая по нитям паутинной оболочки спинномозговая жидкость, прозрачная, как горная вода, в свете микроскопа переливается и искрится серебристыми бликами. Через все это великолепие я могу разглядеть гладкую желтую поверхность самого мозга, покрытую сетью крошечных кровеносных сосудов – артериол, которые образуют красивейшие переплетения, напоминающие вид на дельту крупной реки из космоса. Блестящие темно-фиолетовые вены, пролегающие между двумя долями мозга, спускаются вниз к средней мозговой артерии, а затем уходят туда, где мне предстоит встретиться с аневризмой.

– Круто! – снова говорит Джефф.

– Раньше о спинномозговой жидкости говорили, что она чистая, как джин, если в ней нет следов крови или инфекции, – замечаю я. – Думаю, в наши дни нужно использовать какое-нибудь другое сравнение, не имеющее отношения к алкоголю.

Вскоре я нахожу среднюю мозговую артерию. На деле ее толщина – всего несколько миллиметров, но под микроскопом она кажется грозным деревом-исполином, чей розовато-красный ствол угрожающе пульсирует в такт сердечному ритму. Мне нужно продвигаться вдоль нее в расщелину между двумя долями мозга (она называется Сильвиевой бороздой), чтобы отыскать логово аневризмы, растущей прямо на стволе артерии.

При разорвавшейся аневризме выделение средней мозговой артерии может быть чрезвычайно медленным и непростым занятием, так как из-за кровоизлияния доли мозга слипаются друг с другом. Их разделение в таком случае – кропотливая и невероятно тяжелая работа, сопряженная с высочайшим риском повторного разрыва аневризмы в процессе операции.

Итак, микроскопическими ножницами я отделяю друг от друга доли мозга, раздвигая их в стороны и разрезая мельчайшие нити паутинной оболочки, связывающие их вместе, и одновременно с помощью миниатюрного вакуумного отсоса, который держу в другой руке, убираю излишки просочившейся мозговой жидкости, чтобы та не загораживала обзор.

Неужели мысли, рождающися в моей голове, когда я смотрю на этот здоровенный кусок жира и белка, покрытый кровеносными сосудами, действительно состоят из такого же вещества.

В мозгу человека сосредоточено множество кровеносных сосудов, и я стараюсь всеми правдами и неправдами избежать их случайного повреждения – как для того, чтобы кровь не помешала наблюдать за происходящим, так и из страха нарушить нормальное кровоснабжение мозга.

Иногда, если этот процесс оказывается особенно трудоемким и напряженным либо же связанным с повышенной опасностью, я делаю короткий перерыв, кладу руки на специально предназначенные для этого подлокотники, перевожу дыхание и внимательно осматриваю оперируемый мозг. Неужели мысли, которые рождаются в моей голове, когда я смотрю на этот здоровенный кусок жира и белка, покрытый кровеносными сосудами, действительно состоят из такого же вещества. И ответ неизменно один и тот же: да, это так. Однако сама мысль об этом настолько абсурдна, настолько безумна, что мне не остается ничего другого, кроме как вернуться к операции.

Сегодня эта манипуляция дается мне на удивление легко. Я словно расстегиваю молнию, соединяющую лобную и височную доли, и, чтобы окончательно отделить их друг от друга, мне требуется лишь минимальное усилие. Таким образом, проходит всего несколько минут, и нашим глазам предстает аневризма, освобожденная от окружающих ее тканей мозга, а также темно-фиолетовая вена, переливающаяся в ослепительных лучах ксеноновой лампы микроскопа.

– Что ж, она так и просится, чтобы ее пережали, не правда ли? – говорю я Джеффу. Меня переполняет радость, ведь теперь можно немного расслабиться.

Самая рискованная часть работы позади. Если во время операции разрыв аневризмы происходит до того, как до нее удалось добраться, то остановить кровотечение бывает крайне сложно. Мозг внезапно набухает, и артериальная кровь бьет фонтаном вверх, превращая трепанированный череп в стремительно растущий кровавый водоворот, сквозь который отчаянно пытаешься добраться до аневризмы. Когда видишь эту ужасную картину через увеличительное стекло микроскопа, отчетливо ощущаешь, будто сам вот-вот захлебнешься в свирепом кровавом потоке. Четверть всей крови, перекачиваемой сердцем, поступает в мозг, и если вовремя не остановить возникшее кровотечение, то за считаные минуты пациент может потерять литры драгоценной жидкости. Мало кому удается пережить преждевременный разрыв аневризмы.

Четверть всей крови, перекачиваемой сердцем, поступает в мозг, и если вовремя не остановить возникшее кровотечение, то за считаные минуты пациент может потерять литры драгоценной жидкости.

– Ну что, давайте посмотрим на клипсы, – предлагаю я.

Ирвин подает металлический лоток с блестящими аневризматическими клипсами из титана. Они бывают всевозможных форм и размеров, так что для любой аневризмы можно подобрать идеально подходящий вариант. Я смотрю через микроскоп на аневризму, потом на клипсы, затем снова на аневризму.

– Шесть миллиметров, вытянутая, прямоугольная, – говорю я Ирвину.

Он достает клипсу и размещает ее на аппликаторе. Это незамысловатый инструмент с ручкой, которую образуют две скрученные пластинчатые пружины, соединенные с двух концов. После того как клипса будет размещена на наконечнике аппликатора, все, что останется сделать хирургу, – это сжать пружины на рукоятке, чтобы раскрыть лепестки клипсы, аккуратно расположить раскрытые лепестки вокруг основания аневризмы, а затем плавно отпустить пружины, чтобы клипса закрылась, отгородив аневризму от артерии, на которой она образовалась. Так аневризма навсегда перестанет наполняться кровью. Когда пружины возвращаются в исходное положение, клипса высвобождается, и теперь можно убрать аппликатор – до конца жизни клипса будет держать аневризму под замком.

По крайней мере именно так должно происходить в теории и происходило во время сотен аналогичных операций, которые я провел в прошлом.

Поскольку аневризма выглядела абсолютно обычной, я позволил Джеффу закончить работу и встал с операционного кресла, чтобы он меня сменил. Все мои ассистенты относятся к искусительнице под названием «аневризма» с тем же трепетом, какой одолевает меня самого. Они жаждут выполнить подобную операцию, однако из-за того, что сейчас вместо открытой операции с установкой клипсы чаще всего прибегают к эндоскопическому вмешательству с введением специального баллона или спирали, у меня больше нет возможности передать им необходимые знания и опыт. Единственное, что я могу им предложить, – под моим пристальным контролем выполнить самую простую часть этой редкой операции – клипирование аневризмы.

Учить стажера — в сто раз более сложное и нервное занятие, чем все делать самому.

Когда Джефф располагается в операционном кресле, медсестра передает ему заряженный клипсой аппликатор, и мой ассистент начинает осторожно подносить его к «ничего не подозревающей» аневризме. Через дублирующее плечо микроскопа я с волнением наблюдаю за тем, как клипса неуверенно кружит возле аневризмы. Ничего не происходит. Учить стажера – в сто раз более сложное и нервное занятие, чем все делать самому.

Спустя какое-то время (скорее всего, прошли считаные секунды, хотя они и показались мне вечностью) я понимаю, что больше не могу на это смотреть.

– Ты слишком долго возишься. Прости, но мне придется закончить самому.

Джефф молча встает с операционного кресла: было бы опрометчиво со стороны хирурга-стажера перечить начальству, особенно в такие моменты, – и мы опять меняемся местами.

Я беру аппликатор, размещаю его около аневризмы и нажимаю на пружины рукоятки. Ничего не происходит.

– Мать твою, клипса не открывается!

– У меня была та же самая проблема, – говорит Джефф чуть обиженным голосом.

– Мать твою! Ладно, дайте другой аппликатор.

На сей раз клипса охотно поддается, и я надеваю ее раскрытые лепестки на аневризму. Я отпускаю ручку, и клипса закрывается, плотно пережимая аневризму. Побежденная, она тут же съеживается: теперь у нее нет доступа к артериальной крови, текущей под высоким давлением. Я вздыхаю с облегчением – я всегда так делаю, когда с очередной аневризмой успешно покончено. Однако, к собственному ужасу, я обнаруживаю, что с этим аппликатором проблема куда серьезнее, чем с первым: после того как клипса закрылась, он наотрез отказался ее отпускать. Не смея пошевелиться из страха оторвать крошечную аневризму от средней мозговой артерии, ведь это привело бы к кровоизлиянию, я неподвижно сижу в кресле с зависшей в воздухе рукой. Если аневризма отрывается от родительской артерии, то, как правило, единственный способ остановить возникшее кровотечение – это пожертвовать данной артерией, что неизбежно заканчивается обширным инсультом.

Я матерюсь как сапожник, пытаясь удержать руку на месте.

– Ну и что теперь делать? – ору я, ни к кому конкретно не обращаясь.

Через несколько секунд, которые в моем сознании растянулись на долгие минуты, до меня доходит, что единственный возможный вариант – это убрать клипсу, хотя я сильно рискую спровоцировать тем самым разрыв аневризмы. Я сжимаю ручку аппликатора, и, к моему величайшему облегчению, клипса охотно раскрывается. Аневризма тут же набухает и возвращается к жизни, мгновенно наполняясь артериальной кровью. Мне кажется, что она насмехается надо мной, готовясь вот-вот лопнуть, но этого все-таки не происходит. Я откидываюсь в кресле, ругаясь еще неистовее, после чего швыряю негодный инструмент через всю операционную.

– Раньше такого не было никогда! – возмущаюсь я, однако, мгновенно успокоившись, шутливо обращаюсь к Ирвину: – И это всего третий раз за всю мою карьеру, когда я позволяю себе бросить инструмент на пол.

Мне приходится ждать несколько минут, прежде чем удается найти еще один аппликатор. У первых двух – бракованных – по какой-то причине оказались слишком тугие шарнирные соединения. Лишь позже я вспомнил, как хирург, за работой которого я наблюдал тридцать лет назад и под чьим руководством потом стажировался, рассказывал, что однажды столкнулся с такой же проблемой, вот только его пациенту повезло гораздо меньше, чем моему. Это единственный известный мне хирург, который каждый раз перед использованием аппликатора проверял его на работоспособность.

Врачи любят говорить о «науке и искусстве» в медицине. Я всегда считал это скорее показухой и предпочитал рассматривать свое дело как сугубо практическое ремесло. Клипирование аневризмы – навык, на формирование которого уходят годы. Даже после того, как аневризма будет оголена и готова к тому, чтобы ее пережали, даже после того, как самый волнующий момент операции останется позади, хирургу еще предстоит определиться, как именно закрепить клипсу вокруг аневризмы, чтобы та оказалась полностью перекрыта, и не повредить при этом артерию, на которой аневризма нашла себе пристанище.

Эта аневризма выглядит довольно безобидной, однако мои нервы уже изрядно расшатаны, так что я не позволяю ассистенту продолжить операцию и сам, используя новый аппликатор, пережимаю аневризму. Тут же возникает новая проблема: форма клипсы такова, что она перекрывает основание аневризмы не полностью, и я отчетливо вижу, что небольшой ее кусочек виднеется из-под края клипсы.

Известный английский хирург как-то заметил, что у хорошего хирурга должны быть стальные нервы, львиное сердце и женские руки. У меня нет ничего из перечисленного.

— Не до конца перекрыла, — желая помочь, говорит Джефф.

— Да вижу! — огрызаюсь я.

Наступает очередной щекотливый момент. Можно частично приоткрыть клипсу и немного сдвинуть ее, чтобы привести в правильное положение, однако это может вызвать ее разрыв, из-за которого я увижу в микроскопе фонтан крови, хлещущий прямо на меня. С другой стороны, если основание аневризмы будет перекрыто не полностью, в мозгу пациентки останется потенциальный источник опасности, хотя сложно сказать, высоким ли окажется риск кровоизлияния.

Известный английский хирург как-то заметил, что у хорошего хирурга должны быть стальные нервы, львиное сердце и женские руки. У меня нет ничего из перечисленного. И мне приходится бороться с почти непреодолимым желанием завершить наконец эту операцию, оставив клипсу как есть, пусть даже она и легла не совсем идеально.

— Лучшее — враг хорошего, — говорю я обычно ассистентам, которые относятся к операции как к зрелищному спортивному состязанию. Они любят указывать мне на то, что я мог бы клипировать аневризму лучше, – не им ведь придется расхлебывать последствия разорвавшейся во время операции аневризмы. А если такое и в самом деле происходит, то до чего захватывающе потом наблюдать, как твой начальник безуспешно пытается справиться с обширным кровоизлиянием! Когда я был стажером, это зрелище определенно доставляло мне удовольствие. В конце концов, не стажеру ведь придется испытывать то невыносимое чувство вины, разрывающее душу хирурга на части, когда во время обхода ему на глаза попадается искалеченный им же пациент.

– Ну, хорошо, – произношу я наконец, пристыженный ассистентом, и одновременно думаю о сотнях аневризм, которые я клипировал за годы работы, а также о том, что, как и большинство хирургов, вместе с опытом набрался определенной смелости. Неопытные хирурги работают излишне осторожно – и только после долгой практики понимаешь: тебе может сойти с рук многое из того, что поначалу казалось слишком пугающим и сложным.

Я осторожно приоткрываю клипсу и плавно подталкиваю ее вдоль аневризмы.

– Все еще немного выступает, – замечает Джефф.

Иногда в таких ситуациях все былые неудачи с аневризмами проходят перед моим мысленным взором, словно призраки прошлого. Лица, имена, убитые горем родственники – все, о чем я позабыл годы назад, вновь всплывает в памяти.

Борясь со страстным желанием побыстрее закончить операцию и избавиться от страха спровоцировать фатальное кровотечение, где-то в бессознательной части разума – там, где все эти призраки собрались вместе, чтобы проследить за моей работой, – я решаю, нужно ли еще раз поменять расположение клипсы или лучше не трогать ее. Состраданию и ужасу на одной чаше весов противостоит холодный расчет на другой.

Я переставляю клипсу в третий раз. Теперь она вроде бы лежит идеально.

– Сделано, – говорю я.

– Круто! – радуется Джефф, в чьем голосе, впрочем, звучит нотка грусти, ведь ему не удалось поставить клипсу самостоятельно.

* * *

Оставив Джеффа закрывать трепанированный череп, я ушел в комнату отдыха для хирургов, смежную с операционной, улегся на большой красный кожаный диван, который купил несколько лет назад, и в очередной раз задумался над тем, что многое в нашей жизни определяется чистой случайностью. После любой операции на головном мозге анестезиолог сразу же будит пациента, чтобы понять, не были ли нанесены мозгу какие-либо повреждения. После любой сложной операции каждый нейрохирург с нетерпением дожидается того момента, когда анестезиолог заканчивает свою работу, даже если – как в данном случае – было очевидно, что все прошло хорошо. Пациентка очнулась в превосходном состоянии; взглянув на нее, я тут же покинул больницу.

По дороге домой, крутя педали велосипеда под нависшими мрачными тучами, я испытывал, пожалуй, лишь небольшую часть той радости, которая охватывала меня в былые времена после успешно прооперированной аневризмы. В молодости после удачных операций меня неизменно переполняло оживление. Когда я вместе с ассистентом проходил по палатам прооперированных мной пациентов и слышал от них слова благодарности, то чувствовал себя генералом-завоевателем после очередной победоносной военной кампании. Но за все эти годы я стал свидетелем стольких трагедий, совершил так много ошибок, что бурное ликование осталось для меня в прошлом, хотя я все же радовался тому, как в конечном счете прошла операция. Мне удалось избежать катастрофы, и с пациенткой все будет в порядке. Это невероятно глубокое и яркое чувство, испытать которое, берусь поспорить, помимо хирургов, доводится мало кому. Психологические исследования показали, что самый надежный путь к собственному счастью – делать счастливыми окружающих. Я сделал счастливыми многих пациентов благодаря успешно проведенным операциям, однако было и немало ужасных неудач. Вы не найдете, пожалуй, ни одного нейрохирурга, который время от времени не впадал бы в глубочайшее отчаяние.

Вечером того же дня я вернулся в больницу, чтобы навестить пациентку. Она сидела в кровати. Я заметил синяки под глазами и распухший лоб – у большинства пациентов, перенесших такую операцию, это проходит через несколько дней. Женщина сказала, что ей было дурно и болела голова.

Ее муж сидел рядом и гневно смотрел на меня, так как я не придал особого значения синякам и послеоперационным болям. Возможно, мне следовало проявить больше сочувствия, но операция едва не закончилась катастрофой, и мне было сложно всерьез воспринимать незначительные недомогания.

Я сделал счастливыми многих пациентов благодаря успешно проведенным операциям, однако было и немало ужасных неудач.

Я заверил пациентку, что операция прошла успешно, без сбоев и что вскоре ей обязательно станет лучше. У меня не было возможности поговорить с ее мужем до операции (как правило, я стараюсь во что бы то ни стало обсудить все важные детали с родственниками), и он, вероятно, еще меньше, чем сама пациентка, осознавал, с каким риском сопряжены подобные операции.

Величайшее достижение хирурга – выздоровевшие пациенты, которые напрочь о нем забывают. После успешной операции любой человек поначалу испытывает по отношению к хирургу неподдельную благодарность. Но если со временем она никуда не девается, это, как правило, означает, что проблема не была решена и человек опасается, что когда-нибудь ему вновь понадобятся наши услуги. Такие бывшие пациенты считают, что нас нужно всячески задабривать, словно мы злые божества или по меньшей мере непредсказуемые повелители чужих судеб. Они приносят нам подарки и посылают открытки. Они называют нас героями, а иногда и богами.

Вместе с тем самый крупный успех для нас — это когда пациенты возвращаются домой, к прежней жизни, и больше никогда с нами не видятся. Разумеется, они нам безмерно благодарны, в этом можно не сомневаться, однако с радостью оставляют нас и связанный с болезнью ужас в прошлом. Возможно, они никогда до конца не осознают, насколько опасной была операция и как сильно им повезло, что они смогли полностью оправиться после нее. А вот хирург во время операции сумел ненадолго познать рай, перед этим проскочив мимо ада.

Величайшее достижение хирурга — выздоровевшие пациенты, которые напрочь о нем забывают.

3

ГЕМАНГИОБЛАСТОМА

опухоль головного или спинного мозга,
берущая начало в кровеносном сосуде

Я пришел на работу в приподнятом настроении. На повестке дня была гемангиобластома спинного мозга – редкая разновидность опухоли, формирующаяся из скопления кровеносных сосудов. Эти опухоли доброкачественные, а значит, их можно вылечить с помощью хирургического вмешательства, но, если ничего не предпринять, они приведут к смерти пациента. Существует небольшой риск несчастного случая во время операции: при неосторожном обращении с опухолью может развиться обширное кровоизлияние, – однако вероятность успешного исхода намного выше. Нейрохирургам нравятся подобные операции: каждая из них представляет собой сложнейшую задачу технического характера, а при удачном исходе в награду получаешь благодарного пациента.

Тот пациент пришел ко мне на амбулаторный прием несколькими днями ранее. Последние несколько месяцев его мучили сильнейшие головные боли. Это был сорокалетний бухгалтер с курчавыми темными волосами и красноватым лицом, из-за чего он всегда выглядел чуточку смущенным. Разговаривая с ним, я почувствовал ответное смущение, поэтому испытывал неловкость во время беседы и мне оказалось нелегко донести до него всю тяжесть ситуации. Лишь позже до меня дошло, что красный цвет лица был обусловлен полицитемией – повышенным содержанием эритроцитов (красных кровяных телец) в крови: развивающаяся опухоль стимулировала их дополнительное производство в костном мозге.

– Хотите взглянуть на снимок своего мозга? – спросил я у него, как спрашиваю у всех пациентов.

– Да... – ответил он неуверенно.

Опухоль выглядела так, словно была наполнена крошечными черными извивающимися змеями, – все дело в потоках крови, стремительно текущей по сосудам, что представляет серьезную потенциальную опасность. Я испытал прилив энтузиазма, увидев эти характерные признаки на снимке, ведь они означали перспективу проведения сложной и захватывающей операции. Пациент с опаской смотрел на монитор, пока я объяснял, что изображено на снимке. Кроме того, мы обсудили беспокоившие его симптомы.

— Я никогда раньше не болел ничем серьезным, — произнес он несчастным голосом.

– Я никогда раньше не болел ничем серьезным, – произнес он несчастным голосом. – И теперь вот это.

– Я практически уверен, что образование доброкачественное, – заверил я его.

Многие опухоли головного мозга относятся к числу злокачественных и неизлечимых, и в беседе с пациентами я зачастую вынужден бороться с инстинктивным желанием успокоить и обнадежить их: впоследствии мне порой не удавалось оправдать их надежды, и я горько сожалел о том, что был чересчур оптимистично настроен перед операцией.

Я заверил пациента, что, раз я считаю опухоль доброкачественной, скорее всего, так и есть. Затем я произнес стандартную речь о связанном с операцией риске и о том, что он должен перевешивать риск, возникающий в случае отсутствия хирургического вмешательства. Я объяснил пациенту, что если опухоль оставить нетронутой, то он умрет в считаные месяцы.

В теории «информированное согласие» выглядит довольно просто: хирург объясняет больному риск и пользу операции, после чего пациент спокойно и рационально принимает оптимальное, с его точки зрения, решение, – не сложнее, чем пойти в супермаркет и выбрать из огромного ассортимента зубных щеток ту, что подойдет лучше всего. На деле все происходит совсем иначе. Мало того что пациенты напуганы, так они еще и совершенно не разбираются в вопросе. Как они могут быть уверены, что хирург достаточно компетентен? Они стараются преодолеть страх, наделяя врача сверхчеловеческими способностями.

Я рассказал пациенту о существовании небольшой вероятности (один-два процента) того, что операция пойдет не так и он либо умрет, либо перенесет инсульт. На самом деле я не владел точной статистикой, потому что сталкивался лишь с несколькими подобными случаями: такие крупные опухоли, как эта, попадаются чрезвычайно редко. Но я ненавижу лишний раз запугивать пациентов, если знаю, что без операции все равно не обойтись. Одно я мог сказать наверняка: риск при проведении операции был гораздо ниже, чем риск, связанный с бездействием. Я был твердо уверен (настолько, насколько это вообще возможно), что решение о проведении операции – единственно верное и что ни один хирург на свете не справился бы с ней хоть сколько-нибудь лучше меня. Теперь, после многолетней практики, мне несложно было сделать выбор, когда вставал вопрос о том, должен ли я оперировать или нет. Однако молодой хирург может столкнуться с куда более серьезной дилеммой. Как совершенствовать навыки, если не браться за сложные случаи? Но что, если у кого-то из коллег намного больше опыта?

Если бы пациенты мыслили рационально, они обязательно спросили бы у своего хирурга, сколько подобных операций ему или ей довелось провести. Но, согласно моему опыту, таких вопросов практически никто не задает. Страшно даже представить, что хирург может оказаться не лучшим в своем деле, поэтому гораздо проще попросту довериться ему. Пациенту трудно критически относиться к хирургу, под чей нож он вот-вот ляжет. Когда мне самому делали операцию, я с удивлением обнаружил, что испытываю благоговейный трепет перед коллегами, в чьих руках я оказался. При этом я прекрасно понимал, что они были страшно напуганы: когда лечишь коллегу, от привычной защиты в виде профессиональной отчужденности не остается и следа. Неудивительно, что любой хирург ненавидит оперировать другого хирурга.

Пациент молча выслушал мои слова о том, что если прооперировать сотню людей с подобной проблемой, то в результате один или два либо умрут, либо останутся инвалидами до конца дней. Он кивнул и произнес то, что говорит практически каждый больной:

– Любая операция сопровождается определенным риском.

Отказался бы он от операции, если бы я сообщил, что риск составляет, например, пять, пятнадцать или же все пятьдесят процентов? Решил бы он подыскать другого хирурга, который обозначил бы более низкий риск? Принял бы он иное решение, если бы я ни разу не пошутил и не улыбнулся за время беседы?

Я спросил мужчину, есть ли у него вопросы, но он покачал головой. Взяв со стола ручку, я предложил ему подписать длинную и запутанную форму, напечатанную на нескольких желтых страницах и имеющую специальный раздел, который посвящен законному использованию внутренних органов пациентов. Он не стал ее читать – на моей памяти никто этого не делал. Я сказал, что операция будет назначена на следующий понедельник.

* * *

– Уже послали за пациентом? – спросил я, войдя в операционную утром понедельника.

– Нет, – ответила Ю-Нок, ассистентка анестезиолога. – Нет результатов анализа крови.

– Но ведь пациента положили в больницу еще два дня назад.

Ю-Нок, очаровательная кореянка, сконфуженно улыбнулась, но ничего не сказала в ответ.

– Кровь, судя по всему, послали на повторный анализ сегодня в шесть утра, – заявил вошедший анестезиолог. – Дело в том, что результаты первого анализа были внесены в устаревшую электронную систему историй болезни, которая сегодня почему-то перестала работать, и в больнице была запущена новая компьютерная система. У пациента, судя по всему, теперь другой номер, и нам не удалось найти результаты сделанного вчера анализа крови.

– Когда я смогу приступить? – Я был недоволен задержкой, тем более что операция предстояла сложная.

Чрезвычайно важно, чтобы операция начиналась в назначенный срок, чтобы все оказалось подготовлено должным образом, чтобы хирургические простыни лежали на своем месте, а инструменты были аккуратно разложены: это помогает преодолеть предоперационный страх.

– В лучшем случае через пару часов.

Я упомянул, что на первом этаже висит плакат, который гласит, что с iCLIP – новой компьютерной системой – пациентам придется ждать всего на несколько минут дольше.

Анестезиолог рассмеялся. Я вышел из операционной. Еще несколько лет назад я бы умчался в бешенстве, яростно требуя, чтобы ситуацию попытались разрешить. Однако позднее злость сменилась отчаянной обреченностью: мне пришлось признать свое полное бессилие – я был лишь очередным врачом, столкнувшимся с очередной новой компьютерной программой в большой современной больнице.

Подчиненных я увидел у стойки регистратуры, за которой сидел, ковыряясь в компьютере, виновато улыбающийся молодой человек. На нем был белый жилет, на котором спереди и сзади красовалась синяя надпись «Администратор iCLIP», напечатанная приятным шрифтом.

Я вопросительно посмотрел на Фиону, старшего ординатора.

– Мы попросили его отыскать результаты анализа крови, но пока ничего не выходит, – объяснила она.

– Думаю, мне надо пойти извиниться перед бедным пациентом, – вздохнул я сокрушенно. Ненавижу разговаривать с пациентами утром перед операцией. Предпочитаю избегать напоминаний о том, что они живые люди, одолеваемые страхом, и, кроме того, не хочу, чтобы они начали подозревать, что я и сам волнуюсь не меньше их.

– Я уже ему обо всем рассказала, – к моему облегчению, ответила Фиона.

Оставив ординаторов, я вернулся к себе в кабинет, где, помимо секретарши Гейл, застал еще и Джулию – старшую медсестру, на чьи плечи была возложена неблагодарная задача подыскивать свободные койки для недавно поступивших больных. Коек постоянно не хватает, и весь рабочий день она вынуждена висеть на телефоне, пытаясь уговорить специалиста из какого-нибудь другого отделения забрать к себе одного из наших пациентов, чтобы мы могли положить нового.

– Смотрите! – Гейл указала пальцем на главную страницу iCLIP.

Я увидел странные заголовки, такие как «Посмертная выписка», «Отмена смерти» и «Поправка о рождении» (каждый с собственной цветной иконкой), быстро сменяющие друг друга, пока она прокручивала список вниз.

– И каждый раз, когда нужно что-то сделать, я должна выбирать из этого сумасшедшего списка! – возмутилась Гейл.

Оставив ее сражаться дальше с этими странными иконками, я принялся за бумажную работу. Но наконец мне все же позвонили и сказали, что с пациентом уже работают анестезиологи.

Я поднялся по лестнице, переоделся и присоединился к Фионе. Пациента, которому уже ввели общий наркоз, вкатили в операционную. Его сопровождали два анестезиолога, два санитара и Ю-Нок, которые катили стойку для капельницы и оборудование, позволяющее следить за состоянием больного; за каталкой тянулся клубок всевозможных трубок и проводов. Лицо пациента было заклеено широкими полосками липкого пластыря, защищающими глаза и удерживающими трубку с анестетиком, а также провода для контроля лицевых мышц. Такое превращение живого человека в оперируемый объект полностью соответствовало изменениям, произошедшим в моем восприятии. Страх как рукой сняло – на смену ему пришла непоколебимая и радостная сосредоточенность.

Поскольку опухоль была локализована в основании мозга и существовал риск серьезной кровопотери, я решил оперировать больного, находящегося, попросту говоря, в сидячем положении. Для этого голову пациента закрепляют в специальном черепном фиксаторе, который, в свою очередь, присоединен к металлической стойке, закрепленной на операционном столе. После этого операционный стол раскладывают пополам и одну из его половин поднимают так, чтобы туловище больного удерживалось в вертикальном положении. Это помогает уменьшить кровопотери в ходе операции, а также обеспечивает более удобный доступ к опухоли. Но вместе с тем возникает новая опасность: венозное давление в голове сидящего пациента ниже атмосферного давления в комнате, и если случайно повредить крупную вену, то сердце начнет всасывать воздух, что может привести к чудовищным последствиям. Как и при любой другой операции, все зависит от правильной оценки риска, от точной работы сложнейшего оборудования, от опыта и квалификации врачебного персонала и от банального везения. Мы с Фионой при помощи анестезиологов, санитаров и Ю-Нок усадили пациента – полчаса потребовалось для того, чтобы подобрать для бессознательного тела подходящее вертикальное положение, в котором голова наклонялась бы вперед, а на руках и ногах не было пережатых мест, где могут образоваться пролежни, а также для того, чтобы убедиться, что все присоединенные к больному трубки и провода свободны и нигде не сдавлены.

– Что ж, приступим, – сказал я.

Операция прошла идеально – мы не потеряли практически ни капли крови. Гемангиобластома – единственная в нейрохирургической практике опухоль, которую нужно удалять целиком, одним куском: при попытке разрезать ее пришлось бы столкнуться с сильным кровотечением. Любая другая опухоль «разбирается» постепенно. Сначала вырезается или высасывается ее центральная часть, после чего оставшиеся кусочки убираются «внутрь», подальше от тканей головного мозга, благодаря чему минимизируется наносимый ему ущерб. В случае же с цельной гемангиобластомой приходится создавать канал между мозгом и опухолью: мозг аккуратно отодвигается от ее поверхности на несколько миллиметров, чтобы образовалась узкая щель. Необходимо перекрыть множество кровеносных сосудов, ведущих от мозга к поверхности опухоли, стараясь при этом не повредить мозг. Все это делается под микроскопом, настроенным на относительно высокое увеличение: какими бы крошечными ни были эти кровеносные сосуды, при их разрыве может возникнуть самый настоящий потоп. В конце концов, не стоит забывать, что четверть всей перекачиваемой сердцем крови поступает в мозг. Мышление – весьма энергозатратный процесс.

Если все протекает без осложнений, то опухоль в конечном счете освобождается от окружающих тканей и хирург извлекает ее из головы пациента.

– Достал! – триумфально сообщил я анестезиологу, стоявшему по другую сторону операционного стола, после чего взмахнул над головой сморщенной окровавленной опухолью, зажатой в анатомическом пинцете. По размеру она была не больше моего ногтя и на вид явно не стоила всех вызванных переживаний и проделанной работы.

* * *

Когда рабочий день подошел к концу, я отправился в палату для восстанавливающихся после операции больных, чтобы повидаться с пациентом. Он выглядел на удивление хорошо, был бодр и полон сил. Его жена сидела у кровати, и они оба сердечно поблагодарили меня.

– Что ж, нам очень повезло, – сказал я, хотя они наверняка приняли мои слова за проявление ложной скромности. И должен признать, в какой-то мере так и было.

Когда я вышел, предварительно обработав руки спиртовым гелем, как и положено, то столкнулся с Джеймсом – дежурившим в тот день старшим ординатором.

– Я полагаю, вы сегодня дежурный врач, – озадачил он меня.

– Разве? Ну да ладно, что у тебя?

– В одну из местных больниц доставили мужчину сорока шести лет с тромбом в правой височной доле и с вероятным продолжением внутри желудочка. Похоже на скрытую форму АВВП. ШКГ – пять. Когда его привезли, он еще разговаривал.

АВВП – артериовенозный врожденный порок. Внешне он проявляется в виде патологического скопления кровеносных сосудов и может привести к обширному кровотечению (зачастую так и происходит). ШКГ – шкала комы Глазго, которая используется, чтобы оценить, в какой степени нарушено сознание пациента. Пять баллов по данной шкале свидетельствовали о том, что пациент в коме и при этом близок к смерти.

Я поинтересовался, видел ли Джеймс снимки и подключен ли пациент к аппарату для искусственной вентиляции легких.

– Да, – ответил Джеймс.

Я спросил, что он собирается делать. Джеймс был одним из самых опытных ординаторов, и я знал, что ему под силу справиться с этим случаем.

– Нужно немедленно доставить его сюда, – сказал он. – У него незначительная гидроцефалия, так что я бы вставил широкую дренажную трубку, а затем удалил тромб, не трогая АВВП: это потребовало бы гораздо более серьезного вмешательства.

Единственная причина, по которой моя работа так высоко ценится, — это важность человеческой жизни.

– Тогда за дело. Его еще можно спасти – позаботься, чтобы его поскорее доставили по автостраде. Объясни тамошним врачам, что нет смысла вообще посылать пациента к нам, если только они не сделают это быстро. Очевидно, им придется прибегнуть к волшебной фразе «Срочная перевозка пациента в критическом состоянии», и тогда «Скорая» точно не будет медлить.

– Все уже сделано, – довольно ответил Джеймс.

– Прекрасно! Продолжай в том же духе.

И я спустился по лестнице к себе в кабинет.

* * *

Домой я поехал на велосипеде, а по пути заглянул в супермаркет, чтобы прихватить кое-какие продукты. Кэтрин, младшая из двух моих дочерей, приехала погостить на несколько дней и решила приготовить что-нибудь вкусненькое на ужин. Я предложил купить все необходимое. Положив продукты в корзину, я встал в очередь к кассе.

«А вы-то чем сегодня занимались?» – хотелось мне спросить людей, стоявших передо мной. Я злился из-за того, что мне, выдающемуся нейрохирургу, приходится дожидаться своей очереди после триумфального завершения рабочего дня. Но затем я подумал: а ведь единственная причина, по которой моя работа так высоко ценится, – это важность человеческой жизни, в том числе жизней тех, кто стоял передо мной в очереди. Я отчитал себя за некрасивые мысли. Более того, мне пришлось признать, что вскоре я совсем состарюсь и выйду на пенсию, после чего со мной и вовсе перестанут считаться. Имеет смысл постепенно привыкать к этому уже сейчас.

Мои размышления прервал телефонный звонок. Я забеспокоился: а вдруг звонит один из ординаторов, чтобы сказать, что с пациентом, у которого я сегодня вырезал опухоль, проблемы. Но вместо этого я услышал (после того как с трудом ответил на звонок, одновременно пытаясь переложить покупки на транспортер перед кассой) незнакомый голос:

– Вы сегодня дежурный нейрохирург?

Все неотложные вызовы, как правило, принимает дежурный ординатор, так что я ответил с некоторой опаской:

– Да.

– Я один из младших врачей отделения неотложной помощи, – важно произнес голос. – Старший врач сказал позвонить вам по поводу одного пациента. Ваш дежурный ординатор не отвечает на пейджер.

Я разозлился. Если дело срочное, то почему старший врач из «неотложки» не позвонил мне напрямую? Если звонишь коллеге, то нужно же соблюдать хотя бы минимальный этикет!

– Что-то не верится, – буркнул я, подбирая упавшие булочки и мандарины. Они у себя в «неотложке», вероятно, просто хотят поскорее передать нам пациента, чтобы снизить среднее время ожидания. – Я говорил с ним только что, буквально десять минут назад.

Но меня будто не услышали.

– Это мужчина шестидесяти семи лет с обострением хронической... – начал он.

Я перебил его и сказал, чтобы он позвонил Фионе: хотя она и не дежурила сегодня, но, насколько я знал, еще не покинула здание больницы. После этого я выключил телефон, одарив озадаченную кассиршу виноватой улыбкой.

Из супермаркета я вышел встревоженным. Может быть, состояние пациента действительно тяжелое, а Джеймс по какой-то причине не ответил на пейджер. Я позвонил Фионе на мобильный, объяснил ситуацию и добавил, что переживаю: возможно, дело не в том, что персонал «неотложки», как обычно, пытается поскорее избавиться от очередного больного, – а вдруг на этот раз речь и правда идет о серьезном случае?

Фиона перезвонила через полчаса.

– Это просто что-то с чем-то. – Она с трудом сдерживала смех. – Джеймс действительно получил сообщение. Когда я до него дозвонилась, он уже шел в отделение неотложной помощи. Оказалось, что с пациентом все в порядке; ему не шестьдесят семь, а восемьдесят один, они что-то напутали со снимками, которые, как выяснилось, были в норме.

– Чертовы торопыги.

К тому времени как я добрался до дома, пошел дождь. Я переоделся в спортивный костюм и с некоторой неохотой побрел к парку, раскинувшемуся прямо за моим домом. Считается, что физкультура – хорошая профилактика болезни Альцгеймера. Не успел я сделать пару кругов вокруг парка, как телефон снова зазвонил.

– Чтоб тебя! – выругался я, уронив скользкий телефон, который достал из промокшего кармана.

– Это Джеймс. Я не могу остановить кровь, – раздался знакомый голос из трубки, лежащей на грязной земле.

– Что случилось? – спросил я, как только подобрал телефон.

– Я удалил тромб и поместил дренажную трубку, но в полости выделяется слишком много крови.

– Не переживай. Положи туда как можно больше кровоостанавливающей марли и устрой перерыв. Выпей чашечку чая. Ничто не останавливает кровотечение лучше, чем чай. Я загляну через полчасика.

Итак, я закончил пробежку, принял душ и опять поехал в больницу, в этот раз – на машине, потому что лил дождь. Стемнело, дул сильный ветер, а на севере даже выпал снег, хотя уже наступил апрель. Я припарковался на замызганной подземной стоянке для машин из службы доставки. Хотя посторонним здесь парковаться запрещено, ночью я вряд ли кому-нибудь помешал бы, да и до операционной отсюда рукой подать, тогда как официальная парковка куда дальше.

Когда я просунул голову в операционную, Джеймс стоял у края операционного стола и перевязывал голову пациента. Халат Джеймса спереди был измазан кровью, а на полу, прямо под его ногами, образовалась солидная темно-красная лужа. Операция, очевидно, подошла к концу.

– Все в норме? – поинтересовался я.

– Да, все в порядке. Но времени понадобилось немало.

– А ты сходил выпить чаю, чтобы поскорее остановить кровь?

– Ну, не совсем чаю, – ответил он, показав на пластиковую бутылку кока-колы, стоявшую на одном из столов.

– Тогда не стоит удивляться тому, что кровотечение так долго не останавливалось! – пошутил я с наигранным неодобрением в голосе, и вся операционная бригада засмеялась. Люди были довольны: с операцией покончено и можно идти домой. Я же решил проверить пациента с опухолью, которого на ночь положили в реанимацию, – такова стандартная процедура.

В отделении интенсивной терапии неделька выдалась напряженная, и в помещении находилось десять пациентов – все, кроме одного, без сознания. Они лежали на спине, подсоединенные к веренице всевозможных аппаратов с мигающими лампочками и изумрудными дисплеями. За каждым пациентом присматривала своя медсестра, а посреди палаты расположился огромный стол, уставленный компьютерами, за которым устроился многочисленный персонал: кто-то разговаривал по телефону, кто-то работал за компьютером, а кто-то второпях пил кофе, устроив себе перерыв между различными заданиями, которые в отделении реанимации появляются непрерывно.

Мужчина, прооперированный утром, и был тем единственным пациентом, который оставался в сознании. Он сидел на кровати, его лицо по-прежнему было красноватым, однако сам он выглядел бодрым и оживленным.

– Как вы себя чувствуете? – спросил я.

– Прекрасно, – ответил он, устало улыбнувшись.

– Молодец! – По моему убеждению, не только хирургов нужно поздравлять с отлично проделанной работой, но и пациентов – с тем, что они пережили операцию.

– Боюсь, у нас тут почти как на войне, – сказал я, кивнув в сторону остальных пациентов, окруженных последними достижениями прогресса и заботами персонала. Мало кому из них удастся – если удастся хоть кому-нибудь вообще – выжить после перенесенных повреждений головного мозга, чем бы они ни были вызваны.

– Боюсь, сегодня ночью у вас вряд ли получится хорошо поспать.

Он кивнул, и я спустился на парковку в приподнятом расположении духа.

На лобовом стекле машины обнаружилось большое уведомление. «Вам поставили блокиратор», – было сказано в записке. Далее меня обвиняли в халатном отношении, в несоблюдении правил парковки на территории больницы и т. д., а в конце говорилось, что мне следует обратиться в службу безопасности и заплатить солидный штраф.

– Я так больше не могу!

Меня охватили гнев и отчаяние. Я разъяренно метался возле машины и орал на окружавшие меня бетонные колонны до тех пор, пока, к собственному глубочайшему удивлению, не обнаружил, что никакого блокиратора ни на одном из колес нет. Перечитав злополучное уведомление, я увидел, что на нем от руки приписано «До следующего раза» с двумя большими восклицательными знаками.

Домой я ехал, разрываясь между злостью и чувством благодарности.

4

МЕЛОДРАМА

драма с острой интригой и преувеличенной эмоциональностью, как правило, завершающаяся хеппи-эндом

Недавно меня попросили побеседовать со сценаристами, работавшими над телесериалом «Холби Сити». Я добрался до вокзала, расположенного на другом конце Лондона, и сел на поезд Уимблдон – Борхэм-Вуд, сойдя с которого направился в хорошо обставленный загородный отель, где, собственно, и должна была состояться встреча. Вокруг огромного стола сидело по меньшей мере человек двадцать. Они спорили о том, нужно ли вымышленной больнице в Холби Сити отделение нейрохирургии, и хотели, чтобы я рассказал, как проводится рядовая операция на мозге. Я проговорил почти час без остановки – для меня это не такая уж и сложная задача. Однако, пожалуй, я слишком много внимания уделил мрачному, трагичному аспекту своей работы.

– Но ведь у вас в запасе обязательно должны быть истории со счастливым концом, которые понравились бы зрителю, – заметил кто-то, и я тут же вспомнил Мелани.

– Что ж, – начал я. – Много лет назад я оперировал женщину, которая должна была вот-вот родить...

В ту среду мне предстояло оперировать трех пациентов: двух женщин с опухолью мозга и молодого человека с грыжей поясничного отдела позвоночника. Первой по расписанию как раз и значилась Мелани – женщина двадцати восьми лет, чье зрение за последние три недели катастрофически ухудшилось. К нам ее перевели во вторник после обеда из акушерского отделения как неотложного пациента (Мелани была на тридцать седьмой неделе беременности). Томография выявила опухоль мозга. Во вторник дежурил я, так что ее направили ко мне. Когда я впервые увидел Мелани, муж вел ее по больничному коридору, положив одну руку ей на плечо (во второй он нес дипломат). Боясь врезаться во что-нибудь, женщина вытянула правую руку перед собой, в то время как левую опустила на живот, словно боялась потерять и ребенка точно так же, как теряла зрение. Я проводил их ко входу в отделение нейрохирургии и сказал, что позже зайду обсудить дальнейшие действия.

Опухоль не представляла никакого риска для плода, но если бы мы не удалили ее в срочном порядке, то мать окончательно ослепла бы. Это могло произойти в считаные дни.

Томография выявила менингиому у самого основания мозга (если точнее, то менингиому бугорка турецкого седла, развивающуюся из мозговой оболочки – мембраны, окутывающей головной и спинной мозг человека). Она давила на зрительные нервы в месте, где те отходили от глаз к мозгу. Опухоли этого вида всегда являются доброкачественными и, как правило, растут довольно медленно. Но у некоторых из них имеются рецепторы эстрогена, и в крайне редких случаях во время беременности, когда уровень эстрогена в организме подскакивает, опухоль разрастается невероятно быстро. Случай Мелани, судя по всему, был как раз таким. Опухоль не представляла никакого риска для плода, но если бы мы не удалили ее в срочном порядке, то мать окончательно ослепла бы. Это могло произойти в считаные дни. Операция при подобном диагнозе – процедура относительно стандартная, но если зрение упадет слишком сильно, то не факт, что она поможет его восстановить. Более того, вследствие операции зрение может даже ухудшиться. Так, один из моих пациентов после подобной операции полностью ослеп. Конечно, он был практически слепым еще до нее – но с Мелани была похожая ситуация.

Войдя в палату где-то через час, я увидел, что Мелани сидит на кровати, а рядом стоит медсестра, заполняющая документы, которые положено оформлять при переводе больного из одного отделения в другое. Муж Мелани с выражением безысходности на лице сидел на стуле. Я опустился на край койки, представился и спросил, как все началось.

– Это случилось три недели назад. Я поцарапала машину о ворота нашего гаража, когда возвращалась с курсов для будущих мам. Мне было непонятно, как такое вообще могло произойти, но через три дня я обнаружила, что стала гораздо хуже видеть левым глазом.

Пока она говорила, ее глаза беспокойно двигались, а взгляд оставался расфокусированным, как у всех людей, теряющих зрение.

– С тех пор становилось все хуже и хуже, – добавила она.

– Мне нужно проверить ваше зрение, – сказал я, а затем спросил, видит ли она мое лицо.

– Да. Но расплывчато.

Вытянув вперед руку с загнутыми пальцами, я спросил Мелани, сколько пальцев она видит.

– Не могу сказать наверняка. – В ее голосе сквозило отчаяние. – Я не вижу...

Я сходил к себе в кабинет за офтальмоскопом – специальным фонариком, которым врачи светят пациентам в глаза. Немного повозившись со шкалой офтальмоскопа, я сфокусировал его на сетчатке левого глаза Мелани.

– Смотрите прямо перед собой, – попросил я. – Не смотрите на свет, так как из-за этого ваш зрачок станет меньше.

Поэты говорят, что глаза – зеркало души, но с точки зрения медицины они являются зеркалом мозга: обследование сетчатки дает наглядное представление о состоянии мозга, связанного с ней напрямую. Крошечные кровеносные сосуды глаза довольно-таки точно отражают состояние кровеносных сосудов головного мозга. К моему облегчению, окончание зрительного нерва выглядело относительно здоровым и не было повреждено так же сильно, как кровеносные сосуды сетчатки. А значит, сохранялась вероятность того, что операция не только спасет Мелани от слепоты, но и, возможно, поможет улучшить зрение.

– Выглядит не так уж и плохо, – сказал я, проверив правый глаз.

– Мой ребенок! Что будет с моим ребенком? – спросила Мелани, которую судьба нерожденного малыша явно беспокоила больше, чем собственное зрение.

Я взял ее за руку и заверил, что с ребенком все будет в порядке. Я уже договорился с акушерами – они проведут кесарево сечение и примут роды сразу после того, как я разделаюсь с опухолью. Можно будет обойтись без повторной анестезии. Я надеялся, что операция поможет вернуть зрение, однако предупредил, что не могу этого гарантировать. Также я упомянул о вероятности того, что после операции Мелани останется слепой до конца жизни. Все зависело от того, насколько тесно опухоль связана со зрительным нервом, что невозможно выяснить до операции. Одно можно было сказать наверняка (что я и сделал): без операции Мелани точно ослепнет окончательно. Я добавил, что мне не раз попадались пациенты из бедных стран, таких как Украина и Судан, ослепшие из-за подобной опухоли, поскольку лечение не было проведено своевременно. Я попросил пациентку подписать форму информированного согласия. Муж наклонился вперед и помог Мелани справиться с ручкой. Она накорябала что-то неразборчивое.

* * *

На следующее утро я провел операцию вместе с Патриком, старшим ординатором, который в то время работал со мной. Операция ожидаемо вызвала всеобщее волнение, и в коридоре перед операционной собралась небольшая армия акушерок, педиатров и медсестер с реанимационными наборами для новорожденных. Врачи и медсестры получают удовольствие от подобных драматических случаев, и утро было наполнено атмосферой праздника. Более того, сама мысль о том, что в мрачной нейрохирургической операционной на свет появится новая жизнь, казалась восхитительной, и вся наша бригада с нетерпением ждала этого события. Единственное, о чем следовало переживать – в основном только мне и Мелани с мужем, – так это о том, удастся ли сохранить ей зрение или же она навсегда останется слепой.

Мелани доставили в операционную на каталке, муж шел рядом, а ее живот гордо возвышался под больничной простыней, словно небольшая гора. Муж, с трудом сдерживая слезы, поцеловал Мелани перед входом в кабинет для анестезии, после чего одна из медсестер вывела его из операционной. Когда Джудит закончила с общей анестезией, Мелани перевернули на бок, после чего Джудит сделала поясничную пункцию с помощью огромной иголки, на которую затем насадила тонкий белый катетер, предназначенный для того, чтобы откачать из головы пациентки всю спинномозговую жидкость. Это позволяет освободить в черепной коробке немного места – пространство шириной в несколько миллиметров, – в котором я мог бы провести операцию.

— Она молодая и красивая. Нужно позаботиться о том, чтобы шрамы были как можно менее заметны.

После того как голова была частично выбрита, мы с Патриком сделали длинный извилистый разрез, идущий на сантиметр ниже линии волос через весь лоб. Плотно прижимая пальцами кожу с обеих сторон разреза, чтобы остановить кровотечение, мы поместили по краям пластиковые клипсы, пережав расположенные в коже головы кровеносные сосуды. После этого мы сняли скальп со лба Мелани и откинули вниз на лицо, которое уже было обмотано липкой лентой, удерживающей в нужном положении трубку для анестезии. В самом начале операции я сказал Патрику:

– Она молодая и красивая. Нужно позаботиться о том, чтобы шрамы были как можно менее заметны.

Я показал ему, как сделать в черепе одно-единственное трепанационное отверстие там, где его не будет видно, – прямо за орбитой глаза, а после, используя проволочную пилу, названную пилой Джильи в честь ее изобретателя (внешне она сильно напоминает струну для нарезки сыра, только гораздо более качественную; с ее помощью можно сделать куда более тонкий надрез в кости, чем стандартными механическими инструментами), расширить отверстие над правым глазом до нужного размера. Со стороны работа пилой Джильи выглядит зловеще: в процессе брызжет тончайшая струя крови вперемешку с измельченной костью, а сам инструмент издает весьма неприятный скрежет. Но, как я объяснил Патрику, это того стоит, так как позволяет добиться идеального тончайшего надреза.

Когда Патрик срезал небольшой костный лоскут – сантиметра три шириной, не больше, – я ненадолго подменил его и с помощью пневматической дрели отшлифовал внутреннюю часть черепа Мелани. Дно черепной коробки усеяно мелкими бугорками, напоминающими микроскопический горный хребет высотой два-три миллиметра. Подпиливая их, я освобождаю дополнительное пространство под головным мозгом, чтобы потом, когда буду пробираться к опухоли, мне не пришлось отодвигать его слишком далеко от стенок черепа. Я попросил Патрика вскрыть мозговую оболочку ножницами. Поясничный дренаж сделал свою работу: после удаления спинномозговой жидкости твердая серо-голубая мозговая оболочка сжалась и отошла от черепа. Патрик поддел ее хирургическими щипцами и начал прорезать в ней входное отверстие. Патрик был низкорослым, решительным и открытым американцем армянского происхождения.

– Они тупые. Они не режут, а жуют, – сказал он, пытаясь разделаться с мозговой оболочкой. – Дайте другие.

Мария, операционная медсестра, повернулась к тележке и подала другие ножницы, с помощью которых Патрик наконец-то обнажил правую лобную долю мозга, разрезав твердую мозговую оболочку и отогнув ее вверх.

Ученые и сейчас не до конца понимают, какую роль играет правая лобная доля мозга в жизни человека. И действительно, при ее умеренном повреждении люди порой ничуть не страдают, хотя значительное повреждение приводит к ряду нарушений поведения, объединяемых под общим названием «изменение личности». Нечто подобное могло произойти и с Мелани, но вероятность этого была невелика – с гораздо большей вероятностью мы наградили бы пациентку неизлечимой эпилепсией, если бы повредили поверхность мозга, приподнимая правую лобную долю на несколько миллиметров, чтобы добраться до опухоли. Хорошим знаком было то, что мозг Мелани после поясничного дренажа и шлифования дна черепной коробки выглядел, как говорят нейрохирурги, «провисшим», – и для дальнейшей работы у нас с Патриком имелось предостаточно свободного пространства под поверхностью мозга.

– Условия для операции выглядят прекрасными! – крикнул я Джудит, сидевшей по другую сторону операционного стола перед рядом мониторов, приборов, а также переплетением трубок и проводов, подсоединенных к Мелани. Все, что видят анестезиологи во время операции, – это ступни пациента. Джудит, однако, в данном случае отвечала за жизнь не только Мелани, но и нерожденного малыша, который был под тем же общим наркозом, что и его мать.

– Отлично, – ответила она.

– Принесите микроскоп и дайте Патрику ретрактор, – сказал я.

После того как тяжелый микроскоп был установлен возле головы пациентки, а Патрик уселся в операционное кресло, Мария протянула целую горсть нейрохирургических ретракторов, выставив их веером, словно игральные карты, и он выбрал один из них. Я стоял сбоку, нервно наблюдая через дублирующее плечо микроскопа.

Я сказал Патрику, чтобы он аккуратно разместил ретрактор под лобной долей, одновременно убирая с помощью вакуумного отсоса излишки спинномозговой жидкости. Он медленно приподнял мозг на несколько миллиметров.

Затем я сказал, чтобы он нашел малое крыло клиновидной кости, после чего двигался вдоль него, пока не доберется до переднего клиновидного отростка – это очень важные костные элементы, которые помогают хирургам ориентироваться при выполнении операции под головным мозгом. Патрик осторожно потянул мозг Мелани вверх.

– Это тот самый нерв? – спросил Патрик.

Определенно это был он, причем выглядел нерв ужасно растянутым. Была отчетливо видна массивная зернистая красная опухоль, над которой проходил сильно перекошенный зрительный нерв – бледно-белая полоска шириной в несколько миллиметров.

– Думаю, теперь за дело лучше взяться мне, – произнес я. – Прости, но из-за ребенка и серьезных проблем со зрением эта пациентка явно не годится для тренировок.

– Разумеется, – покорно ответил Патрик и поднялся с операционного кресла, а я сел на его место.

Я быстро разрезал опухоль слева от зрительного нерва. Она оказалась мягкой и легко удалялась отсосом, впрочем, это характерно для большинства опухолей в области турецкого седла. Мне не понадобилось много времени, чтобы изрядно сократить опухоль в объеме с помощью вакуумного отсоса в правой руке и диатермических щипцов в левой. Я постепенно ослаблял давление выщербленной опухоли на зрительный нерв. К счастью, она не была прикреплена к зрительному нерву, и примерно через час кропотливой работы нашему взору предстал потрясающий вид обоих – левого и правого – зрительных нервов, а также места их соединения, называемого хиазмом, или перекрестом. Они выглядели как пара миниатюрных белых брюк, истонченных и растянутых из-за теперь уже удаленной опухоли. По обе стороны от нервов можно было увидеть сонные артерии, которые обеспечивают головной мозг большей частью поступающей в него крови, а еще дальше – воронку гипоталамуса, соединяющую гипофиз – важнейшую железу размером с горошину, которая координирует работу всей гормональной системы организма, – с мозгом. Гипофиз расположен в маленькой полости, именуемой турецким седлом, прямо под зрительным нервом, из-за чего опухоль Мелани и получила название менингиомы бугорка турецкого седла.

– Все! Давайте быстренько все зашьем, чтобы акушеры могли сделать кесарево сечение, – объявил я наблюдавшей за процессом аудитории, а Патрику на ухо шепнул, что очень надеюсь на улучшение зрения у пациентки.

Итак, мы с Патриком зашили голову Мелани и предоставили коллегам возможность принять роды. Когда мы покидали операционную, мимо нас прошли педиатры, катившие аппарат искусственной вентиляции легких для новорожденных и другое реанимационное оборудование.

В животе возникло знакомое тянущее чувство страха. То, что зрачки не реагируют должным образом на свет, могло быть лишь временным следствием анестезии.

Я отлучился, чтобы выпить чашечку кофе и разобраться у себя в кабинете кое с какими бумагами. Патрик остался в операционной следить за ходом кесарева сечения.

Он позвонил мне приблизительно час спустя. Я сидел за столом, диктуя секретарше письма.

– Все прошло хорошо. Она в реанимации, и ребенок вместе с ней.

– Она видит?

– Еще рано о чем-то говорить. Ее зрачки немного медлительны...

В животе возникло знакомое тянущее чувство страха. То, что зрачки не реагируют должным образом на свет, могло быть лишь временным следствием анестезии. Но точно так же это могло означать, что нервам был нанесен непоправимый ущерб и Мелани окончательно ослепла, пусть даже операция на первый взгляд и прошла хорошо.

– Нам ничего не остается, кроме как надеяться и ждать, – ответил я.

– Следующий пациент уже в операционной, – добавил Патрик. – Приступим?

Я вышел из кабинета и присоединился к нему.

* * *

Вторым пациентом в тот день была женщина за пятьдесят со злокачественной глиомой в верхней височной доле – раковой опухолью тканей самого мозга. Я принимал ее неделей ранее в амбулаторном отделении. Пациентка пришла вместе с мужем, и он держал ее за руку, пока она рассказывала, что за последние недели стала рассеянной и забывчивой. Я объяснил, что томография мозга однозначно показала злокачественную опухоль.

– Мой отец умер от злокачественной опухоли мозга, – поделилась она со мной. – Было ужасно наблюдать за тем, как его состояние ухудшается и он постепенно умирает. И я решила, что если это произойдет со мной, то я откажусь от лечения.

– Проблема в том, – сказал я скрепя сердце, – что это произойдет с вами в любом случае. Если мы проведем операцию, то при удачном стечении обстоятельств вы, возможно, получите еще несколько лет полноценной жизни. Но если не делать ничего, то вам останется жить не более нескольких месяцев.

Мой прогноз был скорее всего излишне оптимистичным. Томография показала скверную злокачественную, активно развивающуюся опухоль в доминирующей височной доле головного мозга (доминирующим называют полушарие мозга, которое отвечает за речь). Независимо от моих действий пациентка вряд ли прожила бы дольше нескольких месяцев, однако надежда остается всегда, и всегда встречаются люди – к несчастью, незначительное меньшинство, – которые бросают вызов сухой статистике и которым удается прожить еще несколько лет.

Мы сошлись на том, что операцию стоит провести. Основную работу выполнил Патрик, а я выступил в роли ассистента. Операция прошла довольно неплохо, хотя, едва Патрик вскрыл черепную коробку, мы обнаружили, что опухоль существенно разрослась – гораздо сильнее, чем было видно на снимках, сделанных двумя неделями ранее. Мы удалили опухоль настолько, насколько смогли; ситуация осложнялась тем, что ответвления средней мозговой артерии оплетали опухоль. На мой взгляд, мы не нанесли пациентке серьезного вреда, однако особой пользы от нашей работы тоже не было.

Я, как правило, говорю, что надеюсь отыскать в себе достаточно смелости для того, чтобы совершить самоубийство. Но никогда не знаешь наверняка, какое решение примешь, пока не столкнешься с такой ситуацией в реальности.

– Каков прогноз, босс? – спросил Патрик, зашивая твердую оболочку мозга, пока я срезал свободные концы нити на шве.

– Несколько месяцев, не более. – Я рассказал об отце пациентки, о мыслях, которыми она со мной поделилась, и добавил: – Очень сложно сидеть сложа руки. Однако смерть, знаешь ли, не всегда худший исход, и быстрая смерть может быть куда желательнее, чем медленная.

Патрик ничего не ответил и продолжил молча зашивать мозговую оболочку. Иногда мы с коллегами обсуждаем, что бы мы предприняли, если бы у нас – нейрохирургов, прекрасно отдающих себе отчет в том, насколько мало толку может быть от операции, – обнаружили злокачественную опухоль мозга. Я, как правило, говорю, что надеюсь отыскать в себе достаточно смелости для того, чтобы совершить самоубийство. Но никогда не знаешь наверняка, какое решение примешь, пока не столкнешься с такой ситуацией в реальности.

Когда мы зашивали голову, ничто не предвещало беды. Джудит увезла пациентку в отделение интенсивной терапии, а я уселся писать отчет об операции. Несколько минут спустя Джудит заглянула в операционную.

– Генри, она не приходит в себя, а ее левый зрачок заметно больше правого. Что делать?

Я выругался себе под нос и помчался в реанимацию. В углу палаты я увидел Мелани (у ее кровати стояла детская люлька), но в спешке прошел мимо, чтобы посмотреть на вторую сегодняшнюю пациентку. Одной рукой я аккуратно приподнял ее веки. Левый зрачок был большим и черным – огромным, словно блюдце.

– Лучше бы нам сделать томографию, – бросил я Патрику, который тоже прибежал, услышав новости.

Джудит принялась повторно делать пациентке наркоз и вводить в трахею трубку, чтобы снова подключить к аппарату искусственной вентиляции легких. Я попросил Патрика сообщить рентгенологам, что мы немедленно принесем женщину на томографию, и не обращать внимания на то, чем они там сейчас заняты. Я не собирался ждать санитаров. Патрик подошел к столу и взялся за телефон, а Джудит с медсестрами отсоединила пациентку от контрольной аппаратуры, после чего мы спешно выкатили ее из реанимации и повезли в кабинет с компьютерным томографом. С помощью радиолога мы быстро положили пациентку в томограф. Я вернулся в операторскую, защищенную от рентгеновского излучения свинцовым стеклом.

Снедаемый нетерпением и волнением, я наблюдал, как на мониторе компьютера один за другим мелькают снимки поперечного сечения мозга, постепенно приближаясь к тому месту, где была опухоль. В итоге я увидел сильное кровоизлияние глубоко в тканях мозга – сбоку от прооперированной зоны, хотя и на некотором расстоянии от нее. Стало очевидно, что повторная операция невозможна и женщина обречена на скорую смерть: произошло послеоперационное кровоизлияние в мозг – «редкое, но ожидаемое» осложнение при подобной операции. Я поднял трубку телефона и набрал номер ее мужа:

– Боюсь, у меня для вас плохие новости...

Я ушел в комнату отдыха для хирургов, прилег на диван и уставился в голубое небо за окном. Я ждал, пока придут муж и дочь пациентки.

Спустя час я разговаривал с ними в небольшой приемной отделения интенсивной терапии. Обнявшись, они горько плакали, а я – все еще в операционном халате – печально смотрел на эту картину.

Снедаемый нетерпением и волнением, я наблюдал, как на мониторе компьютера один за другим мелькают снимки поперечного сечения мозга, постепенно приближаясь к тому месту, где была опухоль.

Поскольку женщина вот-вот должна была умереть, медсестры перевезли ее в смежную палату, где она и лежала в одиночестве. Я привел мужа и дочь попрощаться с ней. Они присели возле кровати. Пациентка – в повязке через голову, из-под которой виднелись окровавленные волосы, – была без сознания. Рядом медленно вздыхал прибор искусственной вентиляции легких, поддерживающий в ней жизнь.

– Вы уверены, что она нас не слышит? – спросила меня ее дочь.

Я объяснил, что пациентка в глубокой коме, но даже если бы она и могла что-нибудь услышать, то все равно ничего бы не поняла: кровоизлияние затронуло как раз ту часть мозга, которая отвечала за речь.

— Я доверился вам, — обратился он ко мне, — и по-прежнему вам доверяю.

— А она должна оставаться в больнице? Нельзя ли нам забрать ее домой?

Я сказал, что вряд ли она переживет следующие двадцать четыре часа. Ее мозг умрет, после чего аппарат искусственной вентиляции легких отключат.

— Ее у нас отняли! Это произошло так внезапно. Мы собирались столько всего сделать за то время, что у нас оставалось, помнишь? – воскликнул в отчаянии муж пациентки, повернувшись к дочери. – Мы не были к такому готовы...

Произнося эти слова, он не отпускал руку дочери.

— Я доверился вам, – обратился он ко мне, – и по-прежнему вам доверяю. Вы уверены, что она не очнется? Что, если она придет в себя, а нас не будет рядом? Она испугается, хотя и твердила всю последнюю неделю, что не хочет стать для нас непосильной ношей.

— Но ведь человека продолжаешь любить, что бы ни случилось, – ответил я, и он снова разразился рыданиями.

Мы побеседовали еще какое-то время. В конце концов я повернулся к двери, сказав, что мне придется уйти, иначе я и сам расплачусь. Муж и дочь пациентки улыбнулись сквозь слезы. Уходя, я думал о том, что исполнил, пусть и неумышленно, желание этой женщины, которая стремилась избежать ужасной, мучительной смерти, настигшей ее отца.

* * *

Вернувшись в операционную, я обнаружил, что Патрик не может остановить кровотечение, после того как была удалена межпозвоночная грыжа у нашего третьего, и последнего на тот день, пациента. Я полушутя обругал его, а затем вымыл руки и быстро справился с кровотечением. Мы зашили разрез, и я пошел в отделение интенсивной терапии, чтобы проведать Мелани. Она мирно спала, а ее новорожденный сын спал в люльке рядом с ней.

Карта наблюдения за пациентом гласила, что зрачки Мелани стали реагировать на свет, а ухаживавшая за ней медсестра сообщила, что с пациенткой все в порядке. Возле люльки стояло несколько радостных медсестер, с умилением рассматривавших малыша.

Ко мне подбежал муж Мелани, почти обезумевший от счастья.

– Она снова видит! Вы сотворили чудо, доктор Марш! Она проснулась после операции и смогла разглядеть малыша! Она сказала, что видит почти нормально. И с нашим сынишкой все в порядке! Мы безмерно вам благодарны!

«Ну и денек, – думал я по дороге домой. – Ну и денек».

Когда я рассказывал об этом случае – о котором к тому времени почти позабыл – сценаристам «Холби Сити», собравшимся вокруг стола в гостинице, они то и дело охали от восхищения и изумления. Впрочем, я так и не узнал, использовали они историю Мелани в сериале или нет.

5

НЕВРАЛГИЯ ТРОЙНИЧНОГО НЕРВА

заболевание, характеризующееся сильными болями, которые обычно возникают с одной стороны лица в зонах иннервации тройничного нерва

Однажды, вскрыв черепную коробку пациентки и разрезав мозговую оболочку, я, к собственному ужасу, обнаружил, что ее мозг покрыт темно-красной кровавой пленкой, которой здесь быть не должно. Это с высокой долей вероятности свидетельствовало о том, что во время операции что-то пошло не так. Свет от утратившей прежнюю яркость старой операционной лампы казался слишком тусклым, и я с трудом мог разглядеть, что делаю. Возможные последствия были настолько ужасными, что ни мне, ни моему коллеге даже думать о них не хотелось. Я отчаянно боролся с нарастающей паникой.

Во время моих операций часто присутствуют зрители, и я терпеть не могу, когда что-то идет не по плану. Однако на этот раз все было во много раз хуже.

Я оперировал женщину, которая страдала от болей в лице, вызванных невралгией тройничного нерва (она также известна как тригеминальная невралгия), хотя ее лечащий врач и счел это заболевание неоперабельным. Телевизионщики снимали ход операции на камеру, чтобы подготовить сюжет для выпуска национальных новостей. Кроме того, присутствовало множество врачей и медсестер, которые, словно боги с небес, наблюдали за моими действиями через прозрачные панели большого стеклянного купола, возведенного прямо над операционным столом. Многие панели сводчатого потолка разбились или потрескались, а из окон операционной, выходящих на улицу, можно было увидеть снег, падающий на сломанную технику и заброшенные здания. Во время моих операций часто присутствуют зрители, и я терпеть не могу, когда что-то идет не по плану. Однако на этот раз все было во много раз хуже. Я был вынужден излучать холодное спокойствие уверенного в своих действиях нейрохирурга, что сильно расходилось с моими истинными ощущениями.

Дело было в 1995 году на Украине. Находясь в двух тысячах миль от дома, я без какого-либо официального разрешения – а возможно, и вовсе нелегально – проводил на мозге бедной женщины операцию, которую никогда прежде не проводили в этой стране, с помощью подержанного оборудования, которое я сам же и привез из Лондона несколькими днями ранее. Мне ассистировал малоизвестный молодой врач, якобы больной шизофренией, о чем главный специалист по нейрохирургии, работавший в данной больнице, сообщил в интервью Всемирной службе Би-би-си. Мало того что я не получил за операцию ни копейки, так мне еще и самому пришлось изрядно раскошелиться.

Пытаясь унять дрожь в руках, я бормотал себе под нос: «Да какого черта я вообще тут делаю? Неужели это было так необходимо?»

* * *

В первый раз я побывал в Киеве за четыре года до того, зимой 1992-го, причем получилось это почти случайно. Я работал консультирующим врачом уже пять лет, и в пациентах у меня недостатка не было. После распада Советского Союза прошло несколько месяцев. И вот один английский предприниматель, рассчитывавший продать на Украине кое-какое медицинское оборудование, позвонил в больницу, в которой я числился, чтобы найти нейрохирурга, согласившегося бы сопровождать его во время поездки в Киев. В Киеве располагалась известная нейрохирургическая больница, и он планировал взять с собой нескольких британских нейрохирургов, чтобы те прочли серию лекций о современных операциях на головном мозге и о необходимом для их проведения оборудовании. Телефонистку слегка озадачил подобный запрос, и она переключила звонок на Гейл, мою секретаршу, которая имела заслуженную репутацию человека, способного разобраться практически с любой проблемой. Я сидел у себя в кабинете, когда ее голова показалась в дверном проеме.

– Хотите поехать на Украину в следующий четверг?

– Конечно, нет. У меня слишком много дел, а в четверг еще и клиника.

– Да ладно вам, поезжайте. Вы всегда говорили, что интересуетесь Россией, а сами никогда там не были.

Обычно Гейл больше всех злилась, если я отменял прием амбулаторных больных, ведь это ей потом приходилось отвечать на многочисленные звонки от огорченных, а порой и обозленных пациентов, и назначать им новую дату приема. Так что мне следовало отнестись к ее совету внимательно.

Итак, вместе с двумя коллегами я отправился на независимую отныне Украину. До развала Советского Союза она никогда не являлась отдельным государством, поэтому сложно было понять, что в данном случае подразумевалось под независимостью. Очевидно было одно: страна пребывала в полнейшем хаосе, а ее экономика оказалась на грани коллапса. Заводы позакрывались, многие люди остались без работы. Условия в больницах, которые я посетил, напоминали кошмарный сон.

Мы прибыли в Киев рано утром на ночном поезде, который шел из Москвы. Проехав по мосту через Днепр – широкую реку, на которой стоит Киев, – и приблизившись к крутому западному берегу, мы увидели позолоченные купола Киево-Печерской лавры, сиявшие в лучах восходящего солнца. Это зрелище являло собой разительный контраст с мрачными железнодорожными станциями и вокзалами, мимо которых мы проезжали ночью, а также с угрюмыми пригородными многоэтажками. Я лежал на полке, укрытый тонким одеялом, и то погружался в сон, то просыпался под ритмичный стук колес о рельсы старого образца, пока мы пересекали территорию России с севера на юг, периодически останавливаясь на плохо освещенных станциях, где я то и дело слышал неразборчивые объявления, эхом разносившиеся по пустынным, занесенным снегом платформам.

Все казалось удивительным и странным, но вместе с тем поразительно знакомым – наверное, благодаря русской литературе, которой я увлекался в прошлом. В Москве мы провели лишь несколько часов. Этого оказалось достаточно для того, чтобы в сумерках посетить заснеженную Красную площадь: несмотря на падение коммунистического строя, по неведомой мне причине над Спасской башней Московского Кремля по-прежнему развевался, хотя и довольно вяло, красный флаг. Достаточно для того, чтобы отведать роскошный ужин в отеле: пришлось преодолеть три поста вооруженной охраны, прежде чем попасть в длинный обшарпанный коридор с протертыми тонкими коврами и невероятным числом потрясающе красивых девушек, желающих подзаработать на иностранцах. Достаточно для того, чтобы понять: из-за обвала рубля те несколько сотен долларов, что лежали у нас в карманах, делали нас практически миллионерами по сравнению с доведенными до нищеты русскими.

По прибытии в Киев нас отвезли в НИИ нейрохирургии – огромное уродливое здание с бесконечными коридорами, которые являются проклятием любой крупной больницы. Из-за плохого освещения в коридорах царил полумрак. На стенах висели внушительные плакаты, наглядно демонстрировавшие триумфальные достижения советской нейрохирургии: зернистые черно-белые фотографии героического вида мужчин в белых колпаках, как у повара (советские хирурги неизменно носили их раньше), вперемежку с серпами и молотами, красными звездами, вдохновляющими лозунгами и запечатленными на пленку кадрами времен Великой Отечественной войны – так русские называют Вторую мировую войну. Но все – начиная от внешнего вида самого здания и заканчивая плакатами на стенах, а также спертым воздухом, который пропах смесью дешевого табака и какого-то тошнотворного дезинфицирующего средства, – казалось ветхим и потрепанным. Нас провели в кабинет академика Ромоданова – пожилого импозантного человека, который работал директором НИИ. Он оказался высоким и крупноголовым, на нем был белый халат с высоким воротом, застегнутый на все пуговицы. Однако выглядел он таким же измотанным и ветхим, как окружающие его больничные коридоры, – через несколько месяцев его действительно не стало. Нас, по обыкновению, представили друг другу (общались мы с помощью переводчика), и все расселись за длинным столом для совещаний.

— Зачем вы приехали сюда? — спросил он сердито. — В качестве туристов? Чтобы позабавиться, наблюдая за нашими проблемами? Мы переживаем очень и очень тяжелые времена.

– Зачем вы приехали сюда? – спросил он сердито. – В качестве туристов? Чтобы позабавиться, наблюдая за нашими проблемами? Мы переживаем очень и очень тяжелые времена.

Мы постарались ответить максимально дипломатично – упомянули дружбу, профессиональное и международное сотрудничество. Судя по лицу академика, наши слова его ничуть не убедили, и он был, разумеется, совершенно прав.

Затем один из его помощников показал нам знаменитый институт.

– Это крупнейшая нейрохирургическая больница в мире, – сказали нам. – Здесь восемь отделений, пять этажей и четыреста больничных коек.

Я был поражен: в моем нейрохирургическом отделении, которое по праву считалось одним из самых крупных в Англии, имелось всего пятьдесят коек. Мы долго ходили вверх и вниз по лестницам, вдоль коридоров, по очереди посетив все отделения, похожие друг на друга как две капли воды.

Начали мы с первого этажа.

– Это отделение опухолей задней черепной ямки, – сказали нам.

К нам подошли сотрудники отделения, чтобы поздороваться и вместе сфотографироваться. Мне рассказали обо всем многообразии проводимых здесь операций, хотя на любые конкретные вопросы я получал лишь весьма расплывчатые ответы.

Такой же ритуал ждал нас и в остальных семи отделениях больницы. Когда я спросил, можно ли осмотреть операционные, нам объяснили, что они закрыты на косметический ремонт. И за все время мы не увидели ни одного пациента.

Мы прочитали подготовленные лекции. Заданные аудиторией вопросы продемонстрировали полное и решительное непонимание того, что мы всячески пытались объяснить. Разочарованные, мы вернулись в отель. Как и в Москве, тут на каждом шагу встречались прелестные молодые женщины. Мне сказали, что это не профессиональные проститутки, а обычные девушки, которые отчаянно хотят немного подзаработать. Одна ночь с западным бизнесменом стоила тогда больше, чем средняя месячная зарплата. Растерянные, хоть и очарованные их красотой, мы застенчиво прошли мимо, после чего собрались в одном из номеров, чтобы выпить купленный в аэропорту виски. Мы были сбиты с толку и потрясены поистине сюрреалистическими противоречиями между тем, что мы увидели, и тем, что нам внушали во время экскурсии по больнице.

На следующий день я посетил больницу неотложной помощи, расположившуюся в западной части города. Я объяснил, что хочу посмотреть, как лечат травмы, и мои сопровождающие согласились (пусть и с явной неохотой) отвезти меня туда. Мы приехали ближе к вечеру: над городом сгущался сумрак. Больница представляла собой десятиэтажное здание, рассчитанное на восемьсот коек. Она была построена всего десять лет назад, однако уже выглядела заброшенной. Мимо опустевших ветхих строений, на которые со свинцового неба падал снег, и исполинских труб непонятного назначения, которые, казалось, окружали любые советские здания, мы подошли ко входу в больницу. Сбоку от здания раскинулся большой, но запущенный открытый рынок – ряды потрепанных временем оцинкованных прилавков, на которых теснился унылый ассортимент, состоявший преимущественно из дешевой косметики и водки. Вокруг стояли обшарпанные «Лады», «Москвичи» и «Волги». Все выглядело серым, грязным и тусклым. Как я услышал позднее, нелегальный сбор арендной платы с несчастных торговцев являлся важной частью обязанностей главного врача, а также неплохим источником дополнительного дохода для чиновников городского управления здравоохранения.

С электричеством в больнице возникли проблемы, и большая ее часть была окутана кромешной тьмой. Все вокруг провоняло аммиаком: в больнице не осталось дезинфицирующих средств, и единственным, что можно было использовать для уборки, оказался аммиак. Здание выглядело практически безжизненным. Меня отвели в одну из темных операционных – просторную комнату с широким окном, вид из которого был словно после бомбежки. В сумрачном свете операционного окна я рассмотрел огромные сугробы на улице. Операция была в самом разгаре. Хирург «оперировал» мужчину, которого парализовало ниже шеи из-за несчастного случая, произошедшего несколькими годами ранее, – по крайней мере так мне сказали. На столе лежал ряд обшарпанных инструментов, которые выглядели так, будто их нашли на свалке. Пациент лежал на боку, частично укрытый старыми занавесками с выцветшим цветочным узором. Хирург вставил ему в позвоночник несколько огромных игл, через которые вводил в позвоночный канал холодный солевой раствор. Судя по всему, предполагалось, что данная процедура будет способствовать восстановлению спинного мозга. Аудитория встретила одобрительными вздохами рефлекторные подергивания ног пациента, вызванные действием солевого раствора: это было воспринято как очевидное доказательство того, что лечение помогает.

Когда я шел по особенно темному и унылому коридору, ко мне подбежал молодой человек, похожий на радостного спаниеля, – тот самый хирург, который на моих глазах только что «оперировал» парализованного человека.

– Это отделение нейрохирургии, – объявил он на ломаном английском. – У нас здесь три отделения неотложной нейрохирургии. Меня зовут Игорь Курилец, я заведующий отделением неотложной хирургии позвоночника.

Игорь мне сразу понравился. Он оказался единственным врачом, который открыто признавал, что текущее положение дел в украинской медицине ужасно.

Я настроился на длинное, скучное повествование. За недолгое время, проведенное в Киеве, я успел привыкнуть к нудным перечислениям названий отделений, количества коек и всевозможных достижений, которыми администрация любой больницы встречала незадачливых посетителей, надеясь тем самым убедить их, что в сфере неотложной нейрохирургии Украина ничуть не уступает другим странам, а то и превосходит их.

– Здесь все ужасно! – сказал он.

Игорь мне сразу понравился. Не считая академика Ромоданова, он оказался единственным врачом из всех встреченных мною во время первого визита в Киев, который открыто признавал, что текущее положение дел в украинской медицине – или по крайней мере в нейрохирургии – ужасно. Советский Союз не знал себе равных в производстве оружия и ракет, однако его успехи в области здравоохранения оставляли желать лучшего. Несмотря на наличие впечатляющих институтов с громкими названиями, в которых числились тысячи профессоров, на деле приходилось сталкиваться с плохо квалифицированными врачами и скудно оборудованными больницами, порой мало отличавшимися от тех, что открывались в странах третьего мира. Советский Союз, как любили говорить в былые времена, – это «Верхняя Вольта с ракетами» (Верхней Вольтой раньше называли Буркина-Фасо – на тот момент беднейшее государство Африканского континента). Большинство врачей, с которыми мне довелось познакомиться в Киеве, движимые причудливой смесью стыда, патриотизма, зависти и смущения, считали себя обязанными категорически отрицать очевидное и не очень жаловали таких людей, как Игорь, которым хватало смелости объявить, что король-то голый. Советская власть, никогда не поощрявшая критику, сделала все возможное, чтобы максимально изолировать своих граждан от остального цивилизованного мира. После распада Советского Союза править Украиной продолжили те же люди, что и прежде, но стране и ее жителям пришлось в одночасье столкнуться с внешним миром, равно как и с огромной пропастью, что образовалась между западной и восточно-европейской медициной.

Перед тем как покинуть Киев, я побывал на встрече в Министерстве здравоохранения. Один из чиновников с ничего не выражавшим багровым лицом – энный секретарь энного департамента – обошел стол и вручил мне визитку, где все его энные звания были скрупулезно перечислены. Я обратил внимание: чем более высокую должность занимал чиновник, тем больше у него имелось званий и должностей – чтобы перечислить их все, порой требовалось несколько визитных карточек. У этого чиновника была одна-единственная визитка, из чего я заключил, что он не такой уж важный.

Вскоре я утратил всяческий интерес к беседе. К тому же каждое слово приходилось пропускать через переводчика, что утомляло еще сильнее. Высокие окна комнаты, обшитой дешевыми фанерными панелями (такая отделка характерна для большинства советских кабинетов), выходили на красивый парк. Снова начался снегопад. Из милицейского автобуса высаживались вооруженные до зубов омоновцы в серой форме с немецкими овчарками на поводках. Казалось, и люди, и собаки исполнены энтузиазма. По дороге в министерство мы видели митинг, который Украинская националистическая партия организовала возле находившегося поблизости здания парламента, так что скорее всего милиционеров ожидала приличная потасовка. Английский предприниматель, который пригласил меня в Киев, шепнул мне на ухо, что омоновцы – это сутенеры девиц, промышлявших в отеле.

Бессвязный и бессмысленный разговор о дальнейшем сотрудничестве на международном уровне шел своим чередом. В завершение беседы я заявил, что с радостью принял бы у себя в Лондоне украинского нейрохирурга. Однако добавил, что соглашусь только на одного кандидата – доктора Курильца, заведующего мрачным отделением, созданным для лечения травм позвоночника в местной больнице «Скорой помощи». Как он объяснил мне позже, это назначение стало для него понижением в должности: советскую медицину мало интересовали калеки и парализованные. Я прекрасно отдавал себе отчет в том, что вряд ли Игоря выпустят из страны, но попробовать, очевидно, стоило. И будь я проклят, если приглашу хотя бы одного из этих пожилых лицемерных профессоров! Чиновники выглядели изумленными.

Уже на следующий день я вернулся через Москву в Лондон.

* * *

Миновал год. Я почти позабыл о больших надеждах, круживших мне голову в день отъезда из Киева, как вдруг – довольно-таки неожиданно – получил рождественскую открытку от Игоря, к которой прилагалось письмо от академика Ромоданова с просьбой принять Игоря в Лондоне и показать ему достижения современной нейрохирургии.

То, что началось для меня как обычный туризм, превратилось в нечто более серьезное, когда Игорь столкнулся с недовольством и сопротивлением со стороны достопочтенного руководства украинского здравоохранения.

Вернувшись домой после трехмесячного визита в Лондон, Игорь узнал, что академика Ромоданова не стало. Вместо того чтобы поскорее найти нового покровителя (обязательное условие жизни в украинском обществе, также известное как «крыша»), Игорь принялся публично заявлять, что украинская нейрохирургия находится в зародышевом состоянии и что нужно произвести в ней революцию. Ситуация осложнялась тем, что за место покойного академика Ромоданова разыгралась нешуточная борьба. Эта должность подразумевала существенные привилегии, такие как большая квартира и автомобиль с личным шофером. Начальник Игоря тоже метил на этот пост, но его шансы таяли на глазах из-за дерзости Игоря.

Следующие несколько лет оказались для Игоря по-настоящему непростыми: ему пришлось постоянно биться за право преобразовать подконтрольное ему отделение в соответствии с западными стандартами. Последовал ряд официальных отказов и выговоров, расследований и даже телефонных звонков с угрозами. Какое-то время Игорь каждую ночь спал в новой комнате. Как он со всем справился, я даже представить не могу.

Я осознал, что мое наивное желание помочь Игорю не столько решило его проблемы, сколько привело к появлению новых трудностей. Однако я не мог позволить себе бросить Игоря на произвол судьбы. Так что каждый раз, когда «недоброжелатели», как он их называл, пытались его прижучить: закрыть его отделение или уволить его подчиненных, — я делал все, что было в моих силах, чтобы помочь. Хотя, стоит признать, с весьма приличного, безопасного расстояния. Если же я и ездил в Киев, то всегда знал, что смогу вернуться домой, какими бы неприятными ни были мои стычки с высокопоставленными местными чиновниками. С помощью Игоря я писал статьи в украинские газеты и даже давал пресс-конференции. Я привез в Киев всевозможное, пусть и неоднократно использовавшееся ранее, медицинское оборудование. Я брал с собой в Лондон ординаторов Игоря, чтобы поделиться с ними опытом. Я выполнял операции на головном мозге, которые никогда прежде на Украине не проводились. Оглядываясь назад – на ужасные условия проведения операций и непримиримую враждебность чиновников от медицины, – я воспринимаю то, что творил тогда, как нечто граничащее с безумием. Мне определенно было не занимать самоуверенности и независимости, которых в будущем предстояло лишиться.

Я привез в Киев всевозможное, пусть и неоднократно использовавшееся, медицинское оборудование.

Кстати, несмотря на неблагоприятное начало операции при невралгии тройничного нерва и мою постыдную панику, все закончилось грандиозным успехом. На следующий день украинские телезрители увидели репортаж, в котором говорилось, что женщина впервые за многие годы перестала мучиться от сильнейших болей. Я отправился самолетом в западную Польшу, чтобы забрать машину, которую оставил у друга. К нему домой я привез микроскоп, который нужен был для операции, а Игорь, в свою очередь, приехал в Польшу с Украины на старом грузовичке, чтобы захватить меня вместе с оборудованием.

По дороге в аэропорт мы сделали крюк, чтобы заехать на Бессарабский рынок, расположенный в центре Киева. Бессарабский рынок – это киевский аналог лондонского Ковент-Гарден или парижского Ле-Аль: огромное округлое здание XIX века с крышей из стекла с чугунными перекрытиями. Внизу разместился рынок с весьма энергичными, но дружелюбными женщинами в ярких платках, которые торговали фруктами, овощами и соленьями. Был здесь и цветочный отдел (украинцы дарят друг другу цветы по любому поводу), и мясной ряд с целыми поросячьими головами, горами свежего мяса и разделанными свиными тушами, свисающими с крюков, словно брюки. Этому месту была присуща типично украинская красота – несовершенная и неряшливо-грубая, но непосредственная, которая начала постепенно исчезать с появлением современных супермаркетов. Игорь объяснил, что единственная причина, по которой Бессарабский рынок еще не закрыли, заключается в том, что он превратился в аттракцион для туристов. Внезапно Игорь оживился и устремился к одной из палаток с рыбой.

– Большая редкость! – Он указал пальцем на трех длинных копченых угрей, лежавших за стеклом.

Он купил одного из них и преподнес мне в качестве подарка. Запашок был тот еще.

– Такое не каждый день увидишь, – заявил Игорь с гордостью. – Они ведь внесены в Красную книгу!

– Что еще за Красная книга?

– Книга с перечнем животных, оказавшихся на грани вымирания. Угрей больше нигде нет. Повезло, что вам достался один из них, – сказал он, довольный собой.

– Но, Игорь, что, если это последний украинский угорь? – Я рассматривал длинное и некогда прекрасное творение природы, которое плавало, блистая великолепием, в далекой украинской речке, а теперь, мертвое и копченое, лежит в полиэтиленовом пакете с надписью «Джорджио Армани».

Взяв пакет из рук Игоря, я послушно положил к себе в чемодан.

Несколько дней спустя, вернувшись в Лондон, я выбросил копченого угря в сад на заднем дворе, так как не мог заставить себя съесть его и рассчитывал, что бродячей лисе, которую частенько видел по утрам, он придется по вкусу. Угорь пропал уже на следующий день, но позже я с грустью обнаружил его чуть дальше в кустах: даже лиса отказалась от такого угощения. Мне не осталось ничего другого, кроме как выкопать яму и похоронить несчастное животное – последнего украинского угря – в разросшейся цветочной клумбе на краю сада.

6

ANGOR ANIMI

отчетливая убежденность в собственной неминуемой скорой гибели, сильный ужас, отличающийся от обычного страха смерти или желания умереть

Подобно тому как я впервые поехал в Киев исключительно из любопытства, а не потому, что страстно стремился помочь украинцам (хотя на данный момент я и сотрудничаю с ними вот уже более двадцати лет), врачом я стал из-за серьезного жизненного кризиса, а не из-за того, что чувствовал призвание к этой профессии.

До того как мне стукнул двадцать один год, я следовал жизненным маршрутом, который проложила передо мной моя семья, а также полученное образование. В те времена люди вроде меня могли спокойно рассчитывать на то, что для них всегда найдется работа, – оставалось только определиться, чем именно ты хочешь заниматься. Я окончил известную частную привилегированную школу, где много лет изучал латынь, греческий, английский и историю. После выпуска я устроил себе двухгодичные каникулы, затем провел несколько месяцев в государственном архиве, где редактировал документы, посвященные средневековым обычаям и традициям (на эту работу меня устроил отец, воспользовавшись многочисленными связями), а потом год преподавал английскую литературу в удаленном уголке Западной Африки в качестве волонтера. После этого я поступил в Оксфорд, где принялся изучать политику, философию и экономику.

Полагаю, мне суждено было построить академическую или административную карьеру. За все эти годы я не получил практически никакого представления о естественных науках. Если не считать прадедушки по материнской линии, работавшего сельским врачом в прусской деревне в первых десятилетиях прошлого века, в моей семье не было никого, связанного с наукой или медициной. Отец, англичанин по национальности, был видным адвокатом-правозащитником, профессором, а мама – немка, бежавшая из фашистской Германии, – скорее всего стала бы филологом, если бы не отказалась вступить в ряды Союза немецких девушек (молодежная организация, женский аналог гитлерюгенда), из-за чего ее не приняли в университет. За исключением одного-единственного прусского врача, все мои предки, как по отцовской, так и по материнской линии, были либо учителями, либо священниками, либо торговцами (хотя мой дядя и служил летчиком-истребителем, пока его не подбили в 1940-м).

В Оксфорде со мной приключилась любовь, любовь безответная. Движимый отчаянием и жалостью к себе, я, к глубокому разочарованию отца, бросил университет и уехал в один из северных шахтерских городков, где устроился санитаром.

В Оксфорде со мной приключилась любовь, любовь безответная. Движимый отчаянием и жалостью к себе, я, к глубокому разочарованию отца, бросил университет и – подражая герою Джека Николсона, который в финале «Пяти легких пьес» отправился на Аляску, – уехал в один из северных шахтерских городков, где устроился санитаром. Там я провел полгода, днями напролет перекладывая пациентов на операционный стол и обратно на каталку, отчищая стены и оборудование, а также помогая анестезиологам.

Я снял крохотную каморку в старой полузаброшенной инфекционной больнице с рифленой железной крышей – она стояла на берегу сильно загрязненной речки Уансбек всего в нескольких милях от морского побережья, где пляжи были черными от вымываемого из осадочных пород угля. Из окон моей комнаты вдали виднелась громадная угольная электростанция с высоченными трубами, из которых вырывались клубы белого дыма и пара, смешивавшиеся с морским воздухом. По ночам там горели дуговые фонари, нависавшие над горами угля позади машинного зала, и я любил наблюдать, как под звездным небом орудуют бульдозеры. Я даже написал посредственное стихотворение с явными признаками графомании и зацикленности на собственной персоне, в котором назвал эту картину смешением ада и рая. Переполняемый бурными эмоциями, что свойственно молодости, я воспринимал окружающий мир одновременно красным, как кровь, и белым, словно снег, хотя операции, при которых я присутствовал, не были такими уж кровавыми, а зима была мягкой, практически бесснежной.

Я страдал от невыносимого одиночества. Сейчас-то я понимаю, что, работая в больнице – в месте, где сосредоточены людские мучения и боль, – очевидно, пытался осознать собственное несчастье, а также, вероятно, исцелиться от подростковых тревог и терзаний неразделенной любви. Наконец, это был своего рода ритуальный мятеж против моего бедного, действовавшего исключительно из лучших побуждений отца, который вплоть до того момента по большей части и определял направление моего жизненного пути. Через шесть месяцев мне отчаянно захотелось вернуться домой – и к семье, и к профессиональной карьере, но к такой, которую я выбрал бы сам. Понаблюдав на протяжении полугода за хирургами, я решил, что именно медициной мне и стоит заняться. Характерное для нее контролируемое применение силы, призванное помогать людям, выглядело в моих глазах чрезвычайно привлекательным. Профессия хирурга казалась захватывающей и обеспечивающей уверенность в завтрашнем дне, она подразумевала умение работать не только руками, но и головой, а кроме того, наделяла властью и социальным статусом. Так или иначе, свое истинное призвание я отыскал лишь восемь лет спустя, когда, будучи стажером, стал свидетелем той самой первой операции на аневризме.

Мне разрешили вернуться в Оксфорд, несмотря на годичное отсутствие, и закончить обучение, после чего меня приняли в единственный из всех лондонских медицинских университетов, который набирал студентов, не имевших образования в области естественных наук. Получив отказ от остальных университетов, я позвонил в медицинскую школу Королевского университета, и меня пригласили на собеседование.

Собеседование проводил секретарь медицинской школы – пожилой шотландец, куривший трубку. Через несколько недель ему предстояло выйти на пенсию, и, вероятно, он позволил мне поступить в качестве шутки либо для того, чтобы отпраздновать завершение карьеры, а может, он и вовсе думал о чем-то другом. Он спросил, нравится ли мне ловить рыбу нахлыстом. Я ответил, что нет. Он сказал, что медицину лучше всего воспринимать как ремесло, а не как науку или искусство, – спустя годы я и сам стал придерживаться такой же точки зрения. Собеседование продлилось пять минут, а затем секретарь сообщил, что я могу приступить к учебе через три недели.

Он спросил, нравится ли мне ловить рыбу нахлыстом. Я ответил, что нет. Он сказал, что медицину лучше всего воспринимать как ремесло, а не как науку или искусство.

С тех пор отбор в высшие медицинские учебные заведения стал куда более строгим. Насколько я знаю, медицинская школа при крупной лондонской больнице, в которой я сейчас работаю, устраивает ролевые игры с приглашенными актерами и использует многие другие методы, чтобы отбирать будущих врачей. Нервничающие кандидаты должны продемонстрировать умение преподносить плохие новости, например сообщая актеру, что его кота только что переехала машина. Если же кандидату не удается серьезно отнестись к подобной инсценировке, его ждет, как мне сказали, немедленный отказ. Полагаю, по сей день не доказано, что такая процедура хоть чем-то лучше собеседования, через которое прошел я. Но по всей видимости, актеры действительно помогают выбирать успешных кандидатов.

Я поступил на подготовительное отделение медицинского бакалавриата, слушатели которого обучались естественным наукам по ускоренной программе, рассчитанной на год. После него студенты должны были приступить к освоению стандартной для медицинских вузов пятилетней программе. На следующий год подготовительное отделение собирались закрыть, так что кафедра представляла собой своеобразное болото: среди преподавателей, читавших нам лекции, хватало эксцентричных, а зачастую и озлобленных научных сотрудников, впрочем, многие из них только начинали карьеру и очень быстро переходили на другие должности. Так, один из них сделался известным популяризатором науки, другой в конечном итоге стал пэром и председателем Консервативной партии Великобритании. Кроме того, нам преподавали еще и пожилые профессора, которым вскоре предстояло выйти на пенсию. Иные из них даже не удосуживались скрывать неодобрительное отношение к пестрому составу студентов подготовительного курса: например, вместе со мной учились биржевой брокер, саудовская принцесса, продавец грузовых автомобилей «Форд», а также более молодые студенты с плохими отметками по естественным наукам (один из них, как оказалось, и вовсе подделал оценки). Мы проводили день за днем, препарируя больших белых кроликов на занятиях по биологии, смешивая химикаты на уроках химии, слушая непонятные лекции по физике. Некоторые лекторы вдохновляли, остальные разве что забавляли. Атмосфера царила напряженная и неспокойная, на грани с истерией: мы все отчаянно хотели стать врачами, и большинство из нас считали себя неудачниками по той или иной причине, хотя, если мне не изменяет память, выпускной экзамен сдали все.

После этого два года ушло на теоретическую подготовку: анатомию, физиологию, биохимию и фармакологию, а затем последовали три года практического обучения в больнице. Для прохождения курса анатомии нас разделили на небольшие группы и каждой выделили забальзамированный труп, который мы постепенно, на протяжении всего года, разбирали по частям. Эти трупы и поначалу-то являли собой не самое привлекательное зрелище, но ближе к концу года приобрели особенно жалкий вид. Тела, с которыми мы работали, хранились в Длинном Зале — просторном помещении с высокими потолками, располагавшемся на чердачном этаже здания и освещавшемся через окна в крыше. По обе стороны Длинного Зала стояло по полдюжины каталок, накрытых зеленым брезентом, под которым угадывались зловещие очертания искромсанных вдоль и поперек трупов. В помещении витал стойкий запах формальдегида.

Наконец дверь в него торжественно распахнулась, и мы отправились знакомиться с выделенными нам трупами, пока еще нетронутыми.

Перед первым занятием по анатомии мы, держа в руках новенькие учебники по препарированию и завернутые в грубую холщовую ткань хирургические инструменты, выстроились на лестнице, ведущей в Длинный Зал. Наконец дверь в него торжественно распахнулась, и мы отправились знакомиться с выделенными нам трупами, пока еще нетронутыми. Такова традиционная составляющая медицинского образования, уходящая корнями в глубину столетий, от которой, впрочем, сейчас почти полностью отказались. Любой хирург вынужден заново изучать человеческую анатомию, когда дело доходит до реальной практики, ведь строение живого, наполненного кровью тела сильно отличается от анатомии засаленного землистого трупа, забальзамированного для препарирования. Знания, полученные нами благодаря препарированию мертвецов, возможно, имели ограниченную ценность. С другой стороны, это был важный обряд посвящения, который знаменовал собой наш переход от обычной жизни в мир болезней и смертей, а также, пожалуй, помогал привыкнуть к подобным зрелищам. Кроме того, занятия в Длинном Зале подразумевали активное социальное взаимодействие, поскольку вся группа собиралась вокруг «своего» трупа, отделяя от него мертвые ткани и сотнями изучая названия, которые нужно было вызубрить наизусть, — названия вен и артерий, костей и внутренних органов. Меня, помнится, особенно восхитила анатомия человеческой руки. В нашем распоряжении был полиэтиленовый пакет с отрезанными руками на разных стадиях препарирования, и мне нравилось создавать по ним детальные цветные рисунки в подражание Везалию.

В 1979 году я вошел в двери больницы, где ранее проходил практику, в длинном белом халате стажера (студентам-медикам полагались короткие халаты), чувствуя себя невероятно важным. Увы, позже я, к собственному замешательству, обнаружил, что в других больницах студенты надевают длинные халаты, а стажеры — короткие. Как символ своих полномочий я гордо носил в нагрудном кармане пейджер (между собой мы называли его пищалкой), а в боковых — стетоскоп, кровоостанавливающий жгут и фармакологический справочник. По окончании медицинской школы необходимо проработать год в качестве интерна — мальчика на побегушках, из них полгода — в хирургическом отделении, и еще полгода — в терапевтическом. Если мечтаешь о карьере больничного врача, в том числе хирурга, и не собираешься становиться врачом общей практики, нужно по возможности попасть на работу в клинику, в которой ты студентом проходил практику, чтобы тебя запомнил старший врачебный персонал, от чьего покровительства полностью зависит твое будущее в медицине.

Я хотел стать хирургом — по крайней мере я верил, что хочу этого, — так что выбил себе место в хирургической бригаде при клинике, в которой проходил обучение. Бригада состояла из врача-консультанта, старшего ординатора, младшего ординатора и интерна. Я работал, что называется, за двоих, то есть, не считая обычной пятидневной рабочей недели, оставался на дежурство каждую вторую ночь и каждые вторые выходные. Таким образом, в общей сложности я проводил в больнице по сто двадцать часов в неделю. Пейджер я получил от своего предшественника, который дал мне еще и парочку дельных советов по поводу того, как угождать начальству и как помогать умирающим пациентам – ни один из этих вопросов не затрагивался на лекциях и в книгах. Я наслаждался ощущением собственной важности, которое дарили мне столь продолжительные рабочие часы. На самом же деле в мои обязанности не входило ничего по-настоящему важного. Дни и ночи напролет я регистрировал новых пациентов, брал на анализ кровь, заполнял всевозможные формы и разыскивал потерявшиеся рентгеновские снимки. Высыпаться мне удавалось с трудом, и я привык к тому, что по ночам меня часто беспокоят. Время от времени я ассистировал в операционной: мне приходилось долгими часами стоять неподвижно, с помощью ретрактора удерживая открытой брюшную полость пациента, пока хирурги копались в ней. Сейчас, тридцать лет спустя, тогдашнее ощущение собственной важности кажется мне смехотворным.

В общей сложности я проводил в больнице по сто двадцать часов в неделю.

Мне нравилось быть частью многочисленного младшего врачебного персонала больницы, но чем дольше я работал интерном в отделении хирургии, тем меньше понимал, что делать с будущей медицинской карьерой. Реальные операции не соответствовали поверхностному представлению о них, которое я получил, работая санитаром. Неизбежной составляющей любой операции были отталкивающие пахучие внутренние органы, сфинктеры и жидкости организма, которые казались мне почти столь же непривлекательными, как и многие из имеющих с ними дело хирургов. Хотя должен признать, что несколько хирургов-наставников оказали на меня огромнейшее влияние, без которого я так никогда и не стал бы хирургом. Они вдохновляли меня не только ловкостью рук во время операций, но также искренней добротой, которую проявляли, общаясь с пациентами. За годы студенчества и работы интерном мне не довелось побывать ни на одной нейрохирургической операции. Операционная отделения нейрохирургии была запретным местом, и люди говорили о ней с благоговейным трепетом, граничащим с тревогой.

Следующие шесть месяцев интернатуры я провел в старой больнице на юге Лондона. В XIX веке в том здании располагалась исправительная тюрьма, и поговаривали, что с тех пор ему так и не удалось избавиться от дурной репутации среди местных жителей. Это была одна из тех больниц, из-за которых повсеместная гордость британцев отечественной системой здравоохранения выглядела по меньшей мере абсурдной. Пациенты, как скот, ютились в больших уродливых комнатах, в которых стояло по дюжине коек с каждой стороны. Отделение травматологии находилось на первом этаже, а отделение интенсивной терапии – прямо над ним, но лифт был только один, и, чтобы попасть в него, надо было преодолеть четверть мили по главному коридору. Если пациента требовалось срочно перевести из травматологии в реанимацию, эту задачу возлагали на плечи дежурного интерна, которому приходилось вместе с санитаром толкать койку с пациентом по коридору через всю больницу – от одного конца к другому, чтобы подняться на лифте, после чего предстояло преодолеть такое же расстояние на втором этаже. Я старался все делать как можно быстрее: расталкивал попадающихся на пути людей и заранее выкрикивал просьбу вызвать огромный грохочущий лифт, тем самым подчеркивая срочность ситуации и нагоняя драматизма. Не уверен, что в этом была хоть какая-то клиническая необходимость, но именно так все происходило в телесериалах, и меня это забавляло. Поспать по ночам толком не удавалось, но здесь была неплохая столовая для врачей и бар, которым заправляла дружелюбная дама родом из Испании, в любое время суток готовая предложить мне что-нибудь перекусить. Около главного здания больницы имелась даже лужайка, на которой мы с коллегами играли в крикет, когда выдавался свободный часок.

Работы было полно: здесь на меня взвалили куда больше ответственных обязанностей, чем в отделении хирургии, да и контролировали меня гораздо меньше. Я очень быстро усвоил много полезных практических навыков, однако эти уроки далеко не всегда были приятными. Я находился в самом низу врачебной иерархии. В мои обязанности входил первичный осмотр всех новых пациентов (как правило, они попадали к нам через отделение травматологии, куда поступали в неотложном состоянии), а также присмотр за больными, которые лежали в палатах. Я быстро сообразил, что не должен звонить вышестоящим врачам с вопросами, касающимися новых пациентов, до того как осмотрю их сам. Эту ошибку я допустил в ночь первого же дежурства, спросив совета у ординатора, прежде чем осмотрел пациента, по поводу которого мне позвонили медсестры, – вместо ответа на мою голову обрушился шквал ругательств. Итак, не имея опыта и ужасно волнуясь, я осматривал каждого поступившего пациента и пытался решить, что с ним делать дальше. Позвонить начальству я осмеливался, только если случай был по-настоящему сложным и неоднозначным.

Однажды ночью – вскоре после того как я устроился в ту больницу интерном – меня вызвали осмотреть мужчину средних лет, который начал задыхаться; это часто случалось в переполненных палатах. Я вскочил с кушетки и накинул белый халат (я всегда спал в одежде, так как мне редко удавалось поспать больше одного-двух часов подряд и меня неоднократно вызывали среди ночи либо в приемный покой, либо в палаты). Я вошел в длинную темную палату, где в два ряда стояло двадцать больничных коек, на которых виднелись беспокойные, храпящие, ворочающиеся силуэты. За столом в центре помещения сидели две медсестры, возившиеся с документами в лучах настольной лампы – та была единственным островком света в темноте. Они указали пациента, которого требовалось осмотреть.

– Он поступил вчера с сомнительным ИМ, – сказала одна из медсестер, подразумевая под ИМ инфаркт миокарда (он же сердечный приступ).

Мужчина сидел в кровати выпрямившись: он выглядел перепуганным до смерти. Его пульс оказался быстрым, а дыхание – учащенным. Я поднес к его груди стетоскоп и прислушался к сердцебиению, а также к звукам, сопровождавшим вдохи и выдохи. Я сделал ЭКГ – электрокардиограмму, которая наглядно демонстрирует характер сердечного ритма. Она показалась мне вполне нормальной, так что я успокоил пациента, сказав, что с его сердцем нет серьезных проблем.

– Что-то не так, доктор. Я уверен в этом.

– Все в порядке, вы просто разволновались, – ответил я с некоторым раздражением, так как мне не терпелось поскорее вернуться в постель.

Он в отчаянии смотрел, как я поворачиваюсь к нему спиной. Меня до сих пор, словно упрек, преследует звук его затрудненного дыхания, раздававшийся, пока я уходил прочь мимо выстроившихся в два ряда коек, на которых съежились беспокойные силуэты. Мне до сих пор слышится, как его дыхание, стоило мне дойти до дверей, внезапно прекратилось и палату затопила мертвая тишина. Охваченный паникой, я метнулся к его кровати, но обнаружил там уже обмякшее тело.

– Срочно вызывайте старшего! – крикнул я медсестрам и начал делать пациенту непрямой массаж сердца.

Через несколько минут в палату ворвался мой коллега с заспанными глазами, и следующие полчаса мы тщетно старались заставить сердце пациента вновь заработать. Ординатор посмотрел на его ЭКГ.

– Похоже на желудочковую тахикардию, – сказал он неодобрительно. – Разве ты не заметил? Ты должен был немедленно мне позвонить.

Я ничего не ответил.

Раньше это ощущение называли angor animi (в переводе с латыни – «терзания души»). Оно иногда возникает во время сердечного приступа у людей, которым осталось жить считаные мгновения. Даже сейчас, по прошествии тридцати с лишним лет, я отчетливо вижу отчаяние, которое застыло на лице умиравшего мужчины, когда он смотрел, как я поворачивался к нему спиной.

И по прошествии тридцати с лишним лет я отчетливо вижу отчаяние, застывшее на лице умиравшего мужчины, когда он смотрел, как я поворачивался к нему спиной.

* * *

Работа требовала постоянного напряжения, бодрящего, но мрачноватого, и я довольно быстро утратил пылкий энтузиазм и альтруизм, которые были моими верными спутниками в студенческие годы. Тогда было намного проще испытывать сострадание к пациентам, ведь я не отвечал за то, что произойдет с ними в дальнейшем. Рука об руку с ответственностью неизменно идет боязнь потерпеть неудачу, и больные становятся источником волнения, стресса – равно как и гордости в случае успеха. Теперь я ежедневно сталкивался со смертью, зачастую после неудачных попыток реанимировать человека, а иногда пациенты умирали от потери крови, вызванной внутренним кровотечением. В реальности сердечно-легочная реанимация разительно отличается от того, что мы привыкли видеть по телевизору. В большинстве случаев реанимационные мероприятия представляют собой жалкие, хоть и ожесточенные попытки вернуть человека к жизни, нередко сопровождающиеся переломами ребер, особенно у пожилых пациентов, которым по-хорошему стоило бы позволить тихо и спокойно умереть.

Постепенно я очерствел (так происходит с любым врачом) и стал воспринимать пациентов как существ иной расы, кардинально отличающихся от крайне важных и неуязвимых молодых врачей вроде меня. Сегодня, когда я приближаюсь к закату своей врачебной карьеры, профессиональная отстраненность начинает исчезать. Я уже не так сильно боюсь потерпеть неудачу, потому что смирился с ее возможностью и не столь остро ощущаю исходящую от нее угрозу, а кроме того – во всяком случае мне хочется на это надеяться – я многому научился благодаря совершенным в прошлом ошибкам. Теперь я могу позволить себе быть чуть менее отстраненным. К тому же старость наступает мне на пятки, и я больше не в состоянии отрицать, что сотворен из плоти и крови, как и мои пациенты, и точно так же уязвим. Вот и получается, что сейчас я переживаю за них гораздо сильнее, чем раньше, поскольку понимаю, что вскоре и сам окажусь в переполненной больничной палате – прикованный к постели и опасающийся за свою жизнь.

Год интернатуры подошел к концу, и я вернулся в свою родную клинику в северном Лондоне на должность старшего ординатора отделения интенсивной терапии. Я решил, хотя моя целеустремленность и таяла с каждым днем, выучиться на хирурга, и работа в реанимации казалась мне логичным первым шагом на этом пути. Мои обязанности состояли преимущественно в заполнении всевозможных форм, в установке капельниц, во взятии крови на анализ, а время от времени и в выполнении более захватывающих инвазивных процедур, как их принято называть, таких как установка грудного дренажа или подключение капельницы к большим шейным венам. Именно благодаря работе в отделении интенсивной терапии я очутился в операционной, где проводили операцию по удалению аневризмы, после которой меня осенило.

Когда я понял, чем конкретно хочу заниматься, жить стало заметно проще. Несколько дней спустя я встретился с нейрохирургом, который на моих глазах клипировал ту самую аневризму, и сказал ему, что тоже собираюсь стать нейрохирургом. Он предложил мне подать заявку на должность ординатора в его отделении, которая вскоре должна была освободиться. Я также поговорил с одним из старших хирургов общей практики, под чьим началом работал, будучи стажером. Человек удивительной доброты (он входил в число хирургов-наставников, которых я почти боготворил), он немедленно организовал мне встречи с двумя виднейшими нейрохирургами страны, чтобы я заявил о себе как об их будущем коллеге и начал планировать свою карьеру. В те годы нейрохирургия только набирала обороты, и во всем Соединенном Королевстве насчитывалось не более сотни врачей, специализировавшихся на ней. Первый из тех двух хирургов – исключительно дружелюбный мужчина – работал в Королевской лондонской больнице, что в Ист-Энде. Когда я вошел к нему в кабинет, он курил сигару; стены были увешаны фотографиями гоночных машин (насколько я знаю, он работал с пилотами «Формулы-1»). Я рассказал ему о своем глубочайшем желании стать нейрохирургом.

– А что думает по этому поводу ваша жена? – спросил он первым делом.

– Полагаю, она считает это хорошей идеей.

– Что ж, моя первая жена не выдержала такой жизни, и мне пришлось сменить ее на более подходящую модель. Обучение нейрохирургии, знаете ли, усложняет жизнь.

Еще через несколько недель я съездил в Саутгемптон, чтобы поговорить с другим известным нейрохирургом. Он встретил меня не менее дружелюбно. Лысеющий, с рыжими волосами и усами – на мой взгляд, он больше напоминал веселого фермера, чем нейрохирурга. Он уселся за письменный стол, заваленный историями болезни – из-за многочисленных папок его почти не было видно. Я поделился с ним своим намерением стать нейрохирургом.

– А что думает по этому поводу ваша жена? – спросил он.

Я заверил его, что беспокоиться не о чем. Он немного помолчал.

– Операции – легкая часть работы, – произнес он наконец. – К моим годам начинаешь понимать, что основная сложность кроется в том, чтобы принять правильное решение.

7

МЕНИНГИОМА

доброкачественная опухоль, развивающаяся из паутинной оболочки головного и спинного мозга; как правило, растет медленно, симптомы обусловлены давлением на близлежащие нервные волокна

В понедельник я проснулся в семь утра под шум проливного дождя. Стоял февраль, и мрачное небо, на которое я смотрел через окно спальни, отливало свинцом. Впереди меня ждало множество операций, хотя я и сомневался, что удастся прооперировать всех пациентов, включенных в список, так как знал, что больница снова переполнена и коек не хватает. Вечером мне определенно предстояло извиняться как минимум перед одним пациентом, голодным и встревоженным, тщетно прождавшим весь день в надежде на то, что койка в отделении интенсивной терапии все-таки освободится и операция состоится. Увы, придется его расстроить.

Проклиная дурацкую погоду, ветер и дождь, которые были явно настроены против меня, проклиная нехватку коек в больнице, я отправился на велосипеде на работу. Я опоздал на утреннее собрание и сел рядом с одним из коллег, нейрорентгенологом, которому не было равных в интерпретации снимков мозга (невероятно сложная задача) и чей совет в неоднозначных случаях неоднократно спасал меня от фатальной ошибки. Я попросил Энтони – ординатора, дежурившего ночью, – сообщить о новых поступивших больных. Он сидел за компьютером в передней части комнаты, дожидаясь моего прихода. Энтони был довольно молод и отличался простодушием – не такое уж редкое качество для хирургов, однако большинство нейрохирургов теряют его с годами по мере того, как приобретают опыт.

– Ничего особенно интересного не произошло, – ответил он.

Я недовольно взглянул на него и с раздражением сказал, что самые обычные, повседневные проблемы чаще всего и оказываются самыми важными.

Мне показалось, что резкие слова задели Энтони, и я тут же пожалел о своей несдержанности.

– Женщина девяноста шести лет, которая жила одна и начала падать у себя дома, – начал он. – У нее сильный стеноз аортального клапана – шумы в сердце можно услышать, даже если просто стоять рядом. Также она страдает от левостороннего гемипареза и не может ходить, но при этом полностью ориентирована.

Я спросил одного из самых младших врачей, сидевших в переднем ряду, какой диагноз он бы поставил.

– Единственное, от чего мы стали бы лечить пациента в таком возрасте, – это хроническая субдуральная гематома, – ответил он уверенно.

Тогда я спросил, о чем говорит наличие аортального стеноза.

– Это означает, что общая анестезия скорее всего убьет ее.

Я попросил Энтони показать снимки. Он повернулся к компьютеру и ввел несколько паролей подряд, однако прошло несколько минут, прежде чем на экране появилась главная страница программы, связывающей нас с местными больницами, откуда в отделение поступало большинство пациентов. Пока он возился с компьютером, другие младшие врачи помогали разыскивать снимки нашей пациентки, подшучивая над используемыми в больнице компьютерными программами:

– Эта программа для пересылки снимков – полная лажа... Попробуй обновить страницу, Энтони. Нет, нажми кнопку

«Вид», затем «Плитка». Видимо, не работает. Перенеси влево. Бесполезно. Попробуй вернуться на начальную страницу...

Наконец после долгих мучений снимки мозга внезапно вспыхнули на стене перед нами. На них можно было отчетливо разглядеть тонкий слой жидкости между костями черепа и поверхностью мозга, из-за чего правое полушарие было деформировано.

На снимках его мозг выглядел словно швейцарский сыр — так мало от него осталось.

Очередной пожилой человек с хронической субдуральной гематомой – самый распространенный неотложный случай в нейрохирургии. Остальная часть мозга выглядела не так уж плохо: она усохла в гораздо меньшей степени, чем у большинства людей к девяносто шести годам.

– Мой отец умер в этом возрасте от болезни Альцгеймера, – сообщил я стажерам. – На снимках его мозг выглядел словно швейцарский сыр – так мало от него осталось.

– Итак, Энтони, – продолжал я, – в чем проблема?

– Проблема этического характера. Она говорит, что лучше умереть, чем пойти в дом престарелых.

– Что ж, в этом есть доля истины. Вы когда-нибудь работали в психогериатрическом отделении или в доме престарелых?

– Нет.

Я заметил, что мне довелось поработать в психогериатрическом отделении младшим медбратом. Присматривать за двадцатью шестью пожилыми людьми с двойным недержанием – далеко не самая простая и приятная задача. По мере того как средний возраст населения постепенно увеличивается, в СМИ будут все чаще и чаще сообщать о скандалах, связанных с плохим обращением в домах престарелых. К 2050 году порог шестидесятилетия перешагнет треть жителей Европы. Мой первый руководитель из отделения общей хирургии – чудесный человек – из-за деменции доживал свой век в доме престарелых. Как рассказывала его дочь, он постоянно твердил, что хочет умереть, но физически он был на редкость здоров, так что на это ушла целая вечность. В молодости он каждое утро принимал холодную ванну.

– Но мы ведь не можем дать ей умереть, – прервал мои разглагольствования один из ординаторов из заднего ряда.

– Почему это не можем? – удивился я. – Если ей этого хочется.

– А вдруг она так говорит из-за депрессии? Возможно, она еще передумает.

Мы уделили этому вопросу еще какое-то время. Я подчеркнул, что подобные рассуждения справедливы, если речь идет о людях помоложе, которых впереди ожидают долгие годы жизни (если они, конечно, не совершат самоубийство), однако вряд ли применимы к человеку девяноста шести лет, которому вряд ли посчастливится вернуться домой.

Я поинтересовался у Энтони, какова, по его мнению, вероятность того, что после операции женщина сможет самостоятельно жить в собственном доме.

– В ее возрасте не очень высокая, – признал он. – Думаю, она сможет ненадолго вернуться домой, но рано или поздно все равно попадет в дом престарелых. Разумеется, если к тому времени ее не прикончит артериальный стеноз.

– Так что же нам делать? – спросил я у сидящих в комнате людей. Повисла неловкая тишина. Я выждал пару минут.

– Единственный близкий родственник – ее племянница. Она приедет сегодня чуть позже, – сообщил Энтони.

– Что ж, какое бы решение мы ни приняли, придется ее дождаться.

Коллега-рентгенолог шепнул, наклонившись ко мне:

– Такие случаи всегда казались мне самыми интересными. Юнцы, – кивнул он в сторону младших врачей, – все как один хотят оперировать и рассчитывают на серьезные, захватывающие случаи. Это можно понять – в их-то возрасте. Но обсуждения именно таких рядовых случаев увлекают меня больше всего.

– Что ж, в свое время я был точно таким же, как они, – ответил я.

– Как думаете, что произойдет с этой женщиной? – поинтересовался он.

– Понятия не имею. Она не моя пациентка.

Повернувшись к собравшимся, я объявил:

– У нас осталось десять минут. Может, взглянем на одного из моих сегодняшних пациентов?

Я назвал Энтони фамилию, и он вывел на стену соответствующий снимок мозга – на сей раз все получилось гораздо быстрее и без лишних затруднений. Снимок продемонстрировал огромную опухоль, доброкачественную менингиому, которая давила на левую часть мозга.

– Пациентке восемьдесят пять лет, – начал я. – Тридцать два года назад, когда я только пришел в нейрохирургию (большинство из вас, я так полагаю, тогда еще пешком под стол ходили), мы просто не оперировали людей в таком возрасте. Считалось, что любой, кому за семьдесят, слишком стар для проведения операции на мозге. Сейчас же, судя по всему, больше нет никаких возрастных ограничений.

Затем я рассказал предысторию пациентки.

* * *

Миссис Сигрэйв обратилась в амбулаторное отделение несколькими неделями ранее. Эта в высшей степени интеллигентная дама (ее покойный муж был выдающимся врачом) пришла в сопровождении троих своих не менее интеллигентных детей, уже достигших среднего возраста, – двух дочерей и сына. Я сходил в соседний кабинет, чтобы принести дополнительные стулья. Пациентка – невысокая властная женщина с длинными седыми волосами, одетая со вкусом и выглядящая моложе своего возраста, – уселась на стул рядом с моим письменным столом, в то время как ее дети сели лицом ко мне: эдакий вежливый, но решительно настроенный хор. Как и большинство людей, у которых есть проблемы, связанные с лобными долями головного мозга, она мало догадывалась о своих затруднениях – если вообще подозревала о них.

Представившись, я с осторожной доброжелательностью – как врач, который очень хочет помочь, но при этом стремится избежать груза эмоциональных проблем, – попросил миссис Сигрэйв рассказать о тех проблемах, что подвигли ее к проведению компьютерной томографии.

– Со мной все в полном порядке! – заявила она звучным голосом. – Мой муж работал профессором отделения гинекологии в Сент-Эннз. Вы его знали?

Я сказал, что нет: вероятнее всего, я начал заниматься медициной уже после его ухода на пенсию.

– Но это просто возмутительно, что они, – пациентка кивнула в сторону детей, – запрещают мне садиться за руль. Я не могу обойтись без машины! Кроме того, это самый что ни на есть сексизм. Будь я мужчиной, они не стали бы запрещать мне водить машину.

– Но вам ведь восемьдесят пять...

– Это здесь совершенно ни при чем!

– Кроме того, дело ведь еще и в опухоли мозга, – добавил я, указывая на монитор компьютера, который стоял на моем столе. – Вам уже показывали снимки вашего мозга?

– Нет, – ответила она. – Что ж, весьма любопытно.

Она вдумчиво изучила снимок, на котором была видна огромная, размером с грейпфрут, опухоль, сдавливающая мозг.

– Но я действительно не могу обойтись без машины.

– Если вы позволите, то мне хотелось бы задать вашим детям пару вопросов.

Я расспросил их о том, с какими сложностями столкнулась миссис Сигрэйв в последние месяцы. Думаю, им было неловко говорить о проблемах матери в ее присутствии, к тому же она постоянно их перебивала, оспаривала сказанные ими слова и непрестанно жаловалась на то, что ее не пускают за руль. Между тем ее дети дали мне ясно понять, что мать стала рассеянной и забывчивой. Поначалу, что весьма естественно, они связывали это с преклонным возрастом, однако память миссис Сигрэйв упорно продолжала ухудшаться, и после обследования врач-гериатр назначил ей компьютерную томографию мозга. Опухоль, которую у нее нашли, – довольно редкая, но общепризнанная причина деменции, и к моменту возникновения первых проблем она порой разрастается до внушительных размеров. Вместе с тем существовала немалая вероятность того, что, помимо опухоли, пациентка страдала еще и болезнью Альцгеймера, так что операция, как я отметил, не гарантировала улучшения состояния. Имелся даже определенный риск того, что после операции миссис Сигрэйв станет значительно хуже, чем сейчас. При этом единственным способом установить, действительно ли ее симптомы вызваны опухолью, было хирургическое вмешательство. Проблема в том, объяснил я, что по снимкам совершенно невозможно предсказать, насколько велика вероятность ухудшения состояния после операции. Все зависело от того, сильно ли прикреплена менингиома к поверхности головного мозга, и нельзя было заранее понять, легко или сложно будет отделить от него опухоль. Если та приросла, то мозг окажется поврежден и все закончится параличом правой половины тела, а кроме того, пациентка не сможет говорить: каждое из полушарий контролирует противоположную часть тела, а речевые центры находятся как раз в левом полушарии.

– А нельзя ли удалить только часть опухоли, оставив нетронутой ту, что приросла к мозгу? – спросила одна из дочерей.

Я объяснил, что так вряд ли получится: чаще всего менингиомы состоят из довольно плотной ткани, и если оставить на месте твердую оболочку опухоли, то давление на мозг не исчезнет и пациентке не станет лучше. К тому же опухоль может снова вырасти.

— Хорошо, тогда скажите, часто ли опухоль оказывается приросшей к мозгу? — спросила вторая дочь.

— Навскидку могу сказать, что вероятность этого — порядка двадцати процентов.

— То есть с вероятностью один к четырем ей станет хуже?

На самом деле риск был выше. Каждый раз, когда вскрываешь черепную коробку, особенно если пациент достиг столь преклонных лет, присутствует как минимум одно-двухпроцентный риск смертельного кровоизлияния или инфекции. Наверняка можно было утверждать лишь одно: в случае отказа от операции состояние миссис Сигрэйв постепенно ухудшится. Вместе с тем, нерешительно добавил я, с учетом ее возраста и при условии, что сама она этих изменений замечать не будет, не самым плохим решением было бы отказаться от операции, смирившись с тем, что ей постепенно будет становиться все хуже и хуже, пока она не умрет.

— Что бы вы сделали, если бы речь шла о вашей маме? — Именно этот вопрос каждый пациент должен был бы задать своему хирургу.

Одна из дочерей спросила, есть ли альтернативное лечение, не требующее хирургического вмешательства. Не обращая внимания на непрекращающиеся жалобы миссис Сигрэйв о том, какая чудовищная несправедливость — запрещать ей садиться за руль автомобиля, я объяснил, что химиотерапия и лучевая терапия не дают эффекта при лечении опухолей подобного типа. Было очевидно, что пациентка не в состоянии следить за ходом нашего разговора.

— Что бы вы сделали, если бы речь шла о вашей маме? — спросил меня сын миссис Сигрэйв.

Я замялся, так как не был уверен в ответе. Именно этот вопрос каждый пациент должен был бы задать своему хирургу, но большинство не решаются, поскольку боятся, что для себя врач может выбрать вариант, отличный от рекомендации, которую дал им.

В итоге я медленно ответил, что попытался бы уговорить ее провести операцию, если бы всем нам – я обвел жестом их четверых – казалось, что она утрачивает самостоятельность и вскоре рискует очутиться в заведении для престарелых. Однако, добавил я, ситуация весьма непростая и неопределенная. Приходится надеяться на удачу. Я сидел спиной к окну и гадал, видят ли через него посетители большое муниципальное кладбище, раскинувшееся в отдалении за больничной парковкой.

В завершение беседы я подчеркнул, что они не обязаны принимать решение прямо сейчас. Я дал им номер телефона своей секретарши и попросил, чтобы они сообщили, когда определятся. После того как они вышли, я убрал три лишних стула и позвал следующего пациента, ожидавшего в приемной.

Спустя несколько дней Гейл, моя секретарша, сообщила, что они решили (не знаю, долго ли им пришлось уговаривать пациентку) прибегнуть к операции.

Миссис Сигрэйв положили в больницу через три недели после первого приема. Однако вечером накануне операции анестезиолог – довольно молодая и неопытная – потребовала сделать эхокардиограмму.

– У нее могут быть проблемы с сердцем из-за возраста, – заявила анестезиолог, хотя у пациентки отсутствовали какие бы то ни было симптомы сердечно-сосудистых заболеваний.

В эхокардиограмме, с моей точки зрения, совершенно не было необходимости. Но я обладал лишь минимальными познаниями в анестезиологии, так что был не в том положении, чтобы спорить. Я попросил ординаторов как-нибудь умаслить кардиологов, чтобы те выполнили исследование с самого утра. Таким образом, вместо того чтобы оперировать, я провел большую часть дня, раздраженно ворочаясь на диване в комнате отдыха для хирургов, наблюдая за пасмурным небом через высокие окна, ограничивающие обзор, и ожидая, пока будет готова эхокардиограмма. Время от времени мимо пролетали голуби, а иногда вдали я мог разглядеть самолеты, пробившиеся через низкие облака к Хитроу.

Несмотря на мольбы моих ординаторов, результаты эхокардиографии были готовы лишь к четырем пополудни. Поскольку операция могла запросто занять несколько часов, а в нерабочее время разрешалось оперировать только неотложные случаи, я объяснил расстроенной, готовой расплакаться пациентке, когда та в сопровождении обозленной дочери наконец показалась в дверях операционной, что операцию придется отменить. Я пообещал, что в следующий операционный день миссис Сигрэйв будет первой в списке, и дочь увезла ее в палату, а я сел на велосипед и покатил домой в плохом настроении. Перенос операции на другой день с высокой долей вероятности означал, что одну из запланированных на тот день операций мне также придется отменить.

* * *

Сразу после того как мы с ординаторами обсудили случай миссис Сигрэйв на утреннем собрании, я подошел к стойке регистратуры рядом с операционной. Здесь стояла анестезиолог – не та, что настояла на проведении эхокардиограммы, – вместе с моим ассистентом Майком, который мрачно посмотрел на меня.

– Мазок, взятый у миссис Сигрэйв на прошлой неделе, когда она к нам поступила (ее операцию потом отменили), показал растущий уровень МРЗС[1], – сказал он. – После операции придется в течение часа дезинфицировать операционную.

---

[1] Метициллин-резистентный золотистый стафилококк – золотистый стафилококк, вызывающий сложноизлечимые заболевания и устойчивый ко многим антибиотикам. (*Здесь и далее примечания переводчика.*)

Если поставить эту пациентку первой, то мы не успеем разделаться со всеми пациентами, так что я перенес ее на конец дня.

– А ведь я пообещал, что мы займемся ею первой. Видимо, придется нарушить обещание. Хотя это какая-то бессмыслица. Они взяли мазок на МРЗС за день до операции, а результаты получили только через несколько дней? Если бы мы в соответствии с графиком выполнили операцию на прошлой неделе, то не стали бы проводить часовую дезинфекцию, не так ли?

– Дочь миссис Сигрэйв вчера вечером угрожала подать на нас в суд. Она сказала, у нас тут ужасный бардак.

– Боюсь, она права, но обращение в суд вряд ли поможет.

– Вряд ли, – согласился Майк. – Это лишь выведет всех из себя. И еще сильнее расстроит.

– Так из-за чего у нас сейчас суматоха?

– Пришла анестезиолог и сказала, что операцию нужно отменить.

– Господи, да с чего это вдруг? – не сдержался я.

– С того, что ее поставили на конец дня, а это значит, что мы не успеем управиться к пяти вечера.

– Что за чертова анестезиолог?

– Не знаю. Стройная блондинка. Думаю, новенькая.

Я отправился в кабинет анестезиологов. Прислонившись спиной к стене, анестезиолог Рейчел и ее ассистент пили кофе из пластиковых стаканчиков в ожидании первого на сегодня пациента.

– Что за история с отменой последней операции? – спросил я.

Рейчел действительно устроилась к нам недавно – на время декретного отпуска моего постоянного анестезиолога. Мы уже проработали вместе несколько дней, и она показалась мне компетентной и приятной.

– Я не буду начинать большую менингиому в четыре вечера, – заявила она, поворачиваясь ко мне. – Сегодня вечером за моими детьми некому будет присмотреть.

— Но мы не можем ее отменить, — не сдавался я. — Ее и так уже один раз переносили!

— Ну что ж, я в ней участвовать не буду.

— Тогда попросите кого-нибудь из коллег, — предложил я.

— Не думаю, что они согласятся, это ведь не неотложный случай, — заключила она медленно и решительно.

Я ненадолго утратил дар речи. Еще несколько лет назад подобную ситуацию сложно было даже представить себе. Обычно я стараюсь не затягивать с операциями допоздна, но в прошлом все относились спокойно и с пониманием, если приходилось задержаться. Раньше врачи никогда не считали, сколько часов они провели на работе: мы просто работали до тех пор, пока все, что необходимо, не было сделано. Я ощутил почти непреодолимое желание изобразить взбешенного, рассвирепевшего хирурга, мне захотелось хорошенько наорать на анестезиолога — и прежде я бы обязательно это сделал:

Порой я завидую хирургам предыдущего поколения, у которых учился: чтобы избавиться от накопившегося напряжения, они всегда могли выпустить пар, разозлиться и повести себя некрасиво, не опасаясь обвинений в запугивании и публичном оскорблении.

— Да какого черта! Вы больше никогда не будете со мной работать!

Но я понимал, что это пустые угрозы: сейчас от меня мало зависит, кто будет заниматься анестезией во время операций. Кроме того, подобное поведение больше не сходит хирургам с рук. Порой я завидую хирургам предыдущего поколения, у которых учился: чтобы избавиться от накопившегося напряжения, они всегда могли выпустить пар, разозлиться и повести себя некрасиво, не опасаясь обвинений в запугивании и публичном оскорблении. Я молча развернулся и пошел по коридору, пытаясь понять, как решить проблему. Решение появилось незамедлительно в виде Джулии, ответственной за распределение больничных коек, которая как раз меня искала.

– Мы сегодня поместили в комнату отдыха двух пациентов с плановой операцией на позвоночнике, но нам некуда положить их потом: ночью поступило слишком много неотложных пациентов. Как поступить? – спросила она измученно.

Джулия держала в руках журнал с длиннющим списком пациентов, которых нужно было принять, выписать или перевести, а также с телефонами специалистов, ответственных за распределение коек в других больницах, которые скорее всего подвергались не меньшему стрессу и вряд ли согласились бы принять тех двоих, так как коек везде не хватало.

– Если у нас нет свободных кроек, чтобы положить пациентов после операции, – ответил я, внутренне ликуя, ведь это означало, что последнюю операцию можно будет начать пораньше и закончить до пяти вечера, – то я никак не могу их оперировать, не правда ли? Придется выписать их домой. По крайней мере у обоих нет ничего серьезного.

Итак, список пациентов на сегодня был успешно сокращен. Двум больным, которых с полуночи морили голодом, чтобы подготовить к пугающей операции, в качестве утешения дадут сладкого чаю, а затем их отправят домой.

Я неохотно поплелся в комнату отдыха, где ожидали пациенты, которым на сегодня была назначена операция. В больнице постоянно не хватает коек, поэтому пациентов все чаще принимают утром прямо в день операции. Для частных больниц это стандартная практика, которая вполне оправдывает себя, так как для каждого пациента там всегда найдется свободное место. Что же касается переполненной муниципальной больницы, в которой я работал, то здесь все иначе. В комнате отдыха размером с небольшую кухню я обнаружил пятнадцать пациентов – по-прежнему в верхней одежде, мокрой от февральского дождя, капли которого быстро испарялись в тесном помещении. Каждому из них предстояло перенести серьезную операцию.

Говорить пациентам, что их операцию в самый последний момент отменили, я ненавижу ничуть не меньше, чем сообщать людям, что у них рак и они скоро умрут.

Майк стоял на коленях перед пациентом, который значился первым в нашем сегодняшнем списке (операцию миссис Сигрэйв перенесли на вторую половину дня), и рассказывал о форме информированного согласия. У Майка достаточно звучный голос, так что другие пациенты, наверное, тоже всё слышали.

– Я должен предупредить вас, что операция связана с определенными рисками, среди которых смерть, обширный инсульт, обширное кровоизлияние и серьезная инфекция. Распишитесь здесь, пожалуйста.

Он протянул пациенту ручку и форму информированного согласия, которая в последнее время стала настолько мудреной, что на первой странице недавно появилось оглавление. Мужчина быстро поставил подпись, не удосужившись даже взглянуть на документ.

Я извинился перед двумя женщинами, чьи операции на позвоночнике пришлось отменить, объяснив, что ночью поступило несколько неотложных пациентов. Обе вежливо закивали: мол, мы понимаем, – хотя я и обратил внимание, что лицо одной из них было заплаканным.

– Мы постараемся прооперировать вас как можно скорее, – пообещал я. – Хотя боюсь, что на данный момент не могу точно сказать, когда именно это произойдет.

Говорить пациентам, что их операцию в самый последний момент отменили, я ненавижу ничуть не меньше, чем сообщать людям, что у них рак и они скоро умрут. Меня возмущает, что приходится извиняться за промахи и ошибки, в которых нет ни капли моей вины, но ведь нельзя же просто взять и отправить несчастных пациентов домой без каких бы то ни было объяснений.

Я обменялся парой слов с мужчиной, страдавшим лицевыми болями, чья операция должна была идти первой по списку, а затем с миссис Сигрэйв, которая вместе с дочерью ожидала своей очереди в углу комнаты.

– Прошу прощения за то, что произошло на прошлой неделе, – сказал я. – И также хочу извиниться за то, что вы сегодня не первая в списке, но обещаю, что после обеда мы разделаемся с вашей опухолью.

Они недоверчиво посмотрели на меня.

– Что ж, хочется надеяться, – сурово отрезала ее дочь.

Я повернулся так, чтобы стать лицом ко всем пациентам, теснящимся в комнатушке.

– Прошу прощения за все вот это, – обратился я к ним, обводя крохотное помещение рукой. – Дело в том, что у нас сейчас совсем нет свободных коек.

Я с трудом подавил желание выдать обличительную тираду по поводу правительства и руководства больницы и в очередной раз поразился тому, как редко пациенты в нашей стране открыто выражают недовольство. Вместе с Майком мы направились в операционную.

– Думаешь, достаточно было извинений? – спросил я.

– Думаю, да.

* * *

Итак, первой по списку шла операция под названием «нейроваскулярная декомпрессия» (точно такую же операцию снимали телевизионщики в Киеве). Пациент много лет страдал от невралгии тройничного нерва, и от обычных обезболивающих толку становилось все меньше и меньше. Невралгия тройничного нерва – относительно редкое заболевание, жертвы которого сталкиваются с мучительными спазмами в одной половине лица. По их словам, боль такая, будто от сильного разряда тока или от удара раскаленным докрасна ножом. Достоверно известно, что в прошлом, до того как тригеминальную невралгию научились эффективно лечить, некоторые люди из-за невыносимой боли добровольно уходили из жизни.

Когда я продемонстрировал эту операцию в начале 1990-х на Украине, некоторые пациенты признались, что они действительно были на грани того, чтобы покончить с собой, так как не могли позволить себе лекарства.

Суть операции заключается в том, чтобы через небольшое входное отверстие, просверленное в черепе за ушной раковиной, обнажить с одной стороны мозг и аккуратно переместить артерию, давящую на чувствительный тройничный нерв. Именно давление, оказываемое на него артерией, и является причиной чудовищных болей, хотя конкретные механизмы их возникновения изучены не до конца. Работа здесь требуется тонкая, но если точно знать, что нужно делать, то в ней нет ничего сложного. Хотя Майк и правильно поступил, когда запугал пациента формой информированного согласия – да и я перечислил те же самые риски, принимая его в амбулаторном отделении, – из нескольких сотен подобных операций проблемы возникали у меня лишь пару раз, так что я не ждал серьезных осложнений.

Вскрыв череп, я при помощи операционного микроскопа обнаружил, что доступ к тройничному нерву блокирует аномально крупная вена. Когда я начал подбираться к нерву, расположенному глубоко внутри черепа в так называемом мостомозжечковом углу, злополучная вена разорвалась и хлынули потоки темно-фиолетовой крови. Я оперировал на глубине порядка шести-семи сантиметров через входное отверстие диаметром два сантиметра на участке всего в несколько миллиметров шириной, находившемся в непосредственной близости от различных жизненно важных нервов и артерий. Струящаяся кровь полностью загораживает обзор, и приходится действовать вслепую, подобно попавшему в облако пилоту, пока наконец не удастся остановить кровотечение.

– Усилить отсос! – крикнул я дежурной медсестре, пытаясь с помощью микроскопического отсоса убрать кровь и определить, где начинается кровотечение.

Не то чтобы жизнь пациента подверглась серьезной угрозе, но остановить кровотечение оказалось не так-то просто. Нужно было найти источник кровотечения, обложить его крошечными кусочками кровоостанавливающей марли, придавливая их концами микроскопических инструментов, рукоятки которых изогнуты под углом, чтобы не загораживать обзор, а затем дождаться закупоривания вены.

– Нельзя терять хладнокровие, когда имеешь дело с венозным кровотечением, – сказал я Майку, с некоторым беспокойством глядя через микроскоп на бурлящие потоки крови. – Его всегда можно остановить с помощью марли.

Однако после этих слов я начал переживать, как бы все не закончилось смертельным исходом, – это был бы второй случай на несколько сотен аналогичных операций. Более двадцати лет назад я оперировал пожилого мужчину с рецидивирующей невралгией тройничного нерва, который спустя несколько недель умер от инсульта, ставшего следствием операции.

Через двадцать минут, несмотря на все мои усилия, большая емкость, к которой был присоединен отсос, оказалась до краев наполнена темно-красной венозной кровью, и Дженни, дежурной медсестре, пришлось поставить на стол новую, пустую. Пациент потерял четверть всей циркулировавшей в организме крови. Но наконец вена закупорилась и кровотечение прекратилось. Прижимая инструменты к поврежденной вене и стараясь удерживать руки неподвижно, я, конечно, волновался из-за кровотечения, однако точно так же беспокоился о том, что теперь не хватит времени, чтобы прооперировать миссис Сигрэйв. Мне не нравилась мысль о том, что придется второй раз переносить операцию, а потом иметь дело с пожилой пациенткой и ее дочерью. Понимая, что нехватка времени начинает давить на меня, я решил потратить даже больше времени, чем было необходимо, чтобы убедиться, что кровотечение окончательно остановилось. Если кровотечение возобновится после того, как мы зашьем череп, скорее всего оно закончится летальным исходом. К двум часам дня я был вполне доволен тем, как затянулось место кровотечения.

— Давайте пошлем за следующим пациентом, — сказал я анестезиологу. — У вас опытный ординатор, так что она сможет начать подготовку второго пациента, пока мы закончим с этим.

— Боюсь, это невозможно, — ответила она, — так как у нас только один помощник.

— Руководство придумало новое правило, согласно которому нельзя приступать к следующей операции, пока предыдущий пациент еще на столе. Это небезопасно.

— Да черт побери, отправьте вы уже за пациентом, наконец, неужели это так сложно?

— Руководство придумало новое правило, согласно которому нельзя приступать к следующей операции, пока предыдущий пациент еще на столе. Это небезопасно.

Я проворчал, что раньше это никогда не создавало проблем.

— Что ж, придется с этим смириться. И в любом случае вам следует составлять более реалистичный список операций.

Я мог бы объяснить, что никак нельзя было предсказать это нетипичное кровотечение. Я мог бы объяснить, что если бы всегда планировал операции с учетом непредвиденных ситуаций, то вообще мало кому успевал бы помочь. Но я ничего не сказал. Судя по всему, теперь мы вряд ли смогли бы взяться за миссис Сигрэйв раньше чем через час после завершения первой операции. И если я собирался закончить до пяти вечера, то мне следовало оперировать в спешке, а я это ненавидел. В случае если операция затянется после пяти, персоналу, разумеется, придется остаться, но если делать так слишком часто, то в будущем окажется намного сложнее начинать новую операцию ближе к концу дня. Впрочем, мысль о том, чтобы снова отменить операцию, тревожила меня куда сильнее.

Мы закончили с первым пациентом, и анестезиолог принялась приводить его в чувство.

– Думаю, теперь можно привезти следующего, – сказала она одной из медсестер, которая тут же пошла за вторым пациентом.

Понимая, что миссис Сигрэйв окажется на операционном столе не сразу, я спустился к себе в кабинет, чтобы разобраться с бумагами. Через двадцать минут я вернулся в операционную, ожидая увидеть, что анестезиологи активно занимаются пациенткой. К своему ужасу, я не обнаружил там никого, кроме помощника анестезиолога, которого к тому же еще и не узнал.

Я поинтересовался у него, что случилось с пациенткой, но он только пожал плечами, поэтому я направился в комнату отдыха, чтобы выяснить, где миссис Сигрэйв.

– Где миссис Сигрэйв? – спросил я медсестру.

– Ее переодевают.

– Но почему ее не переодели до сих пор?

– Нам не позволено.

– Что вы имеете в виду? – спросил я с нескрываемым раздражением. – Кто не позволяет вам это сделать?

– Государство.

– Государство?!

– Ну да. Государство запрещает, чтобы пациенты разного пола находились в одном помещении в операционных рубашках.

– Так почему бы не дать им тогда больничные халаты?

– Мы предлагали это еще давным-давно. Руководство больницы сказало, что государство этого не позволит.

– Так что же мне делать? Жаловаться премьер-министру?

Медсестра улыбнулась.

– А вот и пациентка, – сказала она, и я увидел миссис Сигрэйв в инвалидном кресле, которое катила ее дочь. На пациентке была одна из тех унизительных больничных рубашек, которые едва прикрывают ягодицы, так что государство оказалось, пожалуй, право.

– Ей пришлось переодеваться в туалете, – сообщила ее дочь, закатив глаза.

– Я знаю. У нас нет специальных условий для пациентов, которые поступают утром непосредственно перед операцией, – объяснил я. – Так или иначе, нам надо поторопиться. Я сам доставлю ее в операционную.

Я взялся за инвалидную коляску и спешно покатил ее по коридору. Палатная медсестра с медицинской картой миссис Сигрэйв побежала за мной.

Было уже три часа, и анестезиолог выглядела заметно недовольной.

– Я все сделаю сам, – поспешил я успокоить ее. – От начала и до конца.

Майк явно расстроился: чуть раньше я пообещал ему, что буду ассистировать, а всю основную работу сделает он. Теперь же в роли ассистента предстояло выступить ему.

– Все выглядит довольно обычно. Операция будет простенькой, – добавил я, не рассчитывая, что Рейчел купится на эту ложь. Мало кто из анестезиологов верит тому, что говорят им хирурги.

Итак, в половине четвертого мы приступили.

* * *

С помощью болтов Майк зафиксировал голову пациентки на операционном столе и выбрил ее слева.

– Бывают такие операции, когда нельзя предугадать, как именно все пройдет, – шепнул я Майку, не желая, чтобы Рейчел услышала. – Она может до смерти истечь кровью. Опухоль может оказаться намертво приросшей к мозгу, и операция займет много часов, а после нее мозг будет похож на ужасное месиво и пациентка останется инвалидом. Либо же опухоль может выпрыгнуть сама и поскакать по операционной.

Вооружившись скальпелями, сверлами и клипсами, мы аккуратно вскрыли череп вдовы покойного выдающегося гинекoлога. Минут через сорок мы разрезали мозговую оболочку небольшими ножницами, чтобы добраться до мозга и давящей на него менингиомы.

– Выглядит довольно многообещающе, – сказал Майк, достойно скрывая разочарование от того, что ему не довелось оперировать самостоятельно.

– Да, – согласился я. – Особо не кровоточит и выглядит так, словно удалится без проблем.

Я взял металлический вакуумный отсос и принялся за опухоль. Прибор издавал неприятный чмокающий звук, пока опухоль слой за слоем исчезала с поверхности мозга.

– Ух ты! – воскликнул Майк.

Через несколько минут я радостно крикнул Рейчел:

– Сорок минут на то, чтобы вскрыть череп. Десять минут на то, чтобы удалить опухоль. К тому же мы все убрали, и мозг выглядит идеально!

– Замечательно, – ответила она, хотя едва ли простила меня.

Я оставил Майка зашивать голову пациентки, а сам уселся в углу, чтобы написать отчет об операции. Еще сорок минут ушло на то, чтобы довести операцию до конца, и ровно в пять вечера миссис Сигрэйв увезли в отделение интенсивной терапии.

Мы с Майком покинули операционную и отправились на обход. Помимо двух только что прооперированных пациентов, в отделении лежало еще несколько больных, восстанавливающихся после незначительных операций на позвоночнике, проведенных за два дня до того, так что обход не отнял у нас много времени, и мы пошли в реанимацию. Осмотр пациентов после проведения последней операции, проверка того, что они, как говорят врачи, «в сознании, полностью ориентированы, ШКГ[1] – 15 баллов», является важной составляющей рабочего дня любого нейрохирурга.

[1] Имеется в виду шкала комы Глазго, упоминавшаяся раньше. – *Прим. ред.*

Миссис Сигрэйв полусидела, окруженная капельницами, шприцевыми насосами и мерцающими мониторами. Сложно поверить, что при таком количестве современной аппаратуры что-нибудь может пойти не так, но единственное, что по-настоящему важно, — это будить пациентов каждые пятнадцать минут, чтобы убедиться, что их реакции в норме и они не погружаются в кому, вызванную послеоперационным кровотечением. Медсестра очищала волосы женщины от крови и костной пыли. Я заканчивал операцию в спешке и напрочь забыл вымыть и высушить волосы миссис Сигрэйв феном, хотя обычно делаю это для пациенток.

При таком количестве современной аппаратуры что-нибудь может пойти не так, но единственное, что по-настоящему важно, — это будить пациентов каждые пятнадцать минут, чтобы убедиться, что их реакции в норме и они не погружаются в кому.

– Все прошло идеально, – сказал я, слегка наклонившись к миссис Сигрэйв.

Она взяла меня за руку, крепко ее сжала и ответила:

– Спасибо. – Голос женщины немного охрип из-за трубки для анестезии.

– Удалили все без остатка, и опухоль, без сомнения, была доброкачественной.

Я отвернулся, чтобы осмотреть мужчину с тригеминальной невралгией, который лежал на соседней койке. Он спал, и я мягко потряс его за плечо. Он открыл глаза и слегка расфокусированно взглянул на меня.

– Как ваше лицо?

Он осторожно дотронулся до щеки. Раньше это действие неизменно вызывало у него невыносимую боль.

Затем, явно удивившись, мужчина с усилием надавил на щеку.

– Она исчезла, – сказал он с восторгом и счастливо улыбнулся. – Это чудесно!

– Операция прошла хорошо, – заверил я его. – Однозначно все дело было в артерии, давящей на нерв. Можете считать, что вы исцелились.

Я не видел необходимости в том, чтобы рассказывать ему об ужасном кровотечении.

* * *

Я спустился в свой кабинет, чтобы посмотреть, не осталось ли бумаг, с которыми нужно разобраться, однако на этот раз Гейл выгребла все подчистую. Денек выдался неплохой. Я не потерял хладнокровия. Я справился со всеми операциями. Патология оказалась доброкачественной. Мне удалось отменить две операции в самом начале дня, и пациенткам не пришлось попусту ждать до вечера. С прооперированными пациентами все было в порядке. Чего еще желать хирургу?

Покидая больницу, я встретил Энтони, шедшего на ночное дежурство. Я поинтересовался у него судьбой пожилой женщины с хронической субдуральной гематомой, которая хотела умереть.

– Думаю, ее прооперировали, – сказал он и направился к палатам, а я окунулся в сумрак ночи. Дочь миссис Сигрэйв курила напротив входа в больницу около ограды, к которой я пристегнул велосипед.

– Как все прошло? – спросила она, заметив меня.

– Идеально. Возможно, первые несколько дней она будет немного рассеянной, но, думаю, быстро пойдет на поправку.

– Хорошо сработано! – похвалила она.

Я объяснил, что в основном все зависело от воли случая, но она вряд ли поверила мне – да и никто не верит, если операция проходит успешно.

– Извините, что я накричала на одного из ваших ординаторов вчера... – начала она.

– Забудьте, – весело ответил я. – Мне однажды тоже довелось побывать в шкуре обозленного родственника.

8

ХОРИОИДПАПИЛЛОМА

доброкачественная опухоль сосудистых сплетений желудочков головного мозга, производящих спинномозговую жидкость

Тридцать лет назад в любой британской больнице имелся бар для младшего врачебного персонала, в котором можно было пропустить стаканчик после долгого рабочего дня, либо же – при наличии свободного времени – скоротать ночное дежурство за выпивкой, сигаретами и игровыми автоматами, стоявшими в углу комнаты.

Я получил диплом врача всего четыре месяца назад и теперь работал интерном в отделении гинекологии. До памятной операции, убедившей меня стать нейрохирургом, оставалось полтора года. Однажды вечером я стоял у барной стойки, потягивая пиво и болтая с коллегами: мы обсуждали пациентов и их болезни в той слегка самодовольной манере, что столь присуща молодым врачам, беседующим между собой. Пожалуй, я также испытывал некоторую вину за то, что не спешил вернуться домой к своей жене Хилари и нашему трехмесячному сыну Уильяму. Внезапно на мой пейджер пришло сообщение от внешнего абонента. Я добрался до ближайшего телефона и услышал от Хилари, в чьем голосе звучало отчаяние, что нашего сына в тяжелом состоянии положили в местную больницу – с его мозгом было что-то не так.

Отчетливо помню, как пулей преодолел расстояние до станции метро, а затем, выйдя на нужной остановке, помчался по темным пустынным улочкам Бэлхама[1] – был поздний

[1] Квартал Лондона.

зимний вечер – к местной больнице. В тихой палате я нашел убитую горем Хилари, державшую на руках нашего сынишку, который ворочался во сне, а также педиатра, ожидавшего моего прихода. Он сообщил, что у Уильяма острая гидроцефалия и что на следующий день его переведут в детскую больницу на Грейт-Ормонд-стрит, чтобы сделать томографию.

Следующие несколько недель мы с женой провели в том странном мире, в который попадает человек, переживающий за жизнь собственного ребенка, – внешний, реальный мир становится призрачным, а люди, населяющие его, – отдаленными и туманными. Единственное, что существует в вашей реальности, – это сильнейший страх, подстегиваемый безнадежной, всепоглощающей любовью.

Уильяма перевели в пятницу вечером – самое неподходящее время для того, чтобы заболеть, – и направили на томографию. Поскольку я был врачом, а ординатор, присматривавший за Уильямом, по странному стечению обстоятельств оказался старым школьным другом Хилари, мне разрешили присутствовать в операторском кабинете томографической лаборатории. Странно было слышать, как два радиолога весело щебечут о недавней вечеринке, словно им нет дела до малыша, завернутого в одеяло: он лежал в большом металлическом бублике томографа, а возле него сидела измученная, отчаявшаяся мать. Я смотрел, как на мониторе компьютера одно за другим появляются изображения, по мере того как сканер медленно проходит вдоль головы Уильяма. На снимках можно было разглядеть острую гидроцефалию, а также опухоль прямо в центре мозга.

После томографии Уильяма отнесли в палату. Мне сказали, что хирург осмотрит его немного позже. Было очевидно – во всяком случае, мне так казалось, – что Уильям без сознания и серьезно болен, однако помощник хирурга заверил меня, что тот просто спит из-за успокоительного, которое ему дали перед томографией. Приближалась ночь, на улице стемнело.

Наконец нам сообщили, что хирург может и вовсе появиться не раньше понедельника. Плохо соображая, что происходит, я бродил по длинным больничным коридорам, которые к тому времени почти опустели, тщетно пытаясь разыскать хирурга, который явно был столь же неуловимым, как и нейрохирург в моей больнице. Больше не в состоянии это выносить, я покинул жену с ребенком и уехал домой, где на глазах у своих встревоженных родителей вдребезги разбил табуретку на кухне, поклявшись засудить больницу, если с Уильямом, не дай бог, что-нибудь случится.

На глазах у своих встревоженных родителей вдребезги разбил табуретку на кухне, поклявшись засудить больницу.

Пока я безуспешно пытался совладать с ситуацией, хирург, как я позже узнал, все-таки появился, взглянул на Уильяма и выпроводил Хилари из палаты. Через родничок в голове Уильяма он вставил трубку для неотложного дренажа, чтобы снизить давление, – по крайней мере впоследствии я хотя бы мог утверждать, что испугался не понапрасну. Нам сказали, что опухоль удалят через пять дней, которые превратились для нас в самую настоящую пытку.

В ночь перед операцией я возвращался с работы на машине. До дома оставалось всего несколько сотен метров, когда на дорогу прямо передо мной выскочила черная кошка, и я, не успев затормозить, переехал ее. Ни до, ни после того мне никогда больше не доводилось сбивать животных. Я вышел посмотреть, что стало с бедным созданием. Кошка лежала в канаве, судя по всему, мертвая – с открытым ртом и глазами, слепо глядящими на луну, свет которой озарял ясное зимнее небо. Я вспомнил, что на запястье Уильяма нацепили больничный браслет с изображением кошачьей морды: больница была детская, и там любили подобные шту-

Даже несмотря на то что я не суеверен, от такого совпадения у меня пробежали мурашки по коже.

ки. Даже несмотря на то что я не суеверен, от такого совпадения у меня пробежали мурашки по коже.

Уильяма прооперировали субботним утром. Все те долгие часы, что шла операция, мы с Хилари безостановочно бродили по центру Лондона. Это стало для меня полезным уроком – впоследствии, уже работая хирургом, я прекрасно отдавал себе отчет в том, насколько тяжело родственникам оперируемых мною пациентов.

Операция прошла успешно, и Уильям выжил: у него оказалась доброкачественная хориоидпапиллома, хотя в отчете патолога и было указано, что опухоль злокачественная. Позже я узнал, что у таких маленьких детей опухоли крайне редко бывают доброкачественными и даже в этом случае операции сопряжены с огромнейшим риском. Годы спустя, когда я проходил стажировку в качестве нейрохирурга-педиатра, на моих глазах от потери крови умер ребенок в той самой операционной, в которой оперировали моего сына. Хирург-наставник – тот самый, что спас Уильяму жизнь, – на этот раз не справился с точно такой же опухолью.

Перепуганные и разгневанные родственники – тяжкое бремя для любого хирурга, но то, что мне самому пришлось примерить на себя эту роль, стало чрезвычайно важной частью моего медицинского образования. Врачи, со смехом говорю я стажерам, могут и потерпеть.

9

ЛЕЙКОТОМИЯ

хирургический разрез белых нервных волокон головного мозга; частный случай – фронтальная лоботомия

Нам невероятно повезло, что в отделении при операционной есть комната отдыха для хирургов. Там стоят два красных кожаных дивана, купленные мной вскоре после того, как мы перебрались сюда из старой больницы. Когда мы только переехали в главное здание больницы, незадолго до того возведенное в нескольких милях от старого, под отделение нейрохирургии был выделен весь третий этаж. Со временем, однако, руководство больницы отняло у нас несколько помещений. Одну из операционных приспособили под бариатрическую хирургию (операции для людей с высокой степенью ожирения). Коридоры и комнаты наполнились незнакомыми лицами, а также пациентами размером с небольшого кита, которых провозили мимо нас на каталке. Мы перестали чувствовать себя здесь как дома, и я боялся, что начал выглядеть со стороны немного отчужденно и официально, как часто случается с персоналом крупных современных больниц.

Однажды я сидел на диване в комнате отдыха и читал книгу, пока ординатор самостоятельно начинал операцию. Мы стали постоянно закрывать комнату на ключ, так как теперь повсюду сновали незнакомые люди. Но стоило мне присесть, как тут же кто-то принялся стучать в дверь и дергать за ручку. Я притворился, будто ничего не замечаю, чувствуя себя при этом все более и более глупо. В конечном итоге дверь, к моему ужасу, выломали, и четыре врача, ни одного из которых я не знал, вошли внутрь с сэндвичами в руках. Растерявшись, я встал с дивана.

– Это кабинет нейрохирурга! – крикнул я, понимая, что выгляжу напыщенным дураком. – Вас сюда никто не приглашал!

Они удивились.

– Руководство сказало, что все помещения предназначены для совместного пользования, – заявил один из них, презрительно глядя на меня.

– Что ж, руководство не обсуждало это с нами, – ответил я. – Если бы у вас был собственный кабинет, то как бы вам понравилось, если бы люди вламывались туда без спроса?

– Мы хирурги, – сказал кто-то, пожимая плечами. Они все-таки вышли из комнаты, да и я тоже вышел, так как слишком разозлился, чтобы там оставаться. Однако я решительно настроился защищать то немногое, что осталось от нейрохирургического отделения.

Я отправился в операционную и перенял эстафету у ординатора. Случай оказался чрезвычайно сложным, и, удаляя опухоль, я невзначай повредил левый лицевой нерв. Возможно, этому суждено было произойти так или иначе: такое осложнение считается типичным для данной операции – но я понимал, что в моем расположении духа не стоило проводить столь рискованную и деликатную операцию. Таким образом, в следующие дни, встречая того пациента во время обхода палат и глядя в его перекошенное из-за паралича лицо, я готов был сгореть от стыда. Несколько утешало лишь то, что с тех пор нас с коллегами больше не беспокоили в комнате отдыха – нашем крошечном оазисе, хотя, думаю, многие другие хирурги стали меня недолюбливать.

По какой-то никому не известной причине все окна в кабинетах операционного блока, в том числе в комнате с красными диванами, располагались на двухметровой высоте от пола. Все, что мог разглядеть через них сидящий человек, –

это небо, в котором изредка вспарывал облака летевший в сторону Хитроу самолет; гораздо чаще появлялись голуби, иногда чайка и совсем уж редко – сокол. Удобно устроившись на том диване, что подлиннее, я провел много часов за чтением медицинских журналов. А порой, с трудом перебарывая сон в ожидании следующей операции, я рассматривал серые тучи через высокие окна. В последние годы перерывы между операциями становились все длиннее и длиннее. Проблема в том, что мы не можем приступить к очередной операции до тех пор, пока не убедимся в наличии свободной койки, на которую можно будет положить прооперированного пациента, а коек частенько не хватает. Постоянные предложения, планы и упреки со стороны государства и руководства больницы, направленные на максимальное повышение эффективности нашей работы, превратили ее в нечто напоминающее игру «музыкальные стулья» (при этом музыка постоянно меняется, а в связи с последней серией реформ заменили еще и оркестр): пациентов всегда оказывается больше, чем свободных коек. Так что мне приходится долгими часами лежать на диване, понуро уставившись в мрачное небо, в котором то и дело проносятся голуби.

* * *

Я лежал на диване, ожидая начала следующей операции и чуть ли не засыпая над книгой. Один из коллег, оперировавший в тот же день, сидел в кресле, точно так же ожидая, когда очередному пациенту введут наркоз.

– Нам постоянно твердят, что здравоохранение нуждается в кардинальных переменах. А все после гибели пациентов в Стафforde. Что за очковтирательство! Ведь все зависит от того, кто у руля, – сказал он.

Я вспомнил, как еще студентом несколько месяцев проработал младшим медбратом в психогериатрическом отделении одной из психиатрических лечебниц, которые раньше окружали Лондон. Большинство пациентов страдало от прогрессирующей деменции. Кто-то попал туда из-за дегенеративных заболеваний мозга, а кто-то – из-за шизофрении: они провели в лечебнице большую часть жизни, которая теперь подходила к печальному концу. Необходимость вставать в семь утра и идти на работу, где нужно ухаживать за двадцатью шестью стариками с двойным недержанием, лежащими в одной палате, в некоторой степени закаляла характер, равно как и обязанность брить и кормить их, сажать на горшок, стягивать ремнями в гериатрическом кресле. Многим медсестрам и медбратьям из тех, что я там встретил, такая работа определенно была противопоказана. Другие же проявляли невероятные терпение и доброту. Особенно мне запомнился мужчина по имени Винс Хёрли родом из Вест-Индии, старший медбрат. Работенка была скверная, а жалованье – скудным, и я навсегда усвоил, что доброте любого человека, в том числе и моей собственной, есть предел.

Мне рассказали, что в XIX веке, когда построили эту больницу, отличавшуюся строгим, почти тюремным, режимом, обширная прилегающая территория возделывалась и пациентов заставляли работать на земле. Однако я застал лишь опустевшие поля. Вместо сельскохозяйственных работ некоторым из пациентов теперь прописывали трудотерапию. Дважды в неделю три врача-трудотерапевта – крепкие дамы средних лет в темно-бордовых халатах – выводили нестройную вереницу слабоумных стариков на поля, окружавшие больницу. Шел 1976 год, стояла ужасная засуха, и выжженная земля приобрела коричнево-желтый цвет, а лица пациентов – красный оттенок, так как многие из них принимали нейролептический препарат аминазин, сильно повышающий чувствительность кожи к солнечному свету. Пациентам давали футбольный мяч и оставляли заниматься всем, чем им заблагорассудится, – поэтому большинство просто сидело и таращилось в никуда. Все три трудотерапевта тоже усаживались. Был там особенно заторможенный пациент (много лет назад ему сделали лобэктомию), который мог часами напролет сидеть неподвижно. Одна из сопровождающих дам использовала его в качестве спинки, опираясь на которую она с удобством располагалась на пожухлой траве и принималась вязать. Пациента звали Сидни, и он был знаменит огромными гениталиями. В первый же мой рабочий день другие медбратья во время мытья пациентов позвали меня, чтобы я оценил причиндалы Сидни, неподвижно лежавшего в ванне.

Именно во время работы здесь я впервые услышал название знаменитой нейрохирургической больницы, в которой затем стажировался, а в конечном итоге стал старшим нейрохирургом. В 50-х годах XX века многих из пациентов, за которыми я позднее присматривал, в том числе заторможенного Сидни, отправляли в эту больницу, где подвергали психохирургическому вмешательству, известному как префронтальная лоботомия, или лейкотомия. В те годы она являлась популярнейшим способом лечения шизофрении, который, как считалось, превращал возбужденных, галлюцинирующих шизофреников в спокойных и счастливых людей. Операция представляла собой рассечение лобных долей головного мозга с помощью ножа специальной формы, и последствия ее были абсолютно необратимыми. К счастью, подобные операции утратили значение после появления препаратов на основе фенотиазина, таких как аминазин.

Пациентам с лобэктомией, как мне показалось, досталось больше всего — они были вялыми, безразличными ко всему и сильно напоминали зомби. Тайком заглянув в их истории болезни, я с удивлением обнаружил отсутствие записей о послеоперационном врачебном наблюдении. В картах всех пациентов, которым назначили лобэктомию, имелась короткая запись: «Годен для лобэктомии. Перевести в Аткинсон-Морли». Следующее, что можно было прочесть, — это: «Переведен из Аткинсон-Морли. Снятие швов — через девять дней», —

и больше ровным счетом ничего. В некоторых медицинских картах присутствовали редкие записи, сделанные годы спустя, — что-нибудь вроде: «Вызвали на осмотр. Дерется с другими пациентами. Зашита рваная рана на голове». Однако никаких других записей, помимо сделанных при первом поступлении в больницу (как правило, из-за приступа острого психоза), не было, а ведь многие провели здесь не один десяток лет.

Двумя годами ранее некий студент, который, как и я, работал младшим медбратом в подобной психиатрической лечебнице, обвинил персонал в жестоком обращении с пациентами. В прессе поднялась шумиха, в ответ на которую была создана Королевская комиссия по надлежащему оказанию психиатрической помощи. В связи с этим больничный персонал вначале отнесся ко мне с изрядной долей подозрительности — мне потребовалось время, чтобы убедить коллег, что я не собираюсь за ними шпионить. Думаю, кое-что от меня все-таки скрывали, но за время работы мне не довелось стать свидетелем открытого проявления жестокости по отношению к пациентам.

— Вчера приходила Королевская комиссия, — ухмыляясь сказал Винс. — Костюмы ее сильно впечатлили. Заведующий решил от тебя избавиться, чтобы ты ненароком не сболтнул лишнего.

Однажды утром, когда я кормил очередного беззубого старика овсянкой, в столовую неожиданно вошел заведующий и сказал, что после обеда я могу идти домой, хотя и не назвал для этого конкретных причин. Он принес с собой мешок для белья, наполненный поношенными, но чистыми костюмами — некоторые из них были в тонкую полоску, — а также разнообразным нижним бельем. Все пациенты страдали двойным недержанием, поэтому неизменно носили пижамы: так проще было переодевать их и поддерживать чистоту. Но в тот день мне и остальным медбратьям велели переодеть больных в нижнее белье и костюмы. Итак, мы надели на несчастных слабоумных пациентов костюмы, которые до них уже кто-то носил и которые висели на стариках как на вешалках, вновь усадили их в гериатрические кресла, и я отправился домой. Однако назавтра (по графику у меня значилась ночная смена) я обнаружил, что пациенты снова в пижамах и все вернулось в прежнее русло.

– Вчера приходила Королевская комиссия, – ухмыляясь сказал Винс. – Костюмы ее сильно впечатлили. Заведующий решил от тебя избавиться, чтобы ты ненароком не сболтнул лишнего.

Из всех людей, с которыми мне довелось познакомиться за долгую медицинскую карьеру, Винс произвел на меня одно из самых глубоких впечатлений. Меня неизменно поражало, насколько ласково и тактично он обращался с нашими безнадежно больными стариками. Порой он вставал позади одного из слабоумных пациентов, вечно что-то бормотавших, упирался руками в высокую спинку гериатрического кресла и говорил, вздыхая:

– Что это тут происходит? Нет, я хочу знать, что тут происходит!

Мы смеялись и принимались за повседневную работу: кормили пациентов, мыли, сажали на горшок и снимали с него, а в конце дня укладывали спать.

Прошло тридцать пять лет; та больница стоит на прежнем месте, но прилегающие земли были проданы, и сейчас там располагается фешенебельный гольф-клуб. Все пациенты, за которыми я присматривал, должно быть, умерли давным-давно.

* * *

– Что читаете? – поинтересовался коллега, увидев у меня на коленях раскрытую книгу.

– Что-то малопонятное про мозг. Написано американским психологом, специализирующимся на лечении обсессивно-компульсивного расстройства с помощью групповой терапии. В основе его методики лежит буддийская медитация в сочетании с квантовой механикой.

Он фыркнул:

– Что за вздор! Кстати, вы ведь раньше оперировали пациентов с ОКР?

И действительно. Пациент достался мне в наследство от моего предшественника, но я бы с превеликой радостью отказался от такой операции. Она подразумевала выполнение небольших надрезов на хвостатом ядре и поясной извилине – своего рода микролоботомия, но без чудовищных последствий. Психиатр объяснил, что операция на самом деле помогает. Мне же скорее казалось, что мы действуем наугад, но современная высокотехнологичная функциональная томография пациентов с ОКР подтвердила, что именно эта область мозга отвечает за возникновение заболевания. В Калифорнии психохирургию запретили законодательно, так что отдельные отчаявшиеся жители этого штата, которые фактически оказались на грани самоубийства из-за непреодолимого желания постоянно мыть руки (боязнь грязи – одна из наиболее распространенных проблем у людей с ОКР), прилетали на лечение в Англию. Один из них, помнится, напялил три пары перчаток, перед тем как взять в руки протянутую мной ручку и подписать форму информированного согласия, разрешавшую мне просверлить у него в голове парочку дырок. Пока я рассказывал коллеге о своем опыте в психохирургии, в комнату вошла медсестра.

Один из них, помнится, напялил три пары перчаток, перед тем как взять в руки протянутую мной ручку и подписать форму информированного согласия, разрешавшую мне просверлить у него в голове парочку дырок.

– Мистер Марш, – сказала она неодобрительно (я развалился на диване прямо в хирургическом халате), – следующий пациент говорит, что у него опухоль справа, тогда как в форме информированного согласия речь идет об операции в левой части головного мозга.

– О господи! – ответил я. – У него левая теменная опухоль, из-за которой он путает правую и левую стороны. Да будет вам известно, это называется синдромом Герстмана. И пациент – последний человек, у которого мы должны спрашивать, где нам оперировать. Он дал полное согласие. Я лично разговаривал с ним вчера вечером. И с его семьей тоже. Давайте начнем уже.

– Некоторые полагают, что синдрома Герстмана не существует, – заметил мой коллега, хорошо осведомленный в подобных вопросах.

– Вам следует с ним переговорить, – настаивала медсестра.

– Это просто смешно, – проворчал я, поднимаясь с дивана.

Через операционную, где Коуб, наш санитар, вытирал размазанную по полу кровь, которая осталась после предыдущей операции, я прошел в кабинет для анестезии. По пути я заметил привычную гору мусора: на операционном столе валялись всевозможные одноразовые приспособления общей стоимостью несколько тысяч фунтов – все это должны были вскоре сложить в большой мешок и отправить на утилизацию. Когда я протиснулся через вращающиеся двери, пожилой пациент уже лежал на каталке.

– Мистер Смит, доброе утро! – сказал я. – Говорят, вы хотите, чтобы я прооперировал вам правую часть головы.

– Мистер Марш, спасибо, что пришли! Ну, я думал, что проблема именно справа, – ответил он с явной неуверенностью в голосе.

– Действительно, вы чувствуете слабость в правой части тела. Но это как раз и означает, что опухоль слева. Видите ли, в мозгу все наоборот.

– О!

– Я, конечно, могу прооперировать правую часть мозга, если вы настаиваете. Но разве вы не хотели бы, чтобы решение принимал все-таки я?

— Нет-нет, — рассмеялся он. — Вам решать.

— Что ж, тогда остановимся на левой стороне, — заключил я.

Я вышел из кабинета. Медсестра должна была сказать анестезиологу, что теперь можно приступать к операции. Я же вернулся на свой красный кожаный диван.

Через сорок минут медсестра сообщила, что пациенту ввели наркоз, и я велел ассистенту начинать операцию без меня. Продолжительность стажировки столь невелика, что молодым врачам отчаянно не хватает даже базовой хирургической практики, поэтому я чувствую себя обязанным давать им возможность самостоятельно вскрывать и зашивать голову: это наиболее простые и относительно безопасные этапы нейрохирургической операции, хотя я и предпочел бы делать все сам. Наблюдая за работой подчиненных, я волнуюсь гораздо сильнее, чем оперируя собственноручно. Это означает, что я позволяю себе покинуть операционный блок, только если мои ординаторы работают над простейшими случаями, а в кабинете скопилось слишком много бумаг. Таким образом, мне ничего не остается, кроме как отдыхать в комнате с красными кожаными диванами.

Я то и дело захожу в операционную, с некоторой завистью поглядывая на работающего стажера, и принимаюсь за мытье рук лишь после того, как мозг пациента оказывается вскрыт и начинается более опасная и сложная фаза операции. То, в какой момент я возьму бразды правления в свои руки, зависит как от опытности ординатора, так и от сложности случая.

— Как дела? — спрашиваю я обычно, надевая очки для чтения и хирургическую маску, после чего начинаю всматриваться в операционную рану.

— Все в порядке, мистер Марш, — отвечает обычно стажер, который не желает, чтобы я вмешивался, и прекрасно понимает, что я бы с удовольствием встал на его место и продолжил вместо него.

– Вы уверены, что не нуждаетесь в моей помощи? – спрашиваю я с надеждой в голосе, но, как правило, меня заверяют, что все под контролем.

Если мне кажется, что это действительно так, я разворачиваюсь и ухожу прочь от операционного стола в комнату отдыха, расположенную в нескольких метрах от него.

* * *

Я вытянулся на диване и вернулся к книге. Как практикующий нейрохирург, я всегда считал рассуждения на тему «загадки мозга и разума» запутанными и, если уж на то пошло, пустой тратой времени. Я никогда не видел здесь особой загадки – меня лишь неизменно восхищало и бесконечно удивляло то, что мое сознание, кажущееся свободным, словно ветер, сознание, которое в ходе описываемой операции пыталось сконцентрироваться на чтении книги, но вместо этого сосредоточилось на проплывавших высоко надо мной облаках, сознание, которое в данный момент рождает вот эти самые слова, в действительности представляет собой череду электрохимических взаимодействий между сотнями миллиардов нервных клеток. Автор книги, которую я держал в руках, судя по всему, тоже восхищался загадкой мозга и разума. Но стоило мне приступить к чтению приведенного им списка различных теорий на этот счет: функционализм, эпифеноменализм, современный материализм, дуалистичный интеракционизм – или это был интеракционный дуализм? – как я быстро погрузился в сон и проспал до тех пор, пока медсестра не разбудила меня, сообщив, что настало время вернуться в операционную и заняться делом.

10

ТРАВМА

физическое повреждение органа или ткани в результате внешнего воздействия; (психологическая) следствие травмирующего психику события

Я пришел на работу рано, из-за чего вынужден был дожидаться остальных. Эпоха белых халатов осталась в прошлом – вместо этого младшие врачи носят эластичную спортивную форму или, если перед этим дежурили ночью, хирургические костюмы, ставшие популярными благодаря медицинским сериалам.

– Ночью поступил только один пациент, – сказала дежурный ординатор, сидевшая за компьютером. Она сильно отличалась от других стажеров, которых, как правило, переполняет юношеский энтузиазм. Говорила она раздраженно, с неодобрительными интонациями. Когда наступала ее очередь представлять новые случаи, атмосфера неизменно становилась напряженной. Я так и не понял, почему ей захотелось выучиться на нейрохирурга.

– Мужчина сорока лет, – продолжила она. – Кажется, прошлой ночью он упал с байка. Его нашла полиция.

– В смысле «с велосипеда»? – уточнил я.

– Да. Как и вы, он пренебрег велосипедным шлемом. – Она окинула меня неодобрительным взглядом.

Затем она набрала что-то на клавиатуре – и прямо из темноты на белой стене перед нами, словно смертный приговор, один за другим начали появляться снимки томографии головного мозга пациента.

– Вы не поверите, – вмешался другой ординатор. – Я дежурил вчера вечером, когда поступил звонок. Они записали снимки на диск, но из-за всей этой правительственной чуши про врачебную тайну вызвали два такси. Два такси! Одно для гребаного диска, а второе для бумажки с паролем. И это несмотря на неотложный случай! Как можно быть такими тупыми?

Все рассмеялись – только ординатор, которая рассказывала о пациенте, молча ждала, пока мы успокоимся.

– В полиции сказали, что, когда его нашли, он еще разговаривал, – продолжила она. – Но когда его доставили в больницу, у него начался припадок, и его подключили к аппарату искусственной вентиляции легких, после чего сделали томографию.

– Да у него все по полной программе! – выкрикнул кто-то из задней части комнаты, пока мы изучали снимки.

– Надеюсь, он не выживет, – внезапно произнесла дежурный ординатор.

Я чрезвычайно удивился: раньше она всегда с рвением относилась к лечению пациентов даже при самом неблагоприятном прогнозе.

Взглянув на младших врачей, сидевших в переднем ряду, я обратился к темноволосой девушке, которая совсем недавно пришла к нам в отделение, но уже через пару месяцев должна была перевестись от нас:

– Что ж, на снимке много отклонений. Давайте посмотрим, сколько вы сможете найти.

– Имеется перелом лобной кости, причем кость вдавлена в мозг.

– И что происходит с мозгом?

– Там кровь – у пациента контузия.

– Правильно. Контузия слева настолько сильная, что ее называют разрывом лобной доли. И эта часть мозга была разрушена. А что насчет правой стороны?

– Тоже контузия, но не такая сильная.

– Известно, что сперва пациент мог говорить, так что теоретически он может быстро пойти на поправку. Но иногда с некоторой задержкой развивается такое вот интрапаренхиматозное кровоизлияние, да и на снимке отчетливо видно, что мозг слишком сильно поврежден. Итак, каков прогноз? – спросил я ординатора.

– Не очень хороший.

– Насколько не очень хороший? – настаивал я. – Пятьдесят процентов? Девяносто?

– Он может поправиться.

– Ой, да бросьте. С обеими раздробленными лобными долями. У него нет ни малейшего шанса. Если мы проведем операцию, чтобы остановить кровотечение, то он, может, и выживет, но на всю жизнь останется безнадежно парализованным, потеряет дар речи, а также, вероятно, столкнется с ужасающими изменениями личности. Если же не оперировать, то он быстро и мирно умрет.

«Любите ли вы его настолько, чтобы ухаживать за парализованным инвалидом до конца его дней?»

– Что ж, родственники наверняка захотят, чтобы мы сделали все, что в наших силах. Это их выбор, – ответила она.

Решение родственников, объяснил я, будет целиком и полностью зависеть от ее слов. Если она скажет: «Мы можем прооперировать пациента и удалить поврежденную часть мозга, тем самым сохранив ему жизнь», то они обязательно захотят, чтобы мы оперировали. Если же вместо этого она скажет: «Нет практически никаких шансов на то, что после операции он вернется к полноценной жизни. Он на всю жизнь останется парализованным инвалидом. Захотел бы он так жить?», то родственники скорее всего ответят совершенно иначе. Ведь на самом деле врач спрашивает: «Любите ли вы его настолько, чтобы ухаживать за парализованным инвалидом до конца его дней?» – и у родственников не остается выбора. В подобных случаях мы зачастую все-таки проводим операцию: это намного проще, чем проявлять честность, и это позволяет избежать мучительного разговора. Хирург даже может решить, что операция прошла успешно, если пациент покидает больницу живым. Но если встретишься с ним через несколько лет — что я сам нередко делаю, — то понимаешь, что операция была чудовищной ошибкой.

В комнате ненадолго воцарилась тишина.

— Было решено оперировать, — сухо констатировала ординатор.

Оказалось, пациента передали кому-то из моих коллег. Одно из неписаных правил английской медицины гласит: никогда нельзя открыто критиковать или ставить под сомнение решения другого врача, равного тебе по должности, так что я ничего не сказал. Большинство нейрохирургов с возрастом становятся консервативнее и рекомендуют проведение операции в гораздо меньшем числе случаев, чем в юности. Со мной это определенно произошло, но не только потому, что я набрался опыта и стал лучше осознавать ограниченность хирургических методов лечения, — я также начал охотнее признавать, что стоило бы позволить человеку умереть, если вероятность его возврата к полноценной жизни ничтожна. Конечно, я не научился предсказывать будущее, но сейчас меня, безусловно, намного меньше беспокоит возможное осуждение со стороны окружающих. Проблема, разумеется, в том, что часто я не могу точно сказать, насколько ничтожна эта вероятность: будущее всегда остается неопределенным. Проще всего брать и оперировать в любой ситуации, стараясь не думать о том, что результатом такого «лечения вопреки всему» станет множество выживших людей с серьезнейшими повреждениями мозга.

После собрания мы разбрелись по больнице: по операционным, по палатам, по кабинетам, кто-то отправился в амбулаторное отделение. Я шел по коридору рентгеновского отделения вместе с коллегой-нейрорадиологом. Большую часть рабочего времени нейрорадиологи изучают снимки спинного и головного мозга, но, как правило, не контактируют с пациентами напрямую. Думаю, этот мой коллега начинал карьеру как нейрохирург, но оказался чересчур мягкосердечным, так что вместо этого стал нейрорадиологом.

— Знаете, моя жена психиатр, — сказал он. — Одно время она стажировалась в отделении, где лежат пациенты с травмами мозга. И тут я с вами согласен: у многих из них ужасная жизнь. Если бы нейрохирурги, оперирующие людей с серьезными травмами головы, в дальнейшем их наблюдали, то, уверен, они тщательнее отбирали бы пациентов.

В своем кабинете я застал Гейл, которая, осыпая компьютер проклятиями, пыталась войти в одну из баз данных нашей больницы.

Я обратил внимание, что на ее столе возле клавиатуры лежит листок бумаги — аляповато яркий, с витиеватыми заглавными буквами. «Сертификат предоставляется...» — так начинался текст. Продолжив читать, я узнал, что Гейл побывала на каком-то семинаре.

— Это еще что такое? — поинтересовался я.

— Обязательное дополнительное обучение. Абсолютно пустая трата времени. Единственный светлый момент — один из ваших коллег, на протяжении всего семинара высмеивавший лектора, от которого не было никакого толку. Я потом узнала, что раньше он занимался организацией банкетов, поэтому совершенно не разбирался в том, о чем рассказывал. Его просто научили, что нужно говорить. У вас сегодня тоже этот семинар, забыли? — добавила Гейл шутливо-неодобрительным тоном. — Он обязателен для всего персонала без исключения, в том числе для врачей-консультантов.

— Что, правда? — ответил я, хотя тут же вспомнил, что и в самом деле получил письмо от главврача несколькими неделями ранее. Как говорилось в письме, до сведения моего начальства дошло, что я еще не побывал на этом обязательном семинаре, который должен посетить согласно законодательству. Тот факт, что главврач нашел время написать подобное письмо, свидетельствовал о том, что семинар действительно был жизненно важным.

Итак, я вышел на улицу, залитую августовским солнцем, преодолел многочисленные больничные парковки, едва не угодив под вереницу мусорных контейнеров, прицепленных к небольшому тягачу, и очутился в учебно-исследовательском центре – огромном, но хлипком передвижном здании, пол которого содрогался подо мной, пока я, кипя от злости, направлялся в помещение, где проходил дурацкий семинар. Я опоздал – за партами уже угрюмо сидело порядка сорока человек. Аудитория собралась весьма разношерстная: медсестры, медбратья, уборщики, санитары, администраторы и врачи. Я взял стул и сел в дальнем углу позади всех. Лектор – молодой человек с подстриженной рыжей бородкой и начисто выбритой головой – подошел ко мне и протянул папку с материалами к семинару. Я почувствовал себя так, словно вернулся в школу, поэтому отказался брать папку в руки. Он вздохнул и молча положил ее на пол рядом со мной, после чего вернулся на свое место у доски и повернулся лицом к слушателям.

По расписанию семинар должен был длиться три часа, и я устроился поудобнее, чтобы поспать. Когда я был стажером, работать приходилось так много, что я научился полезному искусству спать практически где угодно и в каких угодно условиях.

Через полтора часа лектор объявил небольшой перерыв, после которого мы должны были узнать про противопожарную безопасность и основные принципы работы с клиентами. Выйдя из комнаты, я увидел, что на мобильный, который я послушно отключил во время лекции, пришло сообщение. Одна из моих пациенток была при смерти, и старшая медсестра позвонила, чтобы сказать, что родственники хотят со мной переговорить. Я вернулся в больницу.

Речь шла о женщине чуть старше сорока, страдавшей раком груди: из-за метастазов в ее головном мозге образовалась опухоль. За неделю до того один из старших стажеров удалил ее, но через два дня после операции, которая прошла без происшествий, пациентка перенесла обширный инсульт. И теперь она умирала. Несколькими днями ранее я с замешательством обнаружил, что с ее семьей об этом до сих пор никто не поговорил. Хирург, проводивший операцию, был в отпуске, как и мой помощник. Я занимался операциями, а ни один из многочисленных младших врачей, работавших посменно, не проникся достаточным сочувствием к пациентке – с которой они не были знакомы, – чтобы побеседовать с ее родными. Я назначил встречу с ними на девять утра, напрочь позабыв о бесполезном семинаре.

Войдя в шестиместную палату, я увидел мужа пациентки и ее пожилую мать, которые сидели возле кровати, с трудом протиснувшись в узкое пространство между койками. Женщина лежала без сознания, ее дыхание было тяжелым и прерывистым. В палате, где расстояние между соседними койками не превышало шестидесяти сантиметров, находилось еще пять пациенток, вынужденных наблюдать за тем, как она постепенно умирает.

Ненавижу сообщать плохие новости пациентам и их родственникам в таких вот тесных палатах, к тому же в присутствии других людей, отгороженных от нас тонюсенькой занавеской. И также ненавижу разговаривать с пациентами и их родственниками – «клиентами», как их назвали бы чиновники из министерства здравоохранения, – стоя. Но в палате не было свободных стульев, так что мне, к несчастью, пришлось стоять, возвышаясь над умирающей женщиной и ее семьей, пока я с ними беседовал. Мне казалось, что будет неуместно присесть на кровать; к тому же, полагаю, теперь это запрещено службой санитарно-эпидемиологического контроля.

– Мне невероятно жаль, что я не смог поговорить с вами раньше. Боюсь, после операции она перенесла инсульт. Опухоль, как оказалось, приросла к одной из крупных артерий в мозге, а если такое происходит, то даже в случае успешного удаления опухоли через несколько дней у пациентов иногда развивается инсульт.

Муж и мать больной женщины смотрели на меня, не произнося ни слова.

– Что будет дальше? – наконец спросила мать.

– Что ж, – начал я нерешительно, – думаю, она скорее всего... – Я снова запнулся и понизил голос, прекрасно осознавая, что другие пациентки меня слышат; на некоторое время я даже задумался, не использовать ли какой-нибудь из многочисленных эвфемизмов смерти. – Думаю, что, скорее всего, она умрет, но я не могу сказать, случится это в течение ближайших нескольких дней или позже.

Мать принялась плакать.

– Родители больше всего на свете боятся пережить своих детей, – сказал я.

– Она была моим единственным ребенком, – ответила пожилая женщина сквозь слезы.

Я наклонился и положил руку ей на плечо:

– Мне очень жаль.

– Это не ваша вина.

Больше сказать было нечего, и через несколько минут я вышел и отправился на поиски старшей медсестры.

– Думаю, миссис Т. умирает. Не могли бы мы положить ее в отдельную палату? – спросил я.

– Я знаю. Мы над этим работаем, но придется переместить целую кучу пациентов: у нас катастрофически не хватает коек.

— Утром я побывал на семинаре, посвященном заботливому отношению к клиентам.

Медсестра фыркнула.

— Такая вот дерьмовая у нас теперь забота, — произнесла она с чувством. — Раньше было намного лучше.

— Но пациенты постоянно рассказывают мне, как здесь хорошо по сравнению с местными больницами, — возразил я.

Она ничего не ответила и, вечно занятая, поспешила прочь.

* * *

Я вернулся в учебно-исследовательский центр. Вторая часть семинара уже началась. На экране отображался огромный слайд с длинным списком принципов работы с клиентами и заботы о них.

«Эффективное общение, — прочитал я. — Внимание к деталям. Быстрое реагирование». Также нам советовали вырабатывать в себе сочувствие.

— Вы должны сохранять невозмутимость и спокойствие, — сказал нам лектор по имени Крис, — думать ясно и не терять концентрации внимания. Ваши эмоции могут повлиять на ваше поведение.

До чего же странно, думал я, слушая его слова, что после тридцати лет борьбы со смертью, с несчастными случаями, с бессчетными катастрофами и кризисными ситуациями, из-за которых пациенты то и дело умирали у меня на руках от потери крови, после тридцати лет яростных споров с коллегами и ужасно неприятных разговоров с родственниками, моментов полнейшего отчаяния и глубочайшего восторга — короче, после тридцати лет типичной для нейрохирурга карьеры — до чего же странно, что теперь я должен выслушивать, как этот молодой человек, ранее занимавшийся организацией банкетов, сообщает мне о необходимости проявлять сочувствие, быть сосредоточенным и сохранять спокойствие. Расписавшись в пущенном по рукам журнале и тем самым подтвердив, что я прошел обучение сочувствию и самоконтролю, изучил классификацию видов оскорбительного поведения, а также технику противопожарной безопасности в придачу ко многим другим вещам, о которых уже успел позабыть, я покинул комнату, несмотря на протестующие крики Криса о том, что он еще не закончил.

* * *

Следующим утром, когда я рассказывал Гейл про обучающий семинар, в кабинет зашел молодой врач, выглядевший встревоженным и несчастным. Он работал в отделении неврологии, где лежат пациенты с заболеваниями мозга, не нуждающиеся в хирургическом вмешательстве. Там господствуют такие недуги, как множественный склероз и болезнь Паркинсона, а иногда и вовсе попадаются странные, таинственные, не поддающиеся никакому лечению заболевания, которые неврологи находят невероятно увлекательными, которые коллекционируют, словно редких бабочек, и о которых прилежно отчитываются в специализированных журналах.

– Простите, что отвлекаю... – начал он.

– Нисколько, – ответил я, показывая на папки с историями болезни и горы других бумаг, громоздившиеся на столе и даже на полу. – Я буду только рад, если меня от этого отвлекут.

– На выходных к нам поступила женщина пятидесяти девяти лет с прогрессирующей дисфазией, затем у нее случился припадок, а снимки выглядят так, будто у нее ОРЭМ.

– ОРЭМ? Что-то не припомню ничего такого в хирургии.

– Острый рассеянный энцефаломиелит, – пояснил он. – Другими словами, внезапное и смертельно опасное воспаление всего головного и спинного мозга.

Я объяснил, что вряд ли от операции будет хоть какой-то толк.

– Да, но сегодня она отключилась, и лопнул левый зрачок. Томография показала рассеянную опухоль. Мы подумали, что, возможно, будет нелишним избавиться от избыточного внутричерепного давления.

Я потянулся к клавиатуре компьютера. Звучало так, словно мозг пациентки чрезмерно распух и она умирала от нарастающего в голове давления, поскольку мозгу некуда было деваться из черепной коробки, если можно так выразиться. «Лопнувший» зрачок (это означает, что зрачок в одном глазу сильно увеличился и перестал реагировать на свет) служил первым признаком того, что дело может быстро закончиться летальным исходом. То, что женщина «отключилась» – потеряла сознание и не приходит в себя, – свидетельствовало о том, что, если в кратчайшие сроки не понизить давление у нее в голове, она умрет в течение нескольких часов, если не раньше.

Судя по снимку, весь мозг, особенно левая половина, был затемнен и сильно распух – на языке медиков это называется отеком головного мозга. Отек стал реакцией организма на ОРЭМ, изначальная причина которого остается неизвестной.

Некоторые участки головного мозга можно удалить, и человек не станет после этого инвалидом. Однако если удалить всю распухшую часть головного мозга, то пациентка останется безнадежно парализованной – она не сможет даже говорить или понимать речь.

– Как насчет декомпрессивной краниотомии? – поинтересовался врач. В ходе этой операции удаляется верхняя часть черепа, чтобы освободить дополнительное пространство для распухающего мозга. Она может спасти человеку жизнь, но я не видел смысла в том, чтобы срезать у женщины половину черепа, если ее в любом случае не ждало ничего хорошего. – Она может пойти на поправку.

– Неужели?

– Ну может же...

Какое-то время я помолчал, с грустью разглядывая снимок. Я заметил, что мы с пациенткой почти одного возраста.

— Я сегодня не оперирую, — заметил я наконец, — но считаю, что это не должно отразиться на судьбе женщины.

Я пообещал, что попробую договориться с одним из коллег о проведении операции, и сделал несколько телефонных звонков, а потом вернулся к бумагам. Операция предполагалась грубая и простая, но я бы с большим удовольствием провел ее самостоятельно, вместо того чтобы изучать отчеты и диктовать бесконечные письма. Как и любой другой хирург, все, что я хочу делать, — это оперировать.

Я толкнул дверь и застыл: на каталке, на которой обычно лежат пациенты в ожидании анестезии, покоился труп.

Чуть позже я решил наведаться в операционную, чтобы посмотреть, как дела у моего коллеги.

К своему удивлению, я обнаружил, что свет в кабинете для анестезии, служившем холлом перед операционной, оказался выключен. Это было чрезвычайно странно. Я толкнул дверь и застыл: на каталке, на которой обычно лежат пациенты в ожидании анестезии, покоился труп. Вокруг безжизненного тела была обернута простыня, завязанная сверху в узел, чтобы скрыть голову. Зрелище напоминало средневековую гравюру с изображением Пляски смерти.

Испытывая сильную тревогу, я прошел мимо непонятного трупа и заглянул в операционную, где мой коллега вместе с медсестрами и анестезиологами уже начали оперировать женщину с ОРЭМ. Я недоумевал: неужели кто-то умер прямо на операционном столе? Откуда взялось мертвое тело? Смерть пациента в ходе операции — очень редкое явление. За всю карьеру мне довелось столкнуться с этим самым страшным кошмаром любого хирурга лишь четыре раза. К тому же затем в операционной всегда царила зловещая и мрачная атмосфера. Медсестры порой плакали, да я и сам был близок к этому, особенно если умирал ребенок. Вместе с тем члены бригады вели себя оживленно и, как мне показалось, про себя посмеивались надо мной. Я чувствовал себя слишком неловко для того, чтобы спросить, почему в кабинете для анестезии лежит труп: если на операционном столе действительно кто-то умер, мне не хотелось задевать чужие чувства, лишний раз обращая на это внимание. Так что вместо этого я спросил, как мой коллега собирается проводить декомпрессивную краниотомию.

Он стоял возле пациентки, которую ярко освещали операционные лампы. Голова была выбрита, и теперь хирург намазывал ее коричневым йодным антисептиком.

– Выполню широкую двойную фронтальную краниотомию, – ответил он.

Он собирался спилить переднюю часть черепа, чтобы распухший мозг смог выйти за его пределы. После этого с помощью шва скальп вернут на место, и, если пациентка выживет, через несколько дней, когда опухоль спадет, кто-нибудь заменит срезанную с черепа кость.

Я поинтересовался, что он планирует сделать с серповидной складкой – частью мозговой оболочки, отделяющей друг от друга два полушария мозга: она может повредить мозг пациентки, выпирающий из вскрытого черепа. На протяжении всего диалога я испытывал неловкость, граничившую со страхом, потому что никак не мог забыть о зловещем присутствии поблизости, в считаных метрах от меня, завернутого в простыню трупа, который лежал в темном кабинете для анестезии.

– Разделю ее, предварительно пожертвовав сагиттальным синусом, – ответил мой коллега.

В таком формальном ключе разговор продолжался еще некоторое время, пока я наконец не собрался с духом и не спросил о трупе.

– А, – он рассмеялся, и весь персонал присоединился к нему, – вы заметили! Это всего лишь донор органов, доставленный из реанимации, – смертельная травма головы. Вернее, то, что от донора осталось. Тот велосипедист, что поступил два дня назад. Ему не удалось выкарабкаться, несмотря на операцию. Наверное, это и к лучшему. Бригада трансплантологов изрядно поработала над ним прошлой ночью. Сердце, легкие, печень, почки – они многое взяли, и все в хорошем состоянии. Трансплантологи остались довольны. Они закончили позже, чем обычно, а у санитаров была пересменка, поэтому у них до сих пор не дошли руки, чтобы его забрать.

11

ЭПЕНДИМОМА

опухоль центральной нервной системы, которая развивается из глиальных клеток, выстилающих желудочки мозга

Операций на тот день было запланировано мало, зато меня ждала куча бумаг, с которыми требовалось разобраться и которые Гейл разложила в несколько угрожающих стопок на моем столе; подозреваю, она при этом слегка злорадствовала: мы с ней постоянно воюем, пытаясь незаметно сгрузить как можно больше бумаг друг другу на рабочий стол. Большую часть электронной почты, полученной от руководства больницы, я удалил, даже не удосужившись с ней ознакомиться. Среди прочей корреспонденции обнаружилось письмо от врача из линкольнширской больницы, спрашивавшего у меня совета по поводу одной из пациенток – молодой девушки, которую я оперировал трижды за последние десять лет из-за опухоли мозга под названием «эпендимома», дававшей о себе знать снова и снова и с каждым разом становившейся все агрессивнее и злокачественнее. Девушка прошла все возможные виды лучевой и химиотерапии, и теперь, когда случился очередной рецидив болезни, вызвавший сильнейшие головные боли, ее, как пациента с болезнью в терминальной стадии, положили в больницу. Врач попросил взглянуть на ее последний снимок и сказать, можно ли еще что-нибудь сделать, так как родственники отказывались смириться с тем, что она доживает последние дни.

За все эти годы я достаточно близко познакомился с Хелен и проникся к ней глубокой симпатией. Возможно, это было ошибкой. Девушка всегда оставалась очаровательной и невероятно хорошо справлялась со своей чудовищной болезнью, хотя иногда я и спрашивал себя: не оттого ли это, что она нереалистично оценивает шансы на выздоровление. Порой отрицание не худший вариант. Родственники заботились о Хелен как могли и каждый раз, когда мы с ними встречались, непременно принимались чересчур усердно рассыпаться передо мной в благодарностях, глядя на меня с такими отчаянием и надеждой, что я чувствовал себя словно прижатым к стене под дулом ружья.

«Нейрохирург из другой больницы сказал родственникам, – добавил в письме линкольнширский врач, – что если снова прооперировать опухоль, то он сможет заняться лечением с помощью фотодинамической терапии. Они отчаянно просят, чтобы вы провели операцию и девушка смогла получить это лечение». К письму прилагался диск с последней томограммой мозга Хелен – после привычной возни и проклятий мне удалось открыть его на компьютере. На снимке была видна обширная опухоль в правой височной доле мозга. Теоретически я мог прооперировать этот участок, но даже при удачном исходе операции жизнь Хелен удалось бы продлить в лучшем случае на несколько недель или месяцев.

Было очевидно, что родных Хелен напрасно обнадежили. Как выяснилось недавно, фотодинамическая терапия не приносит особой пользы, и я разозлился, что ее вообще предложили. Впрочем, родственники вряд ли примут тот факт, что больше ничего нельзя предпринять, – я знал: они согласятся на что угодно, даже если это продлит жизнь девушки всего на несколько недель. Без всякого энтузиазма я позвонил одному из ординаторов и попросил его организовать перевод пациентки в нашу больницу.

На протяжении рабочего дня, который плавно перетек в вечер, я получил несколько телефонных звонков и текстовых сообщений, касающихся пациентки, а также якобы неразрешимых проблем, связанных с ее переводом из одной больницы в другую. Мне сказали, что Хелен без сознания и что во время перевозки ее необходимо будет подключить к системе искусственной вентиляции легких, а по прибытии, соответственно, положить в отделение интенсивной терапии, где нет свободных коек. Я предложил линкольнширским врачам договориться с отделением нейрохирургии, расположенным неподалеку от их больницы, хотя и понимал, что моим коллегам не понравится идея оперировать столь безнадежного пациента; но с другой стороны – убеждал я себя, – они же не знают родственников Хелен. А затем мне сообщили, что ей стало лучше, и необходимость выделять койку в реанимации отпала. Я опять позвонил своему ординатору, который сказал, что в палатах у нас есть места и мы сможем принять Хелен. В десять вечера из линкольнширской больницы снова позвонили: мол, медсестра, ответственная за распределение коек, сказала им, будто у нас нет свободных мест.

Медсестра посмотрела на меня испуганно — и я забеспокоился, что она вот-вот расплачется.

Чувствуя, что закипаю, я поехал в больницу, чтобы лично отыскать свободную койку и поговорить с медсестрой, отвечающей за прием новых больных. Мы вместе с ней проработали много лет, и я знал ее как чрезвычайно компетентного специалиста. Мне удалось найти ее на сестринском посту.

– Почему мы не можем принять пациентку из Линкольншира? – спросил я.

– Сожалею, доктор Марш, но мы ждем, когда лондонская «Скорая» заберет другого пациента. И нам нельзя принимать нового пациента, пока место не освободится.

– Но ее ведь повезут из больницы, которая находится от нас на расстоянии более сотни миль! – Я едва не кричал. – А если вы и дальше будете настаивать на своем, ее привезут посреди гребаной ночи!

Медсестра посмотрела на меня испуганно – и я забеспокоился, что она вот-вот расплачется.

– Просто скажите им, чтобы ее к нам отправили. – Я старался говорить как можно мягче, хотя это давалось мне с трудом. – Если возникнут проблемы, скажите, что это моя вина, что это я настоял.

Она кивнула, но ничего не ответила. Очевидно, ее расстроила необходимость нарушить какой-то из внутренних протоколов, касающихся приема новых больных. Я не стал спрашивать, что она собирается делать, так как боялся еще больше ее обидеть. Поэтому я молча развернулся, вышел из больницы и поехал домой. В прежние времена подобная ситуация была просто немыслима: всегда нашлась бы лишняя койка, да и с моими указаниями никто не посмел бы спорить.

В середине ночи Хелен наконец доставили в больницу. Правда, на следующее утро, когда я пришел на работу, никто не знал, в какую палату ее положили, и я отправился на утреннее собрание, так с ней и не повидавшись. Я попросил дежурного ординатора вывести на экран снимки томографии Хелен и вкратце ознакомил всех с ее случаем.

При медленно прогрессирующем раке бывает сложно понять, когда пора остановиться.

– Как вы думаете, почему я решил взяться за этот безнадежный случай? – спросил я. Никто не ответил, поэтому я рассказал о родных Хелен, которые не готовы смириться с тем, что больше ничего нельзя сделать.

При медленно прогрессирующем раке бывает сложно понять, когда пора остановиться. Пациенты и их родственники утрачивают связь с реальностью и начинают думать, что лечение можно продолжать вечно, что конец так никогда и не настанет, что смерть можно будет постоянно откладывать. Они цепляются за жизнь. Я рассказал присутствующим о похожей проблеме с трехлетним малышом – единственным ребенком в семье, зачатым с помощью экстракорпорального оплодотворения. Я успешно удалил у него злокачественную эпендимому, после чего он прошел курс лучевой терапии. Два года спустя опухоль дала рецидив – а при эпендимоме это неизбежно, – и я снова прооперировал. Вскоре рецидив повторился, и на сей раз опухоль появилась глубоко в мозге. Я отказался проводить очередную операцию: это казалось бессмысленной затеей. Состоялся ужасный разговор с родителями, которые так и не смогли смириться с ситуацией. Они нашли другого нейрохирурга, который на протяжении следующего года оперировал мальчика трижды, но тот все равно умер. Его родители даже хотели засудить меня за халатность. Такова одна из причин, по которым я перестал заниматься педиатрией. Любовь, напомнил я стажерам, может быть очень эгоистичной.

– Так вот почему вы согласились оперировать? Боитесь, что на вас подадут в суд? – спросил кто-то.

Однако из-за этого я ничуть не переживал. Меня пугала мысль о том, что я, возможно, трус или же попросту обленился. Может быть, я оперировал только потому, что не хотел в очередной раз общаться с родственниками Хелен, не хотел говорить, что для нее настало время умереть. Кроме того, онкологи считают большим успехом, когда новейшее дорогостоящее лекарство продлевает жизнь пациента на несколько месяцев.

– А что такое фотодинамическая терапия? – поинтересовался кто-то другой.

– Это когда на опухоль светят лазером, – объяснил Фрэнсис, мой коллега. – Он проникает всего на один миллиметр, поэтому практически не приносит пользы. Рекомендовать эту методику сейчас – весьма сомнительная затея. Думаю, вы поступаете легкомысленно, – добавил он, обращаясь ко мне. – Для пациентки эта операция станет четвертой, позади лучевая терапия, опухоль разрастется снова за считаные недели – высока вероятность инфицирования костного лоскута, после чего придется его удалить и оставить девушку с большущей дырой под скальпом. Она будет умирать медленно и мучительно с «грибом» на голове.

Такой сценарий действительно был возможен. Я повернулся к ординаторам, сидевшим в заднем ряду, и спросил, сталкивался ли кто-нибудь из них с fungus cerebri.

Выяснилось, что никто, и я очень надеялся, что никому из них не доведется столкнуться с этим в будущем. Сам я наблюдал данное осложнение только один раз (дело было на Украине). Когда после операции по поводу злокачественной опухоли приходится удалять костный лоскут из-за того, что он оказывается инфицирован и заменить его не получается, пациента ожидает ужасная смерть из-за рецидива опухоли, которая начнет пробиваться через отверстие в черепе под скальпом. Больной за счет выроста на голове становится похож на инопланетянина из «Звездного пути». Смерть не наступает скоропостижно, как, например, при быстром повышении внутричерепного давления в закрытой черепной коробке.

– А нельзя заменить часть черепа металлической пластиной? – спросил один из ординаторов.

– Скорее всего она тоже окажется инфицирована, – ответил я.

– А почему бы не оставить на месте инфицированный костный лоскут? – не унимался он.

– Чтобы из головы сочился гной? Это еще было бы возможно, если бы пациент лежал у себя дома, но в больничной палате не может быть и речи об открытой инфекции, – вмешался Фрэнсис. – Что ж, надеюсь, у вас все получится. Но я по-прежнему думаю, что это глупо с вашей стороны. Просто скажите «нет».

* * *

Я оперировал Хелен чуть позже тем же утром. Вскрыв череп, я обнаружил спутанный клубок из опухоли, умирающего мозга и кровеносных сосудов, с которым мало что мог сделать. Помогая ординатору пришивать скальп, я горько сожалел о том, что поддался слабости и согласился на эту операцию. Мои мысли прервал анестезиолог:

– Заходила одна из заведующих. Она очень злилась из-за того, что вы приняли пациента, хотя у нас не было свободных коек, и сказала, что вам вообще не стоило браться за этот случай.

— Я знаю, что вы предпочли бы не оперировать в этот раз, — сказал мне брат Хелен. — Но мы хотим, чтобы вы знали, насколько мы вам благодарны.

– Не ее собачье дело, – проворчал я. – Клинические решения здесь принимаю я, а не она. Может быть, она захочет пойти и поговорить с родственниками, сказать им, что Хелен пришло время умереть или что у нас нет свободных коек?

От злости у меня начали трястись руки – пришлось постараться, чтобы успокоиться и вернуться к операции.

Когда скальп был зашит, мы с ординатором отошли назад и принялись осматривать голову девушки.

– Вряд ли заживет, правда? – прокомментировал он, достаточно молодой для того, чтобы по-прежнему наслаждаться драматичностью и трагичностью медицины.

– Ты еще не видел, что такое гриб на голове, – ответил я.

После этого я встретился с родственниками пациентки в одной из комнатушек, предназначенных специально для того, чтобы «преподносить плохие новости». Я приложил максимум усилий к тому, чтобы избавить их от ложных надежд. В принципе следовало сделать это еще до операции, так что я остался не слишком доволен собой. Я объяснил, что не думаю, будто операция что-то изменит в лучшую сторону, – в конечном счете Хелен все равно предстоит умереть.

– Я знаю, что вы предпочли бы не оперировать в этот раз, – сказал мне брат Хелен. – Но мы хотим, чтобы вы знали, насколько мы вам благодарны. Ни один другой врач не желал нас слушать. Она знает, что умрет. Ей просто хочется немного оттянуть этот момент, вот и все.

Пока он говорил, я заметил, что за окном стояло чудесное весеннее утро, даже унылый больничный двор выглядел оптимистично.

– Что ж, если нам повезет, она проживет еще несколько месяцев, – заключил я, стараясь смягчить удар и уже сожалея о словах, произнесенных несколькими минутами ранее, когда я безуспешно пытался найти золотую середину между надеждой и суровой реальностью.

Оставив родных Хелен в крохотной комнатушке, где они вчетвером теснились на небольшом диване, плотно прижавшись друг к другу, я устремился прочь от них по мрачному больничному коридору и в очередной раз задумался о том, как сильно мы цепляемся за жизнь и насколько меньше было бы страданий, если бы мы этого не делали. Жить без надежды невероятно сложно, но в конце концов надежда запросто может одурачить любого из нас.

* * *

Назавтра все стало только хуже. На утреннем собрании никто не отпускал привычные язвительные шуточки. Первым мы проанализировали случай мужчины, умершего вследствие задержки с переводом в наше отделение, хотя этого легко можно было избежать. Затем настал черед женщины, у которой констатировали смерть мозга после сильного кровоизлияния. Мы угрюмо смотрели на ее снимок.

– Это мертвый мозг, – объяснил один из моих коллег младшим врачам. – Видите, мозг выглядит как матовое стекло.

Последним мы рассмотрели случай восьмидесятилетнего старика, который пытался повеситься, в результате его мозг получил гипоксические повреждения.

– А нельзя рассмотреть что-нибудь менее депрессивное? – спросил кто-то, но ничего такого не было, и собрание завершилось.

В коридоре я столкнулся с врачом-неврологом, разыскивавшим меня. Он щеголял в костюме-тройке (редкость для современного больничного врача), но выглядел не жизнерадостным и веселым, как обычно, а слегка нерешительным.

— Можно попросить вас взглянуть на одну пациентку? — спросил он.

— Разумеется, — ответил я с энтузиазмом, так как всегда стремился заполучить себе побольше пациентов и очень надеялся на доброкачественную опухоль, хотя выражение его лица несколько настораживало.

— Снимки загружены в систему, — сказал он, и мы вернулись в кабинет, где ординатор отделения неврологии вывел томограмму на экран компьютера.

— Увы, ей всего тридцать два, — объяснил невролог.

— О боже! — воскликнул я. На снимке красовалась огромная и однозначно злокачественная опухоль в лобной части мозга. — Да что за неделя такая?!

Мы прошли в приемный покой, где на кушетке за занавеской лежала пациентка. Снимок сделали всего двадцать минут назад, и невролог только что объяснил ей — в общих чертах, разумеется, — что именно на нем обнаружили. Эта молодая женщина, мать двоих детей, вот уже несколько недель мучилась от сильнейших головных болей. Рядом с ней сидел ее муж. Глаза у обоих были заплаканы.

— О боже! — воскликнул я. На снимке красовалась огромная и однозначно злокачественная опухоль в лобной части мозга. — Да что за неделя такая?!

Я присел на кровать и как можно понятнее объяснил женщине, какого рода лечение ей понадобится. Я постарался дать ей хоть немного надежды, но не мог притворяться, будто ее удастся вылечить. Любому врачу известно: во время подобных мучительных разговоров, особенно если пациент узнает плохие новости столь внезапно, он усваивает лишь незначительную часть того, что ему было сказано. Я отправил пациентку домой, прописав стероиды, которые должны были быстро справиться с головными болями, назначив операцию на ближайший понедельник и пообещав ей и ее убитому горем мужу, что обязательно объясню все по второму разу вечером перед операцией. Если честно, не очень-то приятно сообщать кому бы то ни было, что у него неизлечимая опухоль мозга, и тут же отправлять домой, но больше ничего сделать было нельзя.

Следующим утром я показал томограмму ее мозга на утреннем собрании. Черно-белый снимок высветился перед нами на стене.

Я ознакомил всех с предысторией и попросил Дэвида, одного из самых молодых стажеров, представить, что после проведения томографии его попросили встретиться с пациенткой, как это произошло вчера со мной. Что бы он сказал ей?

Дэвид, обычно уверенный в себе и полный энтузиазма, молчал.

– Ну же, – сказал я. – Ты должен ей что-то сказать. Ты ведь уже делал это раньше.

– Э-э-э, ну... – Он пытался подыскать нужные слова. – Я бы сказал ей, что на снимке мы увидели аномальное образование с, э-э-э, масс-эффектом...

– Ну и как она поймет эту хрень?

– Я бы сказал, что нужно провести операцию, чтобы мы могли установить, что это такое...

– Но ведь это неправда. Мы ведь прекрасно знаем, что это такое. Это чрезвычайно злокачественная опухоль с отвратительным прогнозом! Ты боишься сообщить об этом пациентке! Но она поймет, что все плохо, по тому, как ты на нее смотришь. Если бы речь шла о доброкачественной, безвредной опухоли, ты бы наверняка улыбался. Так что же ты ей скажешь?

Дэвид ничего не ответил, и в сумрачной комнате вновь повисла неловкая тишина.

– Да, задача непростая, – произнес я уже мягче. – Поэтому я вас и спрашиваю.

Если приходится сообщать плохие новости, я никогда не могу определить, удалось ли мне их правильно преподнести или нет. Пациенты не звонят после этого со словами «Мистер Марш, мне очень понравилось то, как вы рассказали мне, что я скоро умру» или «Мистер Марш, это был полный отстой». Остается только надеяться, что я наломал не слишком много дров.

Хирург всегда должен говорить правду — но нельзя при этом лишать пациента последней надежды. Найти золотую середину между здоровым оптимизмом и реалистичным взглядом на вещи порой оказывается ох как непросто. Опухоли различаются по степени злокачественности, и никогда не знаешь, что именно произойдет с конкретным пациентом: всегда есть те, кому удается прожить с болезнью долгие годы. И это отнюдь не случаи чудесного исцеления, а лишь статистические выбросы. Вот я и говорю своим пациентам, что если удача будет на их стороне, то они проживут еще несколько лет, если же им не повезет — то гораздо меньше. Я объясняю им, что при рецидиве опухоли можно будет снова заняться лечением. Кроме того, хотя это в некоторой степени и является попыткой ухватиться за соломинку, можно надеяться, что появятся новые методы лечения. В конце концов, большинство пациентов вместе с родственниками непременно постараются разыскать в Интернете информацию о своей болезни, и сегодня уже не получится отделаться по-отечески заботливой ложью. Как бы то ни было, рано или поздно большинство пациентов пересекают точку невозврата, как произошло с Хелен. Признать, что этот момент настал, невероятно сложно и пациенту, и врачу.

В затемненной комнате царила почтительная тишина, пока я пытался донести все это до присутствующих, однако мне было сложно определить, понимают ли они на самом деле то, о чем я говорю.

* * *

После собрания я заглянул в палату, чтобы проведать Хелен. Ко мне подошла Мэри, старшая медсестра.

— Родственники отказываются смотреть на вещи реалистично. — Она показала на дверь в смежную комнату, где лежала Хелен. – Очевидно же, что девушка умирает, но они не хотят это признавать.

– Каков план? – спросил я.

– Семья не позволит нам лечить ее как пациента с болезнью в терминальной стадии и применять сильные обезболивающие, так что мы пытаемся договориться с социальной службой и семейным врачом Хелен, чтобы она могла вернуться домой.

– А что насчет шва? – Я боялся услышать ответ.

– Выглядит так, словно в любой момент разойдется.

Я сделал глубокий вдох и вошел в комнату. К моему облегчению, родственников там не было. Хелен лежала на боку лицом к окну, так что я обошел кровать и присел на корточки. Девушка посмотрела на меня большими темными глазами и медленно улыбнулась. Голова справа распухла. Я не видел особого смысла в том, чтобы снимать повязку, так что оставил ее на месте, избавив себя от ненавистного любому хирургу зрелища – когда-то идеального разреза, шов на котором расходится, превращая его в уродливую зияющую рану.

– Здравствуйте, мистер Марш.

Мне было сложно подобрать правильные слова.

– Как вы себя чувствуете? – решил попробовать я.

– Уже лучше. Голова, правда, побаливает. – Хелен говорила медленно, а слова были немного смазанными из-за левостороннего паралича. – Спасибо, что снова меня прооперировали.

– Как только получится, вас выпишут домой. Хотите о чем-нибудь спросить?

Я удержался от соблазна встать и пойти к двери сразу же после того, как задал вопрос – с этой бессознательной уловкой приходится бороться каждому врачу, который вынужден вести подобный мучительный разговор. Хелен ничего не сказала, так что я оставил ее и отправился в операционную.

12

ГЛИОБЛАСТОМА

самая агрессивная опухоль мозга, развивающаяся из глиальных клеток

Несмотря на то что смерть – неизменный спутник работы нейрохирурга, я почти не сталкиваюсь с ней напрямую. Смерть моих пациентов сделалась обезличенной и отдаленной. В большинстве случаев она становится неизбежным следствием безнадежной травмы головы или кровоизлияния в мозг. Такие пациенты попадают к нам в коме и умирают, не выходя из нее, в просторной палате интенсивной терапии, после того как в них некоторое время поддерживали жизнь с помощью искусственной вентиляции легких. Смерть наступает тихо и мирно, когда врач констатирует гибель головного мозга и аппарат вентиляции легких отключают. Тут нет предсмертных слов или последнего вздоха – есть лишь поворот нескольких переключателей, после чего аппарат перестает работать. Если кардиомонитор при этом остался подключен – обычно его убирают, – то на нем можно увидеть, как сердце (его удары отображаются в виде извилистой линии из красных светодиодов) начинает биться все более и более неравномерно, из последних сил пытаясь выжить в отсутствие кислорода. Через несколько минут оно останавливается в полной тишине, и линия на мониторе становится прямой. Медсестры отсоединяют от ныне безжизненного тела многочисленные трубки и провода, а вскоре два санитара прикатывают тележку с замаскированным простыней отсеком снизу и увозят покойного в морг. Если органы пациента предполагается использовать для трансплантации, то вентиляция легких остается включенной даже после того, как зафиксирована смерть мозга; тело отвозят в операционную – как правило, ночью. Врачи извлекают все нужные органы и только затем отключают аппарат вентиляции легких и вызывают санитаров, чтобы те забрали тело.

Мои пациенты с неизлечимыми опухолями мозга умирают дома, или в хосписе, или же в местной больнице. У нас в отделении это случается крайне редко, причем пациент неизменно оказывается в коме, так как умирает из-за того, что погибает его мозг. Если вопросы, касающиеся смерти, и обсуждаются, то, как правило, разговор ведется с родственниками пациента, а не с ним самим. Мне почти никогда не приходится встречаться со смертью лицом к лицу, но порой она застает меня врасплох.

Когда я работал младшим врачом, все было иначе: я ежедневно имел дело со смертью и умирающими пациентами. В первый год после получения диплома, когда я пришел в больницу интерном (низшая ступень врачебной иерархии), меня частенько вызывали, как правило ни свет ни заря поднимая с постели, чтобы констатировать смерть очередного больного. Я – молодой и здоровый, в белом медицинском халате – шел пустыми больничными коридорами, неотличимыми друг от друга, чтобы попасть в темную палату, где медсестра указывала на койку с задернутыми занавесками. Я прекрасно видел других пациентов, обычно изможденных и старых, которые лежали на соседних койках. Вероятнее всего, они не спали и были ужасно напуганы, а кроме того, наверняка размышляли о собственной дальнейшей судьбе, отчаянно желая поскорее выздороветь и убраться из больницы как можно дальше.

Покойник за занавесками, едва различимый в свете тусклой прикроватной лампы, выглядел точно так же, как любой другой мертвый пациент больницы. Они всегда лежат совершенно неподвижно – обезличенные, обычно пожилые, в больничной пижаме, с худым и желтым, как воск, лицом, с запавшими щеками и с багровыми пятнами на конечностях. Я приподнимал пижамную рубашку и подносил к безжизненной груди стетоскоп, чтобы окончательно удостовериться, что сердце перестало биться, а потом приоткрывал мертвые глаза и светил в них ручкой-фонариком, чтобы убедиться, что зрачки «неподвижны и расширены», то есть что они черные, и большие, как блюдца, и не сужающиеся в свете фонарика. Затем я подходил к сестринскому посту и делал пометку в истории болезни: «Констатирована смерть» или другие слова в этом духе, а иногда даже добавлял «Покойся с миром». После этого я расписывался и возвращался в кровать, стоявшую в кабинете дежурного врача. Большинство пациентов, чью смерть я констатировал таким образом, не были мне знакомы: по ночам я отвечал за палаты, прикрепленные к разным врачебным бригадам, в одной из которых и сам работал в течение дня. Все это было много лет назад, когда повсеместно практиковалось вскрытие трупов. Врач традиционно присутствовал при вскрытии пациентов, за которых отвечал в дневное время, которых наблюдал на завершающей стадии болезни и с которыми успел хорошо познакомиться. Я ненавидел вскрытия и всячески старался их избегать. У моей профессиональной отстраненности были свои пределы.

Проработав год интерном, я начал стажироваться в области общей хирургии. Меня направили в отделение реанимации, куда привозили людей, пострадавших от несчастных случаев, — здесь смерть принимала гораздо более драматичные и жестокие формы. Я до сих пор помню, как пациенты умирали от сердечного приступа — «остановки сердца» — прямо у меня на глазах. Помню, как целую ночь безуспешно пытался спасти мужчину, который ужасно мучился, истекая кровью из-за варикозного расширения вен пищевода. Все это время он оставался в полном сознании и смотрел мне в глаза. Я видел, как люди умирают от огнестрельных ранений, после автомобильных катастроф, из-за ударов током, от инфарктов, астмы и всевозможных разновидностей рака, в том числе весьма омерзительных.

Еще были те, кто не доживал до приезда в больницу и кого «Скорая помощь» привозила уже мертвыми. Как стажеру, мне поручали констатировать смерть бедняг, которых инфаркт или инсульт застал на улице. В таких случаях мне предъявляли полностью одетое тело, с которого приходилось снимать одежду, чтобы прослушать сердце стетоскопом, — это сильно отличалось от процедуры констатации смерти у больничных пациентов, на которых были надеты одинаковые обезличивающие пижамы. Мне казалось, что своими действиями я оскорбляю этих несчастных, и хотелось извиниться перед ними за то, что я вынужден расстегивать их одежду, хотя мертвым явно наплевать на это. Поразительно, насколько одежда все меняет.

* * *

Пятничным вечером я покидал Лондон на машине, рассчитывая несколько дней отдохнуть вместе с женой. Стояла морозная зима, и я любовался заснеженными деревьями, которые росли вдоль автострады, как вдруг зазвонил мобильный. Убедившись, что поблизости нет патрульных машин, я ответил. Разобрать, что говорят в трубке, удалось не сразу.

— Кто? — спросил я.

Так и не поняв, кто звонит, я услышал, как голос из трубки произнес:

— Мы только что приняли вашего пациента Дэвида Г. Его доставили прямо из дома.

— Ох, — вздохнул я и свернул на обочину.

— У него прогрессирующий гемипарез. Также отмечалась нарастающая сонливость, но благодаря стероидам ситуация улучшилась: он снова оживился и принялся острить.

Я очень хорошо помнил Дэвида. Впервые я прооперировал его двенадцатью годами ранее, удалив особую разновидность опухоли под названием «доброкачественная астроцитома правой височной доли мозга». Эти опухоли образуются непосредственно из тканей головного мозга и поначалу развиваются медленно, лишь изредка вызывая эпилептические припадки, но в конечном счете они становятся злокачественными и превращаются в глиобластомы, которые неизбежно приводят к летальному исходу. Этот процесс занимает многие годы, и в каждом конкретном случае практически невозможно предсказать, как долго пациенту осталось жить. Иногда, если опухоль достаточно маленькая, от нее удается полностью избавиться с помощью хирургического вмешательства. Но большинству пациентов – в основном молодым людям – приходится смириться с тем, что им вынесен отсроченный смертный приговор. В подобных ситуациях особенно сложно решить, как лучше преподнести пациенту диагноз. Если не соблюсти необходимый баланс между оптимизмом и реализмом – что со мной, несмотря на старания, периодически случается, – то врач рискует либо обречь пациента на жизнь, полную безнадежного отчаяния, либо столкнуться с обвинениями во лжи и в отсутствии компетентности, когда опухоль трансформируется в злокачественную и больной осознает, что дни его сочтены. Однако Дэвид всегда ясно давал мне понять, что хочет знать всю правду, какой бы суровой и неопределенной она ни была.

Дэвиду стукнуло тридцать, когда с ним случился первый припадок и была обнаружена опухоль. Этот высокий (более ста восьмидесяти сантиметров) мужчина успешно работал консультантом по вопросам управления, страстно увлекался бегом и ездой на велосипеде. Он был женат, и у него подрастали маленькие дети. Он был невероятно обаятельным и решительным человеком, который все умел обратить в шутку. Он не переставал острить даже тогда, когда я вскрыл его череп и возился с опухолью: операция проводилась под местной анестезией и Дэвид оставался в сознании. Мы оба надеялись, что он станет одним из тех немногочисленных счастливчиков, которым удалось полностью вылечиться с помощью операции, но томография, выполненная через три года, показала, что опухоль вернулась. Я отчетливо помню, словно это было вчера, как сообщил Дэвиду, сидевшему напротив меня в кабинете для приема амбулаторных больных, что возвращение опухоли убьет его. Я видел, как его глаза наполняются слезами, но он проглотил подступивший к горлу комок и на протяжении нескольких мгновений просто смотрел перед собой, после чего мы поговорили о том, что дальнейшее лечение поможет выиграть ему немного времени. В течение следующих нескольких лет я оперировал его еще два раза, и с помощью лучевой и химиотерапии ему удавалось вести нормальную жизнь — вплоть до недавнего времени. По сравнению со многими людьми, которым поставили аналогичный диагноз, Дэвид, как говорят врачи, «держался очень хорошо». За все эти годы я сблизился с ним и с его женой сильнее, чем с большинством других пациентов; я преклонялся перед тем, как они справлялись с болезнью, и перед тем, насколько практичными и решительными они оставались в связанных с нею вопросах.

— Не думаю, что тут можно сделать хоть что-то еще, — сказала врач, позвонившая мне, — но пациент просит, чтобы вы посмотрели снимки. Он сильно в вас верит. Я уже показала их одному нейрохирургу, и тот воспринял их без особого энтузиазма.

— Я улетаю из страны завтра утром на несколько дней, — ответил я. — Пришлите мне снимки по электронной почте, и на следующей неделе я гляну на них.

— Хорошо, так и сделаем. Спасибо.

Пошел снег. Когда я продолжил путь, в душе моей развернулась мучительная внутренняя борьба. По счастливой случайности я проезжал совсем рядом с больницей, в которую положили Дэвида, и мне не пришлось бы делать большой крюк, чтобы повидать его.

«С другой стороны, я не хочу туда ехать, чтобы сказать, что он умрет, – говорил я себе. – Я не хочу портить чудесные заграничные выходные, которые собрался провести с женой».

В груди противно щемило.

«В конце концов, если бы я был при смерти, – убеждал я себя, – разве мне не хотелось бы, чтобы хирург, в которого я так верил на протяжении всех этих лет, пришел меня навестить?.. Но мне действительно не хочется сообщать ему, что пришла пора умирать...»

В очередной раз я испытал лютую ненависть к больницам, к их унылым, бесчеловечным зданиям, за стенами которых разыгрывается столько трагедий.

Раздраженный и колеблющийся, я все-таки повернул на следующем съезде с автострады. Больница выросла передо мной, словно скала, посреди огромной парковки. В ужасном расположении духа я двинулся по бесконечному центральному коридору. Казалось, он тянется на мили и мили вперед, хотя, вероятно, дело было в том, что я страшился разговора с умирающим пациентом. В очередной раз я испытал лютую ненависть к больницам, к их унылым, бесчеловечным зданиям, за стенами которых разыгрывается столько трагедий.

По крайней мере лифт, в котором я поднимался на шестой этаж, не сообщил о необходимости вымыть руки, как делали лифты в моей больнице. Однако голос, предупреждающий об открытии и закрытии дверей, казался мне еще противнее, чем обычно.

Наконец я добрался до отделения и обнаружил Дэвида у сестринского поста: он стоял, окруженный медсестрами. Его слегка клонило в сторону из-за слабости в левой половине тела, поэтому он нуждался в поддержке.

Врач, с которой я разговаривал по телефону, тоже оказалась неподалеку. Она подошла ко мне.

– Все думают, что я волшебница! Только вам позвонила – и уже через пятнадцать минут вы тут как тут!

Я направился к Дэвиду, который рассмеялся, удивившись и обрадовавшись моему внезапному появлению.

– Опять вы! – воскликнул он.

– Да. Пойду гляну на снимки.

Меня подвели к ближайшему компьютеру.

Прежде мне не доводилось встречаться с врачом, которая наблюдала Дэвида, хотя мы и переписывались по поводу его болезни. Я сразу понял, что она очень приятный человек.

– Я наблюдаю всех пациентов с доброкачественными глиомами, – сказала она, слегка поморщившись. – Куда проще иметь дело с заболеваниями двигательных нейронов и рассеянным склерозом. Пациенты с глиомами на ранних стадиях молоды, у многих маленькие дети, а все, что я могу сказать, – это «иди и умри»... У меня дети того же возраста, что у Дэвида, и ходят они в одну школу. Очень сложно держаться отстраненно и не поддаваться эмоциям.

Я взглянул на снимок, появившийся на экране. На нем было видно, что опухоль – теперь уже раковая – зарывалась в глубь мозга. Поскольку опухоль находилась в правой части мозга, как и в случае с Хелен, когнитивные функции Дэвида оставались по большей части нетронутыми.

– Что ж, я могу провести операцию, – начал я, – но вряд ли мы выиграем много времени. Максимум – несколько месяцев. И это будет продление смерти, а не жизни. Оставшееся время окажется отравлено ложной надеждой, к тому же операция несет в себе определенный риск. Дэвид всегда ясно давал мне понять, что хочет знать правду.

Я подумал о других пациентах, например о Хелен, которых при схожих обстоятельствах все-таки оперировал, потому что они отказывались взглянуть в лицо правде, и о том, как сильно потом сожалел о своем выборе. Всегда невероятно сложно сообщать пациенту, что больше ничего нельзя сделать, что не осталось ни малейшей надежды и что настала пора покорно умереть. Кроме того, всегда опасаешься того, что можешь оказаться не прав. А вдруг произойдет чудо и, может быть, все-таки стоит прооперировать еще разок? Подобные размышления способны перерасти в нечто вроде двойного психоза, когда ни врач, ни пациент не в силах смириться с реальностью.

Пока я изучал снимки, Дэвида проводили в одиночную палату, в которую его положили накануне. В больницу он попал без сознания и наполовину парализованным, но изрядная порция стероидов временно вернула его к жизни.

Смотреть сверху вниз на умирающего пациента было бы таким же примером бесчеловечности, как и длинные больничные коридоры.

Я зашел в палату, где у кровати Дэвида стояли его жена и две медсестры. Сгущались сумерки, и в помещении царил мрак, так как свет еще не включили. Через окно можно было увидеть постепенно угасавший день, больничную парковку, раскинувшуюся несколькими этажами ниже, за ней ряд домов и деревьев, а также падавший на землю, но тут же таявший снег.

Дэвид лежал на спине. Когда я вошел, он не без труда повернулся в мою сторону. Я слегка нервничал.

– Я посмотрел снимки... И я всегда обещал вам, что буду честен.

Тут я обратил внимание, что Дэвид не смотрит на меня, и до меня дошло, что я стою слева от него – именно эта сторона была поражена опухолью. Он, вероятно, не мог меня видеть, поскольку правая часть мозга больше не работала, так что я обошел кровать и, хрустнув суставами, опустился на колени рядом с ним. Смотреть сверху вниз на своего умирающего пациента было бы таким же примером бесчеловечности, как и длинные больничные коридоры. Какое-то время мы смотрели друг другу в глаза.

– Я могу снова провести операцию. – Я говорил медленно, буквально выдавливая из себя каждое слово. – Но это даст вам еще один месяц – в лучшем случае два... Я несколько раз оперировал людей в похожей ситуации... Обычно потом я об этом сожалел.

Дэвид ответил так же медленно:

– Я понял, что все складывается не в лучшую сторону. Мне нужно было... кое-что уладить, но теперь... все уже сделано...

За годы практики я усвоил: когда преподносишь плохие новости, лучше говорить как можно меньше. Такие беседы в силу своей природы протекают медленно и мучительно, так что мне неизменно приходится бороться с желанием постоянно что-нибудь говорить, лишь бы заполнить неловкую тишину. Надеюсь, сейчас я справляюсь с этим лучше, чем в прошлом, но мне было чрезвычайно сложно соблюдать собственное правило, когда Дэвид взглянул на меня. Я сказал, что, будь он членом моей семьи, то я не пожелал бы ему больше никаких операций.

– Что ж, – заключил я, овладев собой, – полагаю, я продлил вам жизнь на добрых несколько лет...

Раньше Дэвид участвовал в соревнованиях по бегу и велоспорту, и руки у него были огромные, мускулистые. Пожимая его большую ладонь, я чувствовал себя неловко.

– Для меня было честью лечить вас, – произнес я и, поднявшись на ноги, добавил: – Это немного неуместно, но все, что я могу сказать, – «Удачи!».

Я так и не смог произнести «до свидания», ведь мы оба понимали, что видимся в последний раз.

Ко мне подошла жена Дэвида: глаза ее были полны слез. Крепко обняв ее на несколько мгновений, я покинул палату.

Лечащий врач Дэвида вышла вслед за мной.

– Огромное вам спасибо, что приехали. Это все значительно упростит. Мы отправим его домой и организуем паллиативный уход, – сказала она.

Я безнадежно всплеснул руками и пошел прочь пошатываясь, словно был пьян – пьян от избытка эмоций.

– Я счастлив, – ответил я ей. – Хорошо, если можно так выразиться, что мы поговорили.

«Удастся ли мне так же сохранить храбрость и достоинство, когда настанет мое время?» – спрашивал я себя, выходя на мрачный асфальт больничной парковки. Снег все еще падал, и я снова поймал себя на мысли о том, до чего же я ненавижу больницы.

Я завел машину и тронулся с места, терзаемый противоречивыми эмоциями. Вскоре я попал в пробку и принялся яростно проклинать машины и людей, сидящих за рулем, словно они были хоть сколько-нибудь виноваты в том, что хорошему, достойному человеку суждено умереть, оставив жену вдовой, а детей – сиротами. Я кричал и плакал, бестолково ударяя кулаком по рулю. Мне было стыдно, но не за то, что я не спас Дэвиду жизнь: лучшего лечения он и пожелать не мог, – а за то, что утратил профессиональную отрешенность. Собственные душевные страдания казались мне пошлыми на фоне хладнокровия Дэвида и мучений, которые перенесла его семья и которые я лишь бессильно наблюдал со стороны.

13

ИНФАРКТ

омертвение небольшого ограниченного участка ткани вследствие острого недостатка кровоснабжения

Во время очередной поездки в Америку, где я преподаю на общественных началах в нейрохирургическом отделении одной из больниц, я прочел лекцию под названием «Все мои самые ужасные ошибки». Меня вдохновила на нее книга Дэниэля Канемана «Думай медленно, решай быстро», опубликованная в 2011 году, — потрясающий взгляд на то, насколько ограниченно человеческое мышление и как сильно все мы страдаем от так называемых когнитивных искажений. Когда я размышляю о некоторых ошибках, допущенных на протяжении моей долгой карьеры, мне приносит утешение осознание того, что склонность к ошибочным суждениям, да и вообще к совершению ошибок, изначально заложена, если можно так выразиться, в человеческом мозге. Я понял, что смогу получить прощение за некоторые ошибки, совершенные за все эти годы.

Большинство хирургов испытывают глубочайшее чувство стыда, когда в результате операции пациенты страдают или умирают, и стыд становится еще острее, если за всем этим следует судебное разбирательство.

Ошибку может совершить каждый, и все мы прекрасно понимаем это. Проблема в том, что, когда ошибку совершают врачи вроде меня, последствия для пациента могут быть катастрофическими. Большинство хирургов (редкие исключения существуют и здесь) испытывают глубочайшее чувство стыда, когда в результате операции пациенты страдают или умирают, и стыд становится еще острее, если за всем этим следует судебное разбирательство. Хирургу сложно признать – как перед собой, так и перед окружающими, – что он совершил ошибку, поэтому он всеми возможными способами старается скрыть свои ошибки или переложить вину на кого-нибудь другого. Вместе с тем, приближаясь к закату карьеры, я все отчетливее осознаю, что должен делиться всеми совершенными в прошлом ошибками. Тогда, надеюсь, мои стажеры не повторят их.

Вдохновленный книгой Канемана, я поставил перед собой цель вспомнить все свои серьезные ошибки. В течение нескольких месяцев каждое утро, перед тем как отправиться на ежедневную пробежку вокруг ближайшего парка, я лежал в постели, размышляя о своей карьере. Весьма неприятное занятие. Чем больше я думал о прошлом, тем больше ошибок всплывало в моей памяти подобно выбросам ядовитого метана со дна реки. Многие из них оказались надежно похоронены в ней на долгие годы. Я также пришел к выводу, что если сразу же не запишу эти случаи, то обязательно забуду о них снова. Хотя некоторые, конечно, я не смогу забыть никогда, так как они были связаны с особенно неприятными для меня последствиями.

Когда я прочел лекцию перед американскими коллегами, в аудитории воцарилась оглушающая тишина. Не было задано ни единого вопроса. Насколько я могу судить, их, вероятно, поразила не столько моя безрассудная откровенность, сколько моя некомпетентность.

Предполагается, что хирурги должны рассказывать о своих ошибках на регулярных собраниях, посвященных вопросам «заболеваемости и смертности», на которых обсуждаются вполне предотвратимые ошибки и то, какой урок из них можно извлечь. Однако те собрания, на которых я присутствовал как в Америке, так и в собственном отделении, являли собой довольно жалкое зрелище, а присутствовавшие врачи очень осторожно подходили к взаимной публичной критике. Несмотря на постоянные разговоры о том, что медики должны открыто осуждать кажущиеся им неправильными действия коллег, на практике добиться этого невероятно сложно. Только если врачи ненавидят друг друга или вынуждены ожесточенно соперничать между собой (обычно это касается частной практики, приносящей большие деньги), они станут критиковать друг друга более открыто. Но чаще всего даже в таком случае они будут делать это за спиной друг у друга.

Одна из ошибок, о которых я рассказал на лекции и которые так никогда и не смог забыть, была связана с молодым человеком, поступившим в нашу старую больницу незадолго до того, как она закрылась. Мой тогдашний ординатор – американец, присланный на год из Сиэтла в рамках стажировки, – разыскал меня и попросил взглянуть на снимок.

Из моего кабинета мы перешли в комнату для просмотра снимков. Дело было еще до цифровой революции, и все томограммы пациентов представляли собой большие листы фотопленки. Подобно постиранной одежде, развешанной на веревках, снимки мозга закреплялись в стальных хромированных рамках. На рамках имелись подшипники, благодаря чему их можно было легко и аккуратно перемещать по одной. Вся система напоминала антикварный «Роллс-Ройс» – старомодный, но безупречный. При условии, что за снимки отвечал толковый помощник – а у нас работал именно такой, – на эту систему можно было полностью положиться в отличие от компьютеров, от которых теперь во многом зависит моя профессиональная жизнь. Ординатор продемонстрировал несколько снимков.

– В больницу Сент-Ричардса поступил мужчина тридцати двух лет с парализованной левой частью тела, – объяснил он.

На снимках был виден большой затемненный участок в правой части мозга.

Воистину, если у человека в руках молоток, то ему везде мерещатся незабитые гвозди. Когда нейрохирурги смотрят на снимок мозга, они видят проблему, по их мнению, требующую операции, и я, увы, не исключение.

Я окинул снимок беглым взглядом (к тому времени я уже опаздывал на амбулаторный прием) и согласился с ординатором в том, что это опухоль, но из тех, которые невозможно удалить. Все, что можно было сделать, — это операция-биопсия, когда отщипывается небольшой кусочек опухоли и отправляется на анализ в лабораторию. Я сказал, чтобы пациента привезли к нам в больницу для ее проведения. Оглядываясь назад, я понимаю, что вел себя беспечно: мне следовало задать больше вопросов о пациенте, и если бы мне предоставили достоверную информацию (которая, стоит признать, могла таковой и не являться, так как была бы получена из третьих рук), то я, вероятно, внимательнее изучил бы снимки либо же спросил мнение нашего нейрорадиолога.

Итак, мужчину перевели в отделение нейрохирургии. Мой ординатор должным образом выполнил биопсию — относительно безопасную операцию, требующую минимального хирургического вмешательства, для которой в черепе пациента просверлили сантиметровое отверстие и которая заняла меньше часа. Из лаборатории пришли анализы, и оказалось, что это никакая не опухоль, а инфаркт мозга: мужчина перенес инсульт — довольно редкое явление для человека его возраста, однако небезызвестное. Сегодня мне ясно, что именно инфаркт и был виден на снимке, просто я неправильно его истолковал. Мне стало стыдно, но я не особенно переживал: ошибка выглядела не такой уж чудовищной, да и инфаркт мозга казался куда более предпочтительным вариантом, чем злокачественная опухоль. Пациента перевели назад в местную больницу, чтобы установить причины болезни. Я думал, что больше о нем не услышу.

Два года спустя я получил копию длинного письма, написанного дрожащим старческим почерком. Оно пришло в больницу, после чего копию отправили мне для ознакомления из отдела по рассмотрению жалоб — новый директор недавно переименовал его в «отдел по рассмотрению жалоб и повышению качества работы персонала». В письме отец пациента обвинял меня в смерти сына, который скончался через несколько месяцев после операции. Мужчина был уверен, что именно она стала причиной смерти.

Получая письма с жалобами, я всегда сильно переживаю. Каждый день я принимаю несколько десятков решений, которые в случае ошибки могут привести к чудовищным последствиям. Моим пациентам отчаянно нужна вера в меня, а значит, я и сам должен в себя верить. Проводить и без того сложные, тончайшие операции на головном мозге, которые можно сравнить с хождением по краю пропасти, становится еще труднее из-за постоянного давления обстоятельств, вынуждающих меня как можно скорее принимать новых пациентов и выписывать старых. Когда я получаю подобное письмо или же оповещение от юриста о намерении пациента подать на меня в суд, то неизбежно осознаю, насколько глубока пропасть, по краю которой ежедневно хожу. Возникает ощущение, будто я вот-вот провалюсь в пугающий мир, в котором привычные роли меняются на противоположные, — мир, где я беспомощен и беззащитен перед пациентом, действующим по наущению учтивых и невозмутимых юристов, которые (и это еще больше сбивает меня с толку) так же, как и я, одеты в приличные костюмы и говорят в такой же уверенной манере. Я словно теряю всю свою убедительность и авторитет, которые служат мне непробиваемой броней, когда я обхожу палаты или вскрываю череп в операционной.

В письме отец пациента обвинял меня в смерти сына, который скончался через несколько месяцев после операции. Мужчина был уверен, что именно она стала причиной смерти.

Из истории болезни умершего пациента я узнал, что причиной смерти послужил повторный инсульт, вызванный повреждением кровеносных сосудов мозга во время первого инсульта, который я ошибочно принял за опухоль. Биопсия была лишней и неуместной, но совершенно не имела к делу отношения. Я написал несколько писем с извинениями, объяснениями и аргументами в свою защиту, которые больничное руководство переписало от третьего лица и отправило отцу пациента за подписью директора. Однако того мои объяснения не удовлетворили, и он потребовал созвать совещание по поводу своей жалобы, которое и было надлежащим образом проведено несколькими месяцами позже. Собрание вела со вкусом одетая женщина средних лет – сотрудница отдела по рассмотрению жалоб и повышению качества работы персонала, которую я прежде никогда не встречал и которая, очевидно, не знала подробностей данного случая. Родители умершего мужчины сидели напротив меня, излучая злость и ненависть: они были убеждены, что их сына убила моя некомпетентность.

Я разговаривал с родителями пациента, обескураженный и напуганный их злостью, из-за чего очень разнервничался. Я пытался извиниться, но также донести до них, что операция, какой бы ошибочной она ни была, не имела отношения к смерти их сына. Я никогда раньше не присутствовал на подобных собраниях, и, без сомнения, речь моя прозвучала неубедительно. Женщина из отдела по рассмотрению жалоб прервала меня, чтобы дать слово отцу пациента.

Я вынужденно присел, а затем невыносимо долго – так мне тогда показалось – слушал, как понесший тяжелую утрату мужчина выплескивал на меня горе и гнев. Другой администратор, также присутствовавший на собрании, потом рассказал мне, что сотрудница отдела по рассмотрению жалоб даже пустила слезу, слушая, как старик повествует о своих страданиях, единственным виновным в которых подразумевался не кто иной, как я. Позже я узнал, что собрание проводилось в день второй годовщины смерти его сына, чью могилу старик в то утро посетил первым делом. Наконец женщина из отдела по рассмотрению жалоб сказала, что я могу идти, и я покинул комнату в растрепанных чувствах.

Я думал, что на этом все закончится, но несколько недель спустя, всего за пару дней до Рождества, на моем мобильном как гром среди ясного неба раздался звонок: со мной хотел побеседовать главврач. Он совсем недавно перешел на эту должность из минздрава в связи со сложным финансовым положением в нашем филиале фонда Национальной службы здравоохранения. Его предшественника уволили внезапно и с позором. Я шапочно познакомился с новым начальником, когда его только назначили. Все главврачи, с которыми я сталкивался за годы своей карьеры (на данный момент их в больнице сменилось уже восемь), сразу после назначения обходят каждое отделение больницы, однако после этого их никто больше никогда не видит, если, конечно, не возникнет серьезная проблема. Этот не стал исключением. Полагаю, это и есть эффективное управление.

— Заранее оповещаю вас о том, что в новом году у нас с вами состоится встреча, — объявил он.

— По какому поводу? — Я тут же забеспокоился.

— Об этом вы узнаете во время встречи.

— Ради всего святого, зачем же вы мне тогда звоните?

— Чтобы заранее вас предупредить.

Мною овладели страх и растерянность. Думаю, именно с этой целью мне и позвонили.

— И что я должен делать с этой информацией? О чем вы хотите предупредить меня заранее? Знаете, я уже сыт по горло работой здесь, — жалобно добавил я, — и подумываю над тем, чтобы уйти.

— Ох, этого мы допустить не можем, — ответил он.

— Ну тогда скажите, в чем проблема! — закричал я.

— Это по поводу состоявшегося недавно собрания по рассмотрению жалобы, но я не могу сообщить вам подробности до того, как мы встретимся.

Он отказался добавить что-либо еще, и разговор подошел к концу.

— Счастливого Рождества, — буркнул я в трубку.

Встреча должна была состояться в первых числах января, и большую часть рождественских праздников я сосредоточенно о ней размышлял. Может быть, со стороны я и выгляжу прямолинейным и смелым, но в действительности я очень боюсь любого руководства — даже представителей Национальной службы здравоохранения, хотя и не питаю к ним ни малейшего уважения. Полагаю, этот страх одновременно с презрением к администрации зародился во мне еще полвека назад, когда я учился в дорогой частной школе. При одной только мысли о том, что мне предстоит встреча с главным врачом, на меня накатывало унизительное чувство страха.

Между тем за несколько дней до намеченной встречи у меня случилось кровоизлияние в левый глаз, и мне пришлось лечь на операцию по поводу отслойки сетчатки. Полагаю, именно из-за проблем со зрением через несколько недель я упал дома с лестницы, сломав ногу. А едва сняли гипс, как в правом глазу образовался разрыв сетчатки — менее серьезная проблема, чем отслойка, — и больничный снова пришлось продлевать. К тому времени как я вышел на работу, главный врач, казалось, уже позабыл и обо мне, и о телефонном разговоре. Вскоре после очередной поездки на Украину я сидел в кабинете, разбирая накопившиеся за время моего отсутствия бумаги.

— У вас снова проблемы! — крикнула Гейл через дверной проем, разделяющий наши кабинеты. — Звонила секретарша главного врача. Вас вызывают на встречу с главным врачом и его заместителем по хирургии завтра в восемь утра.

На этот раз я прекрасно знал, о чем со мной хотят поговорить. За два дня до того, торопясь на утреннее собрание, я взбежал на третий этаж и с изумлением обнаружил, что на дверях в женскую палату нейрохирургического отделения висит гигантский, размером метр на полтора, плакат. На нем в угрожающих красно-черных тонах был изображен громадный знак «Вход запрещен», под которым разместилось зловещее указание: «Не входить без уважительной причины. У некоторых пациентов инфекционное заболевание».

Я с отвращением отвернулся и вошел в комнату для просмотра снимков, где, по обыкновению, проходили наши утренние собрания. Младшие врачи обсуждали плакат. Оказалось, в отделении произошла вспышка норовируса – малоприятного, но обычно безобидного вируса, который в былые времена называли просто кишечным гриппом. Мой коллега Фрэнсис появился, размахивая тем самым плакатом, который, очевидно, сорвал с дверей.

– Ну разве можно быть такими дебилами?! – воскликнул он. – Какой-то болван из администрации повесил это на дверь в женскую палату. Теперь мы что, должны воздержаться от наблюдения пациенток?

– Ах вы проказник! – заметил я. – Ох и достанется же вам от руководства.

После собрания я спустился к себе в кабинет и послал по электронной почте письмо начальнику службы санитарно-эпидемиологического контроля с жалобой на плакат. Можно было не сомневаться: теперь меня хотели обвинить в том, что я его сорвал.

Итак, ровно в восемь утра я, слегка встревоженный, но настроенный обороняться до последнего, преодолел бесконечные коридоры, чтобы добраться до административного крыла, расположенного в самом сердце больницы и напоминающего лабиринт. Я миновал офисы менеджера по корпоративной стратегии и его заместителя, временного менеджера по корпоративному развитию, управляющего директора, директора по бизнес-планированию, директора по клиническим рискам и руководителей многих других отделов, названия которых я уже не помню, – почти наверняка все они были открыты по рекомендации консалтинговых компаний, чьи услуги стоят очень дорого. Я обратил внимание, что отдел по рассмотрению жалоб и повышению качества работы персонала переименовали в очередной раз: теперь он назывался отделом жалоб и благодарностей.

Офис главного врача состоял из нескольких смежных комнат: в первой сидела секретарь, а оттуда можно было попасть в просторное помещение, в одном конце которого разместился письменный стол, а в другом – большой стол для совещаний. «Совсем как в кабинетах, – кисло подумал я, – бывших коммунистических "аппаратчиков" и профессоров, с которыми я встречался на Украине». Главврач, однако, не собирался прибегать к запугиванию и хвастовству, которые присущи многим из его постсоветских коллег. Вместо этого он пригласил меня в кабинет и радушно предложил кофе. (С другой стороны, самые дружелюбные из украинских профессоров по утрам угощали меня водкой.) Вскоре к нам присоединился заместитель по хирургии: он почти ничего не сказал на протяжении всей встречи, но явно продемонстрировал недовольство по отношению ко мне и почтение по отношению к главврачу. После привычного обмена любезностями был поднят вопрос о плакате санитарно-эпидемиологической службы.

– На этот раз я сделал все по инструкции: послал официальное письмо начальнику санитарно-эпидемиологической службы, – твердо заявил я.

– Его сочли весьма оскорбительным. Вы сравнили больницу с концентрационным лагерем.

– Ну, это ведь не я разослал копию всем сотрудникам фонда, – парировал я.

– Разве я говорил, что это сделали вы? – ответил главврач строгим тоном директора школы.

– Я сожалею, что использовал термин «концентрационный лагерь», – начал я нерешительно. – Это было глупо и немного чересчур. Мне следовало сказать «тюрьма».

– Но разве не вы сорвали плакат?

– Нет, не я.

Главный врач молчал. — Я бы не смог делать вашу работу, — произнес он наконец.

Он явно удивился, и на некоторое время в кабинете повисла тишина. Я ни в коем случае не собирался стучать на своего коллегу.

– Еще у нас была проблема с собранием по поводу жалобы в прошлом году.

– Да, отдел по рассмотрению жалоб вашего фонда[1] умудрился назначить собрание в день годовщины смерти пациента.

– Не «вашего фонда», Генри, – прервал меня главврач. – Нашего.

– Годовщина смерти – худший из всех возможных дней для проведения подобного собрания. Вы никогда не сталкивались с таким явлением, как эмоциональная реакция на годовщину. В такой день особенно сложно достучаться до скорбящих родственников.

– Что ж, соглашусь. У нас ведь недавно было еще одно аналогичное собрание, не правда ли? – обратился он к заместителю по хирургии.

– Кроме того, представители вашего фонда не удосужились предварительно встретиться со мной, чтобы объяснить суть жалобы, – добавил я.

– Нашего фонда, – вновь поправил он меня. – Однако вы правы: процедура предполагает проведение предварительной встречи...

– Что ж, процедура не была соблюдена, но я прошу прощения, если неудачно выступил на собрании. Хотя знаете ли вы, каково это – сидеть напротив родителей умершего пациента, уверенных в том, что именно ты убил их ребенка. А еще сложнее, когда обвинения абсурдны, пусть даже я и ошибся с диагнозом и провел бессмысленную операцию.

[1] Имеется в виду фонд Национальной службы здравоохранения Великобритании.

Главный врач молчал.

– Я бы не смог делать вашу работу, – произнес он наконец.

– Что ж, а я бы не смог делать вашу, – ответил я, внезапно ощутив к нему прилив благодарности за понимание. Я подумал обо всех поставленных государством задачах, о политиках, преследующих исключительно собственные интересы, заголовках газет, скандалах, сжатых сроках, чиновниках, клинических ошибках, финансовых проблемах, ассоциациях недовольных пациентов, профсоюзах, судебных тяжбах, жалобах и самоуверенных врачах, с которыми приходится иметь дело главным врачам. Неудивительно, что в среднем они проводят на этом посту всего четыре года.

Какое-то время мы молча смотрели друг на друга.

– Но ваш отдел по связям с общественностью дерьмово справляется со своей работой, – заключил я.

– Все, о чем я вас прошу, – это по-прежнему применять ваш бесспорный талант от имени нашего фонда, – ответил он.

– Мы хотим, чтобы вы следовали установленным процедурам... – добавил заместитель по хирургии, чувствуя себя обязанным внести свой вклад в эту встречу.

По окончании встречи я проделал обратный путь по больничным лабиринтам и вернулся к себе в кабинет. В тот же день я отправил по электронной почте письмо, адресованное отделу по связям с общественностью, предлагая более удачные варианты плаката. «Нам нужна ваша ПОМОЩЬ...» – начиналось оно, но ответа я так и не дождался.

Несколько недель спустя главного врача перевели в другой филиал фонда, столкнувшийся с финансовыми проблемами, где он, без сомнения, продолжил усердно работать от имени государства и чиновников из министерства финансов и министерства здравоохранения. Там он продержался два года. А через несколько месяцев до меня доползли слухи, что на новом месте он взял больничный из-за огромной стрессовой нагрузки, и неожиданно для себя я почувствовал к нему жалость.

14

НЕВРОТМЕЗИС

полный анатомический разрыв периферического нерва, при котором полное восстановление утраченных функций невозможно

В один из первых дней июля, неожиданно жарких и душных, я ехал на велосипеде в больницу, где меня ждало очередное утреннее собрание. Перед этим я заглянул в свой небольшой садик на заднем дворе, чтобы проверить три пчелиных улья. Пчелки уже усердно трудились, одна за другой взмывая в небо. Скорее всего они направлялись в сторону лимонных деревьев, которые недавно расцвели в парке. Крутя педали, я мечтал о том, как в конце лета буду собирать вкуснейший мед.

Я опоздал на несколько минут. Одна из ординаторов уже представляла аудитории нового пациента:

– Первый пациент – мужчина шестидесяти двух лет, работающий охранником в одной из местных больниц. Живет один, близких родственников у него нет. Найден у себя дома в состоянии дезориентации: встревоженные коллеги решили его проведать, так как он не вышел на работу. Правая сторона его тела была усыпана многочисленными синяками. Коллеги сказали, что предыдущие три недели он разговаривал со все большим и большим трудом.

– Ты осмотрела его при поступлении? – спросил я, хотя и понимал, что ординаторы, представляющие на утренних собраниях новых пациентов, почти никогда не видят их заранее, так как рабочие смены у них короткие.

– Вообще-то осмотрела. У него наблюдалась выраженная дисфазия, а также незначительная слабость в правой части тела.

– Так каков же будет диагноз?

– Недавно начавшееся прогрессирующее неврологическое расстройство, которое привело к затруднениям в речи. Синяки на правой стороне тела говорят о том, что пациент падает вправо, так что скорее всего у него прогрессирующая проблема в левой части мозга, вероятно, в височной доле.

– Верно, очень хорошо. Какого рода проблема?

– Может быть, МФГ, а может, субдуральная гематома.

– Верное предположение. Давайте взглянем, что у нас на снимках.

Пока она возилась за компьютером, перед нами постепенно всплывали снимки мозга этого бедняги. На них было отчетливо различимо однозначно злокачественное образование в левом полушарии мозга.

– Похоже на МФГ, – предположил кто-то.

В тот день на собрании присутствовали двое студентов-медиков. Ординатор повернулась к ним, должно быть наслаждаясь тем, что в комнате находятся люди, стоящие в медицинской иерархии ниже ее.

– МФГ, – сказала она с поучительной интонацией, – это мультиформная глиобластома. Чрезвычайно злокачественная первичная опухоль головного мозга.

– К тому же смертельная, – добавил я на радость студентам. – Человеку его возраста с такой опухолью остается жить считаные месяцы, а то и недели. Если проводить лечение, подразумевающее частичное удаление опухоли хирургическим путем с последующей лучевой терапией, это продлит жизнь пациента максимум еще на пару месяцев. Однако вернуть речь скорее всего не получится в любом случае.

– Ну что, Джеймс, – обратился я к одному из старших ординаторов. – Диагноз установлен. Какие будут рекомендации? И какие моменты на самом деле важны?

– У него злокачественная опухоль, которую мы не можем вылечить. Он парализован, несмотря на стероиды. Все, что можно сделать, – это провести биопсию и направить его к радиологу.

– Да, но что на самом деле важно в этом случае?

Джеймс задумался. Не дожидаясь ответа, я сказал, что самое важное тут – отсутствие близких родственников. За пациентом некому будет ухаживать. Что бы мы ни предприняли, жить ему осталось считаные месяцы, а поскольку семьи у него нет, на протяжении этих месяцев ему почти наверняка предстоит влачить жалкое существование в какой-нибудь гериатрической палате. Но я добавил, что Джеймс скорее всего прав: гораздо проще будет вернуть пациента в местную больницу, если мы официально поставим диагноз, так что нужно побыстрее разобраться с биопсией, а затем передать его онкологам. После этого нам останется только надеяться, что они окажутся благоразумны и не станут продлевать его страдания. Но факт в том, что мы и так уже установили диагноз на основании снимков, и в данном случае любая операция была бессмысленной.

Достав из кармана флешку, я подошел к компьютеру.

– А сейчас я покажу вам удивительные томограммы мозга, сделанные во время последней поездки на Украину! – начал было я, но один из младших коллег перебил меня.

– Прошу прощения, – сказал он, – но администратор, ответственная за рабочие часы младшего врачебного персонала, весьма любезно согласилась обсудить с нами новое расписание дежурств для ординаторов, а свободное время у нее только до девяти, так как потом ей предстоит другая встреча. Она будет здесь с минуты на минуту.

Я огорчился из-за того, что не удастся показать снимки огромных украинских опухолей мозга, но, очевидно, выбора у меня не было.

Администратор опаздывала, и, пока мы ее ждали, я успел зайти в операционную, чтобы повидать единственного на сегодня пациента – молодого человека с запущенным остеохондрозом, вызванным банальной межпозвоночной грыжей. Он лежал на каталке в кабинете для проведения анестезии.

Впервые я осматривал его шестью месяцами ранее. Молодой человек работал программистом и увлекался ездой на горном велосипеде. Он готовился к каким-то национальным соревнованиям, когда его начали беспокоить мучительные боли в нижней части левой ноги по ходу седалищного нерва. МРТ показала, что причиной тому является межпозвоночная грыжа, сдавившая первый крестцовый нервный корешок. Грыжа мешала пациенту тренироваться, и он был вынужден, к своему горькому разочарованию, отказаться от участия в соревнованиях. Перспектива попасть на операционный стол очень страшила его, и он решил посмотреть, не наступит ли облегчение само собой, что, как я ему объяснил, зачастую происходит, если выждать достаточно долго. Лучше, однако, не стало, и молодому человеку пришлось, пусть и с большой неохотой, согласиться на операцию.

— Доброе утро! — поздоровался я тоном уверенного в себе хирурга.

— Доброе утро! – поздоровался я тоном уверенного в себе хирурга. Уверенность моя была неподдельной, так как операция предстояла самая что ни на есть рядовая. Большинство пациентов радуются возможности побеседовать со мной перед операцией, но этот почему-то выглядел до смерти испуганным.

Наклонившись и слегка похлопав молодого человека по руке, я сказал, что операция предстоит максимально простая. Я объяснил, что мы каждый раз должны предупреждать пациентов о связанных с операцией рисках, но заверил его, что вероятность осложнений ничтожно мала. Если бы меня на протяжении шести месяцев беспокоил остеохондроз, то я не задумываясь согласился бы на операцию, добавил я. Конечно, я не особенно радовался бы этому, но все-таки согласился бы, хотя, как и большинство врачей, я тот еще трус.

Не знаю, удалось ли мне обнадежить пациента. Операция действительно предстояла простейшая, сопряженная с минимальным риском, но до меня с молодым человеком уже поговорил ординатор, а все ординаторы – особенно те, что учились в Штатах, – слишком усердствуют, когда речь заходит об информированном согласии, и всячески запугивают пациентов длиннющим списком крайне маловероятных осложнений, среди которых не забывают упомянуть и смерть. Я бы перечислил те же основные риски, однако подчеркнул бы, что при хирургическом удалении межпозвоночной грыжи такие серьезные осложнения, как повреждение нерва и паралич, – большая редкость.

Я покинул кабинет: надо было поприсутствовать на встрече младшего врачебного персонала с администратором.

– Чуть позже я к тебе присоединюсь, – бросил я ординатору через плечо, выходя из операционной, хотя и не думал, что в этом будет необходимость, поскольку он уже проводил такие операции самостоятельно.

Я вернулся в переговорную, где меня уже ждали коллеги вместе с администратором – крупной назойливой молодой женщиной с выкрашенными хной курчавыми волосами. Разговаривала она высокомерно.

– Необходимо, чтобы вы утвердили новое расписание, – сказала она.

– И что вы предлагаете? – спросил один из моих коллег.

– Согласно директиве Европейского парламента о рабочем времени, ваши ординаторы больше не могут оставаться на дежурство. Комнаты для дежурств будут ликвидированы. Мы проверили рабочие графики ординаторов: на данный момент все работают слишком много. У них должна быть возможность каждую ночь спать минимум восемь часов, в течение шести из которых их гарантированно никто не станет будить. Этого можно добиться только за счет организации посменной работы.

Мои коллеги тревожно заерзали на стульях и принялись один за другим выражать недовольство.

– Посменную работу уже пробовали в других больницах, и все остались недовольны таким графиком, – заметил один из них. – Он уничтожает само понятие непрерывного медицинского ухода. Врачи будут сменять друг друга два-три раза за день. Ординаторы, работающие по ночам, не будут знать практически никого из пациентов, равно как и пациентам они будут незнакомы. Все считают, что это опасно. Сокращение рабочих часов также приведет к тому, что младшие врачи получат гораздо меньше клинического опыта, а это опасно вдвойне. Даже президент Королевской коллегии хирургов высказался против посменной работы.

– Мы вынуждены соблюдать закон, – ответила она.

– А есть ли хоть какой-нибудь другой вариант? – поинтересовался я. – Почему мы не можем добиться послаблений? Младшие врачи хотят отказаться от европейской директивы и работать больше сорока восьми часов в неделю, и этого можно добиться, если частично поступиться директивой. Никто не хочет ее соблюдать. Коллеги из Франции и Германии говорят, что вообще не обращают на нее внимания. А Ирландия отменила ее для своих врачей.

– У нас нет выбора, – сказала администратор. – К тому же последний срок подачи ходатайства о частичной отмене директивы истек на прошлой неделе.

– Но нам только на прошлой неделе сказали, что его в принципе можно подать! – не унимался я.

– Оно в любом случае не помогло бы, – услышал я в ответ. – Фонд решил, что никто не будет отказываться от соблюдения директивы.

– Но с нами это даже не обсуждали. Неужели наше мнение о том, что лучше для пациентов, ни во что не ставится?

Было очевидно: мои возражения совершенно не интересуют администратора, а на последний вопрос она даже не удосужилась ответить. Разгорячившись, я принялся объяснять, какую опасность таит в себе то, что хирурги-стажеры будут работать всего сорок восемь часов в неделю.

— Вы можете изложить свои соображения в письме и прислать мне его по электронной почте. — Она оборвала меня на полуслове, и на этом встреча подошла к концу.

Я вернулся в операционную, где ординатор приступил к работе. К тому времени он провел уже достаточно аналогичных операций и, хотя и не входил в число самых талантливых стажеров, определенно был одним из самых добросовестных и добрых ординаторов за всю мою карьеру. Медсестры его обожали. Я был уверен, что ничем не рискую, позволив ему начать самостоятельно, а возможно, и полностью провести операцию без моей помощи. Но мне передалась чрезмерная обеспокоенность пациента, и я разволновался, так что быстренько переоделся и вошел в операционную, хотя при других обстоятельствах остался бы в комнате с красными диванами — готовый в любую секунду прийти на помощь ординатору, но не следящий за каждым его действием.

Как и во время любой операции на позвоночнике, пациент, укрытый светло-голубыми стерильными простынями, лежал на операционном столе лицом вниз. Обнаженным оставался лишь небольшой прямоугольный участок кожи в районе поясницы, окрашенный йодным раствором в желтый цвет и ярко освещенный огромной операционной лампой, напоминавшей блюдо, которая с помощью шарнирного кронштейна крепилась к потолку. Посередине этого прямоугольника виднелся семисантиметровый разрез, проходящий через кожу и темно-красные мышцы спины, удерживаемые в раскрытом состоянии стальными ретракторами.

— Почему разрез такой большой? — спросил я с раздражением, так как по-прежнему злился на администратора и ее полное безразличие к моим словам. — Ты разве не видел, как это делаю я. И почему ты используешь такие большие костные кусачки? Для диска L5/S1[1] они не подойдут.

Несмотря на мое недовольство, поводов для беспокойства не было: операция едва началась, снимок показал рядовую межпозвоночную грыжу, а ординатор еще не дошел до самой сложной части операции, заключавшейся в освобождении зажатого позвоночником нервного корешка.

— Святые угодники! — взорвался я. — Да ты повредил нервный корешок!

Вымыв руки, я сменил его за операционным столом.

— Я посмотрю.

Я взял щипцы и принялся изучать разрез. Из него показалась длинная блестящая белая нить толщиной с веревку длиной сантиметров десять.

— Святые угодники! — взорвался я. — Да ты повредил нервный корешок!

Я швырнул щипцы на пол, отбежал от операционного стола к дальней стене помещения и постарался успокоиться. Мне хотелось разрыдаться. На самом деле грубые технические ошибки вроде этой — огромная редкость в хирургии. Большинство ошибок, допускаемых во время операции, обнаружить куда труднее, да и едва ли их можно считать ошибками как таковыми. За все тридцать лет карьеры в нейрохирургии я никогда не сталкивался с подобной катастрофой, хотя и слышал, что такое бывает.

Заставив себя вернуться к операционному столу, я снова заглянул в окровавленный разрез и продолжил осторожно изучать его, опасаясь того, что могу там найти. Вскоре мне стало очевидно, что ординатор напутал с анатомией и вскрыл позвоночник со стороны не внутреннего, а внешнего края позвоночного канала, где ему тут же попался нервный корешок,

[1] Диск между пятым поясничным и первым крестцовым позвонками.

который – по совсем уж непонятной мне причине – он потом и повредил. Он допустил совершенно непостижимую ошибку, особенно если учесть, что ранее ему довелось наблюдать десятки подобных операций, а также немало провести самостоятельно, без моего надзора.

– Думаю, ты разрезал прямо по нерву – полный невротмезис, – с грустью сказал я ошарашенному помощнику. – Практически наверняка лодыжка останется навсегда парализована, и до конца жизни ему придется хромать. Это серьезное нарушение функций – он больше никогда не сможет бегать или ходить по неровной поверхности. Вот тебе и соревнования по езде на горном велосипеде.

Мы закончили операцию в гробовой тишине.

Я подобрался к позвоночнику с нужной стороны и ловким движением поставил сместившийся межпозвоночный диск на место без каких-либо проблем – простая и быстрая операция, которую я в принципе и обещал пациенту, когда он испуганно смотрел на меня в кабинете для проведения анестезии.

Я вышел из операционной, и Джудит, анестезиолог, последовала за мной в коридор.

– Это ужасно, – вздохнула она. – А ведь он так молод. Что вы ему скажете?

– Правду. Есть шанс, что нерв не был полностью рассечен. Тогда пациент еще может поправиться, хотя на это и уйдут долгие месяцы. Если честно, я сомневаюсь, что ему повезет, но надежда умирает последней...

Мимо проходил один из коллег, и я рассказал ему о случившемся.

– Черт побери! – воскликнул он. – Не повезло. Думаете, он подаст в суд?

– Думаю, я имел достаточно оснований для того, чтобы позволить ординатору начать операцию: он ведь проводил такие же раньше. Но я ошибся. У него было меньше опыта, чем я предполагал. Это действительно грубейшая ошибка… С другой стороны, отвечать за его действия придется мне.

– Что ж, судиться все равно будут с фондом – выходит, не так уж и важно, кто именно виноват.

– Но я переоценил его способности. Это моя вина. Да и пациент в любом случае будет во всем винить меня. Он доверился мне, а не гребаному фонду. На самом деле если он не поправится, то я скажу, чтобы он подал в суд на меня.

Лицо моего коллеги вытянулось от удивления. Врачи обычно не стремятся к судебным тяжбам.

– Я отвечаю перед ним, а не перед фондом – разве не это столь усердно твердит нам, врачам, Генеральный медицинский совет? – сказал я. – Если пациент стал инвалидом по чьей-то вине, он имеет право получить финансовую компенсацию, разве не так? Ирония в том, что, если бы не дурацкая встреча с администратором, я оказался бы в операционной раньше и ничего скорее всего не случилось бы. Как бы мне хотелось обвинить во всем администратора, – добавил я. – Но я не могу.

Теперь предстояло написать отчет о проведенной операции. Если во время операции что-то идет не так, соврать проще простого. Впоследствии уже никто не сможет проверить, что именно пошло не так. Можно придумать самые разные правдоподобные отговорки. Более того, пациентов ведь всегда предупреждают, что в ходе операции может быть поврежден нерв, хотя на моей памяти такого практически никогда не случалось. Я знаю по меньшей мере одного именитого нейрохирурга, теперь уже пенсионера, который соврал в отчете, чтобы скрыть еще более грубую ошибку, допущенную во время операции, причем пациент был весьма высокопоставленной персоной. Тем не менее я точно и абсолютно честно изложил, как все произошло.

Я покинул операционную, а через тридцать минут наткнулся на Джудит, вышедшую из палаты для выздоравливающих пациентов.

— Очнулся? — спросил я.

— Да. Он шевелит ногой... — сказала она с зачатком надежды в голосе.

— Тут дело в лодыжке, — мрачно ответил я, — а не во всей ноге.

Я заглянул к пациенту. Он только что очнулся и вряд ли потом вспомнил бы хоть что-нибудь из слов, сказанных мною сразу после операции, поэтому я был краток. Увы, мои худшие опасения подтвердились: он не мог поднять левую стопу; свисание стопы — проблема очень серьезная и, как я сказал ординатору, мешающая вести полноценную жизнь.

«Злость и слезы, — подумал я, выдавливая на руки спиртовой гель, прежде чем выйти из палаты, — не заставят себя долго ждать».

Через два часа я вернулся в палату — к тому времени молодой человек окончательно отошел от анестезии. Его встревоженная жена сидела рядом с ним.

— Операция оказалась в конечном счете не такой уж и рядовой, — произнес я. — Один из нервов, ведущих к левой лодыжке, был поврежден — вот почему вы пока не можете поднять ступню. Работоспособность ноги еще может восстановиться, но я ничего не могу гарантировать. Даже если это и произойдет, то, боюсь, очень не скоро — на восстановление уйдут месяцы.

— Но ведь она должна восстановиться? — встревоженно спросил он.

Я повторил, что ничего не знаю наверняка. Единственное, что я смог ему пообещать,— это и в дальнейшем всегда говорить правду. Мне было не по себе.

Он молча кивнул, слишком потрясенный и растерянный для того, чтобы хоть что-нибудь сказать. «Злость и слезы, — подумал я, прилежно выдавливая на руки спиртовой гель, прежде чем выйти из палаты, — не заставят себя долго ждать».

Я спустился к себе в кабинет и принялся разбирать горы маловажных бумаг. На письменном столе стояла большущая коробка шоколадных конфет, которую мне подарила жена одного из пациентов. Я отнес их в расположенный по соседству кабинет Гейл, так как она явно любит конфеты сильнее, чем я. В ее кабинете в отличие от моего есть окно, и я обратил внимание, что на улице лило как из ведра. Приятно пахло дождем, поливавшим сухую землю.

– Угощайтесь конфетами, – сказал я.

Домой я возвращался, так и не успокоившись.

«И почему я до сих пор вожусь со стажерами? – корил я себя, озлобленно крутя педали. – Почему бы мне не проводить все операции самостоятельно? Почему именно я должен решать, готовы они оперировать или нет, если программу стажировки составляют гребаные политики и чиновники? Мне все равно приходится каждый день осматривать пациентов, поступающих в отделение, потому что современным молодым врачам не хватает опыта, да и в больнице они появляются нечасто. Точно, больше никого ничему учить не буду. – При мысли об этом я почувствовал резкое облегчение. – Это слишком рискованно. Сейчас так много врачей, что будет несложно иногда приходить в больницу ночью... В стране вечно ни на что не хватает денег, так почему бы ей не смириться и с нехваткой медицинского опыта? Да будет целое поколение невежественных врачей. К черту будущее, пусть само с собой разбирается – я никому ничего не должен. К черту руководство, к черту правительство, к черту жалких политиков с их дурацкими расходами и к черту гребаных чиновников в гребаном министерстве здравоохранения. Пошли все к черту».

15

МЕДУЛЛОБЛАСТОМА

злокачественная опухоль,
развивающаяся в детском возрасте

Много лет назад я оперировал мальчика по имени Даррен со злокачественной опухолью под названием «медуллобластома» – ему тогда было двенадцать лет. Опухоль привела к гидроцефалии мозга, которая продолжала доставлять проблемы, хотя мне и удалось полностью вырезать медуллобластому. Так что спустя несколько недель я провел операцию, чтобы установить шунт – дренажную трубку, которая осталась в голове Даррена. Мой сын Уильям после удаления опухоли перенес такую же операцию по той же самой причине. С тех пор с Уильямом все было в порядке, однако шунт в голове Даррена несколько раз закупоривался – распространенная проблема, – из-за чего понадобился ряд дополнительных операций. Мальчика лечили с помощью лучевой и химиотерапии, и с годами сложилось впечатление, что болезнь удалось победить. Несмотря на неприятности с шунтом, в остальном состояние Даррена оставалось хорошим. Окончив школу, он поступил в университет изучать бухгалтерское дело.

Когда Даррен был на учебе, вдали от дома, его начали беспокоить сильнейшие головные боли. Его привезли в нашу больницу как раз тогда, когда я находился на больничном в связи с отслойкой сетчатки глаза. Снимок показал, что опухоль вернулась. Подобные опухоли действительно часто дают рецидив, но обычно это происходит в течение первых нескольких лет после операции. Возвращение опухоли спустя восемь лет, как случилось с Дарреном, весьма редкое явление – никто не ожидал такого развития событий. Рецидив медуллобластомы – неизбежный смертный приговор, хотя дальнейшее лечение и может отсрочить смерть на год или два, если повезет. Мы договорились, что в мое отсутствие Даррена прооперирует один из коллег-нейрохирургов, однако вечером накануне операции юноша перенес обширное кровоизлияние в опухоль – совершенно непредсказуемое событие, которое иногда возникает при злокачественных опухолях. Впрочем, даже если бы Даррена успешно прооперировали до фатального кровоизлияния, он все равно вряд ли протянул бы долго. Мать была с ним, когда случилось кровоизлияние. Юношу поместили в отделение интенсивной терапии, но к тому времени его мозг уже умер, так что через несколько дней аппарат искусственной вентиляции легких отключили.

За эти годы я довольно близко познакомился с Дарреном и его матерью. Вернувшись на работу, я с грустью воспринял известие о его смерти, хотя далеко не первый раз мой пациент умирал подобным образом. Насколько мне известно, после того как Даррена положили в отделение нейрохирургии, он получал надлежащее лечение, но его мать почему-то была убеждена, что в смерти ее сына виноват мой коллега, затянувший с проведением операции. Я получил от нее письмо, в котором она просила о встрече. Я решил принять ее у себя в кабинете: меня не прельщала мысль о беседе в одном из обезличенных помещений амбулаторного отделения. Я пригласил женщину в кабинет и сел напротив нее. Разразившись слезами, она начала рассказывать о смерти сына.

– Внезапно он присел и схватился за голову. Мой сын закричал: «Мама, мама, помоги!» – говорила она, терзаемая болезненными воспоминаниями.

Как-то раз пациент, умиравший от опухоли, стал звать меня на помощь. Тогда я почувствовал себя ужасно беспомощным. «Настолько же ужасным, – подумал я, – насколько невыносимым должно быть осознание того, что тебя зовет собственный ребенок, а ты ничем не можешь ему помочь».

– Я знала, что его следует прооперировать, но они не хотели меня слушать, – сказала она.

Снова и снова мать Даррена пересказывала мне всю цепь событий. Спустя сорок пять минут я с отчаянием всплеснул руками.

– Но чего вы хотите от меня?! Меня ведь там не было.

– Я знаю, что вы не виноваты, но я надеялась получить ответы на некоторые вопросы.

Я объяснил, что – насколько я могу судить – никто не мог предсказать кровоизлияние и что вполне логично было запланировать операцию на следующий день. Я добавил, что врачи и медсестры, присматривавшие за Дарреном, безумно опечалены происшедшим.

— Я думала, что вы рассвирепеете, услышав о смерти Даррена, — сказала она с разочарованием в голосе.

– Они так и сказали, когда решили отключить его от аппарата, – ответила мать Даррена дрожащим от злости голосом. – Они сказали, что персонал опечален необходимостью продолжать искусственную вентиляцию легких. Но ведь этим людям платят – им платят! – чтобы они делали свою работу!

Женщина настолько разъярилась, что выбежала из кабинета. Я пошел следом (на улице ярко светило послеполуденное солнце) и нашел ее возле парковки напротив главного входа.

– Простите, что я повысил голос, – извинился я. – Мне тоже тяжело из-за всего этого.

– Я думала, что вы рассвирепеете, услышав о смерти Даррена, – сказала она с ноткой разочарования в голосе. – Я знаю, что вам непросто... – Она махнула рукой в сторону здания. – У вас ведь есть обязательства перед больницей.

– Я не пытаюсь никого прикрыть. Я не люблю это место и нисколько ему не предан.

Продолжая разговор, мы направились к автоматической двери из стекла и стали, ведущей в главный корпус больницы. Люди постоянно входили и выходили, из-за чего она скорее напоминала железнодорожный вокзал.

Я вновь отвел посетительницу в свой кабинет; по пути мы миновали вход в амбулаторное отделение: на его дверях висело угрожающее объявление, которое я как-то раскритиковал в радиопередаче, из-за чего навлек на себя неприятности. «Этот фонд, – гласило объявление, – придерживается политики отказа в предоставлении медицинских услуг агрессивным и оскорбительно ведущим себя пациентам...» Какая ирония. В объявлении отражено недоверие больничного руководства по отношению к пациентам, и аналогичное недоверие – но только в отношении больницы – сейчас овладело матерью Даррена.

Она забрала из кабинета сумку и ушла, не сказав больше ни слова. Я же направился к палатам. На лестнице мне встретился ординатор.

– Я только что виделся с матерью Даррена, – поделился я с ним. – Разговор выдался не из приятных.

– Она доставила немало хлопот в отделении реанимации, когда парень умирал. Не давала отключить вентиляцию легких, хотя его мозг был мертв. Я ничего против не имел, но некоторые из анестезиологов заупрямились перед выходными, а кое-кто из медсестер отказался присматривать за фактически мертвым пациентом...

– Да уж.

Я вспомнил, как сам рассвирепел много лет назад, когда мой сын чуть не умер из-за беспечности (как мне тогда казалось) врача, который должен был присматривать за Уильямом, после того как его положили в больницу с опухолью мозга. Я также вспомнил, как, став нейрохирургом, оперировал маленькую девочку с громадной опухолью в мозге. Опухоль, как иногда бывает, представляла собой клубок кровеносных сосудов, и во время операции я безуспешно пытался остановить кровотечение. Операция превратилась в страшное соревнование на скорость между кровью, лившей из головы девочки, и моим бедным анестезиологом Джудит, вливавшей кровь обратно через внутривенные капельницы, пока я пытался – в итоге тщетно – положить кровотечению конец.

Пациентка – очень красивая девочка с длинными рыжими волосами – истекла кровью до смерти. Она умерла прямо на столе – невероятно редкое событие в современной хирургии. Пока я завершал неудавшуюся операцию, пришивая на место скальп теперь уже мертвого ребенка, в операционной стояла абсолютная тишина. Привычные для этого места звуки: разговоры персонала, шипение прибора для искусственной вентиляции легких, писк оборудования, применяемого анестезиологом, чтобы следить за состоянием больного, – внезапно и разом заглохли. Все избегали смотреть друг другу в глаза: мы потерпели полную неудачу, и вокруг нас витала смерть. Я же, зашивая голову несчастной девочки, думал о том, что сказать ее семье.

Я понятия не имел, как отреагирует женщина, но она подошла и обняла меня, утешая по поводу моей неудачи, хотя сама только что потеряла дочь.

Я заставил себя подняться в детское отделение, где ждала мать девочки. Она не была готова услышать столь ужасную новость. Слова давались мне с огромным трудом, однако я сумел описать случившееся. Я понятия не имел, как отреагирует женщина, но она подошла и обняла меня, утешая по поводу моей неудачи, хотя сама только что потеряла дочь.

Врачи должны нести ответственность за свои ошибки, потому что власть развращает. Должны быть специальные процедуры подачи жалоб, судебные тяжбы, комиссии по расследованию, наказания и выплаты компенсаций. И в то же время, если ты не скрываешь и не отрицаешь совершенную ошибку, если пациенты и их родственники видят, что ты сокрушаешься из-за нее, в таком случае (если повезет) ты можешь получить величайший из даров – прощение. Насколько мне известно, мать Даррена решила не давать делу ход, но боюсь, если она так и не сможет простить врачей, присматривавших за ее сыном в последние дни, то его предсмертный крик будет преследовать ее вечно.

16

АДЕНОМА ГИПОФИЗА

доброкачественная опухоль гипофиза

Должность старшего врача я получил в 1987 году, сделавшись к тому времени довольно опытным специалистом. Меня прочили в преемники старшему хирургу в той самой больнице, где я ранее стажировался: его карьера постепенно подходила к концу, поэтому большинство операций он отдавал мне. Как только становишься старшим врачом, твоя ответственность за пациентов неизмеримо возрастает. Оглядываясь назад, вдруг понимаешь, что годы стажировки были весьма беззаботным временем. Когда стажируешься, вся ответственность за любые твои ошибки ложится на старшего врача, курирующего тебя. С возрастом самоуверенность многих стажеров, за чьи просчеты мне приходится отвечать, начала несколько раздражать меня, однако я в свои годы ничем не отличался от них в этом плане. Все меняется, когда становишься старшим врачом.

Первые несколько месяцев в новой должности прошли без происшествий. А затем мне достался пациент с акромегалией. Эту болезнь вызывает маленькая опухоль в гипофизе, из-за которой тот выделяет гормон роста в избыточном количестве. В результате лицо человека меняется – делается тяжелым, словно его вырубили из камня, подбородок и лоб становятся гипертрофированно большими, как у отрицательных мультипликационных персонажей, а ступни и ладони начинают напоминать лопаты. Мой пациент изменился не очень сильно. К тому же во многих случаях изменения накапливаются настолько медленно и постепенно – порой на протяжении нескольких лет, что большинство больных и их родственников вовсе ничего не замечают. Только если человек узнает о своем заболевании, он может обратить внимание на то, что его челюсть выглядит довольно массивной. В конечном счете повышенный уровень гормона роста приводит к проблемам с сердцем — именно по этой причине, а отнюдь не из эстетических соображений, мы и оперируем таких пациентов. Операция проводится через ноздрю, поскольку гипофиз расположен под мозгом, прямо над носовой полостью. Как правило, это совершенно рядовое, простое хирургическое вмешательство. Вместе с тем возле гипофиза пролегают две крупные артерии, которые хирург, если ему чудовищно не повезет, может повредить в ходе операции.

Вечером того же дня я навестил его — жена и дочки осыпали меня похвалами и благодарностями, которые я охотно принял на свой счет.

На первый прием тот пациент пришел вместе с женой и тремя дочками. Итальянцы по происхождению, они весьма эмоционально отреагировали на известие о том, что без хирургического вмешательства не обойтись. Без сомнения, отношения в семье сложились близкие и любящие. Но несмотря на беспокойство, они нисколько не сомневались в моей компетентности. Пациент оказался на редкость приятным человеком: я проведал его воскресным вечером накануне операции, и некоторое время мы с удовольствием поболтали. Чрезвычайно приятно чувствовать, что пациент полностью доверяет тебе. Назавтра я провел операцию: все прошло хорошо; мужчина очнулся после анестезии в прекрасной форме. Вечером того же дня я навестил его — жена и дочки осыпали меня похвалами и благодарностями, которые я охотно принял на свой счет. На следующий день один из симптомов акромегалии — ощущение, будто пальцы распухли, — начал понемногу спадать. Я зашел в палату к пациенту в четверг утром, прямо перед тем, как его должны были выписать.

Когда я с ним заговорил, он посмотрел на меня без всяческого выражения и ничего не ответил. И тут я обратил внимание, что его правая рука безжизненно лежит на кровати. Ко мне подбежала одна из медсестер.

– Мы пытались вас разыскать, – сказала она. – Мы думаем, что у него случился инсульт всего пару минут назад.

Мы с пациентом непонимающе смотрели друг на друга. Я не мог поверить в происходящее, а он попросту ничего не осознавал. Меня захлестнула горькая волна страха и разочарования. Борясь с нахлынувшими эмоциями, я постарался во что бы то ни стало заверить мужчину (хотя он явно не понимал моих слов), что все будет в порядке. Вместе с тем сделанная позже томограмма головного мозга подтвердила обширный инсульт в левом полушарии. Вероятно, его спровоцировала проведенная ранее операция. У пациента стремительно развилась афазия – полная утрата способности говорить. Казалось, его это не беспокоило. Скорее всего он плохо осознавал, в какой ситуации очутился, и пребывал теперь в странном безмолвном мире, будто лишенное дара речи животное.

Забытые воспоминания о других пациентах, которых я довел до столь же ужасного состояния, внезапно всплыли передо мной. Мужчина с аневризмой в голове – одна из первых подобных операций, которые я провел самостоятельно, будучи старшим ординатором. Другой мужчина – с патологией кровеносных сосудов головного мозга. В отличие от теперешнего пациента, которого инсульт хватил только на третий день после операции, с теми двумя все пошло не так уже в операционной: обширный инсульт развился прямо на моих глазах. Оба потом смотрели на меня с одинаково жутким выражением безмолвного страха и злости – взглядом, наполненным чистым ужасом (они не могли ни говорить, ни понимать чужую речь), взглядом грешников со средневековых гравюр, изображающих ад. В случае со вторым пациентом я почувствовал неимоверное облегчение, когда, придя на работу следующим утром, узнал, что у него остановилось сердце, словно не выдержав психологической травмы. Реанимационная бригада продолжала усердно над ним трудиться, но было очевидно, что ничего не выйдет, так что я сказал прекратить и отпустить его с миром. О дальнейшей судьбе другого пациента я не знаю ничего, кроме того, что он остался в живых.

По крайней мере итальянец выглядел всего лишь озадаченным: выражение его лица было пустым и отсутствующим. В тот день у меня состоялось много длинных и эмоциональных бесед с его родными, неизменно сопровождавшихся слезами и утешительными объятиями. Невероятно сложно объяснить, а тем более осознать, каково это – лишиться языка, то есть не только утратить способность понимать сказанное, но и разучиться облекать в слова собственные мысли.

Мне позвонил молодой, неопытный и крайне взволнованный ординатор:
— Он вырубился, и оба зрачка лопнули!

После обширного инсульта человек может умереть от отека головного мозга, но состояние пациента оставалось стабильным на протяжении сорока восьми часов, поэтому уже на следующий вечер я заверил его семью, что он будет жить. Я не знал, однако, удастся ли ему восстановить речь. Впрочем, шансы были невелики. Так или иначе, два дня спустя в час ночи состояние пациента резко ухудшилось.

Мне позвонил молодой, неопытный и крайне взволнованный ординатор:

– Он вырубился, и оба зрачка лопнули!

– Что ж, если оба зрачка лопнули, значит, у него мозжечковый конус. Он умрет. Мы ничего не можем поделать, – ответил я. Говоря о мозжечковом конусе, я имел в виду процесс, при котором мозг, словно зубная паста из тюбика, выпирает наружу через отверстие в основании черепа, оттого что черепное давление слишком повышается. Выпяченная часть мозга приобретает форму конуса. Этот процесс необратимый и фатальный.

Прорычав в трубку, что не собираюсь приезжать в больницу, я вернулся в постель. Но уснуть мне не удалось – я все же сел в машину и сквозь теплый летний дождь помчался по пустынным, если не считать лисы, уверенно перебегавшей дорогу прямо напротив больницы, улицам. Опустевшие больничные коридоры оглашались криками многочисленных родственников пациента, среди которых была даже его трехлетняя внучка. Я собрал их всех и уселся напротив на стуле, после чего объяснил ситуацию и принес глубочайшие сожаления. Жена пациента упала передо мной на колени, умоляя спасти его. Так продолжалось полчаса или около того – мне они показались целой вечностью. Под конец они смирились с неизбежной смертью пациента, а может, и с тем, что для него лучше умереть, чем жить в мире без слов.

Я вспомнил еще один случай, когда пациент умер от инсульта после операции. Его родственники сидели, сверля меня взглядами и не произнося ни слова, пока я пытался объясниться и попросить прощения. Было очевидно, что они ненавидели меня, считая убийцей своего отца.

Члены же этой семьи отличались невероятной добротой и тактом. Дочери итальянца сказали, что ни в чем меня не винят и что их отец верил в меня до последнего. В конце концов мы все же распрощались. Одна из дочерей поднесла ко мне трехлетнюю малышку, которая смотрела на меня большими темными заплаканными глазами.

– Поцелуй доктора перед сном, Мария, и поблагодари его.

Девочка радостно засмеялась, когда мы соприкоснулись щеками.

– Спокойной ночи, Мария, сладких снов, – покорно произнес я.

Ординатор, наблюдавший за всем происходящим, поблагодарил меня за то, что я избавил его от тяжелого разговора с родственниками больного.

– Нейрохирургия – ужасное занятие. Бросай это дело, – сказал я, проходя мимо него к двери.

В коридоре я столкнулся с женой пациента, стоявшей возле телефона-автомата.

– Помните о моем муже, время от времени думайте о нем. – Она протянула мне руку. – Вспоминайте его в своих молитвах.

– Я помню всех пациентов, которые умерли после операции, – ответил я, а после того как ушел, добавил про себя: «Лучше бы не помнил».

Смерть этого пациента принесла мне облегчение: если бы он выжил, то остался бы полным инвалидом. Он, безусловно, умер из-за операции, но не в результате очевидной ошибки с моей стороны. Я не имею ни малейшего понятия, почему у него развился инсульт и как этого можно было избежать. Так что на сей раз я чувствовал себя невиновным по крайней мере теоретически. Тем не менее, добравшись до дома, я еще долго сидел в машине, прежде чем смог заставить себя выйти под капавший во тьме дождь и вернуться в постель.

17

ЭМПИЕМА

значительное скопление гноя в полости тела

День предстоял спокойный: краниотомия у пациента с опухолью и две рядовые операции на позвоночнике. Первым в списке значился молодой человек с глиомой в правой части мозга, вырезать которую полностью было нельзя. Я уже оперировал его пятью годами ранее, после чего с ним все было в порядке, до тех пор пока томограмма мозга, сделанная в рамках диспансерного наблюдения, не показала, что опухоль опять начала разрастаться. Понадобилась новая операция, которая, хотелось верить, могла продлить ему жизнь еще на пару лет. Пациент был холост и владел собственным бизнесом в сфере информационных технологий. Встречаясь в амбулаторном отделении, мы неизменно находили общий язык, так что новость о необходимости повторного хирургического вмешательства он воспринял с удивительным хладнокровием.

– Будем надеяться, что еще одна операция поможет вам выиграть несколько лет жизни. Но может быть, и гораздо меньше. Я ничего не могу обещать... Да и сама по себе операция сопряжена с определенным риском.

– Разумеется, вы не можете обещать, мистер Марш.

Операция проходила под местной анестезией, и я в любой момент мог убедиться, что мои действия не спровоцировали паралич левой части тела, – для этого достаточно было спросить пациента. Обычно люди с некоторым потрясением воспринимают информацию о том, что я буду оперировать их под местной анестезией. Но дело в том, что мозг сам по себе не чувствует боли, так как боль – это ощущение, рождаемое внутри мозга. Чтобы пациенты могли почувствовать, как я трогаю их мозг, им понадобился бы еще один мозг где-нибудь в другом месте, который регистрировал бы эти ощущения. Именно потому, что единственные части головы, которые ощущают боль, – это кожа, мышцы и другие ткани, окружающие мозг, я и могу проводить операции на мозге под местной анестезией, когда пациент остается в сознании. Кроме того, в мозгу человека нет пунктирных линий с надписями «Резать здесь» и «Здесь не резать», а опухоли зачастую более или менее похожи на здоровые ткани мозга, в связи с чем их можно запросто повредить. У данного пациента опухоль располагалась справа в непосредственной близости от двигательного центра, контролирующего левую сторону тела. Соответственно, единственный способ, гарантировавший, что я не нанесу мозгу ущерба, заключался в том, чтобы держать пациента в сознании. Проводить операцию на мозге под местной анестезией гораздо проще, чем вы думаете, при условии что пациент знает, чего ему ожидать, и полностью доверяет хирургической бригаде – в первую очередь анестезиологу, который будет следить за его жизненными функциями на протяжении всей операции.

Молодой человек держался великолепно: пока я возился с опухолью, он беззаботно разговаривал с моим анестезиологом Джудит, с которой был знаком еще со времен первой операции. Они болтали, словно старые друзья, рассказывали друг другу о своих родных, вспоминали, куда ездили в отпуск, делились рецептами (парень оказался большим любителем что-нибудь приготовить). А между тем Джудит каждые несколько минут просила его приподнять левую руку и ногу, чтобы убедиться, что я не наломал дров, орудуя вакуумным отсосом и диатермическими щипцами в голове пациента.

Итак, операция оказалась действительно несложной. Проследив за тем, как ординатор проводит две следующие операции на позвоночнике, я заглянул в отделение интенсивной терапии. Пациент, чувствовавший себя отлично, оживленно болтал с медсестрой. Я покинул больницу и поехал в центр Лондона, где меня ждала встреча с юристами.

Прихватив с собой складной велосипед, я сел на поезд до вокзала Ватерлоо. День выдался особенно холодным, моросил ледяной дождь и город выглядел безрадостно-серым. От вокзала я на велосипеде двинулся к зданию суда на Флит-стрит, где должен был встретиться с юристами по поводу операции, которую провел тремя годами ранее. После нее у пациентки развилась сильнейшая стрептококковая инфекция, именуемая субдуральной эпиемой, которую я изначально не заметил. Я никогда прежде не сталкивался со столь серьезной постоперационной инфекцией и не слышал, чтобы хоть кому-то из коллег-нейрохирургов доводилось иметь с ней дело. Операция прошла на редкость хорошо, и я даже не предполагал, что может возникнуть какое-нибудь осложнение, вот я и не обратил внимания на первые признаки инфекции, которые по прошествии времени кажутся до боли очевидными. Пациентка выжила, но из-за того, что инфекцию диагностировали с существенной задержкой, ее практически полностью парализовало, и теперь она останется инвалидом до конца своих дней. Мысль об этих слушаниях терзала меня многие недели.

— На вашем месте мог оказаться любой, в том числе и я, — сказал мой коллега, стараясь меня подбодрить.

Очутившись в просторном внушительном фойе, отделанном мрамором, я назвал свою фамилию администратору за стойкой, после чего меня провели в приемную. Вскоре ко мне присоединился другой нейрохирург, с которым я был хорошо знаком; он консультировал Союз защиты медиков в связи с этим делом.

Я рассказал ему, как получилось, что я допустил столь чудовищную ошибку.

В воскресенье утром, когда я возился с пациентом, которому требовалась неотложная помощь, мне на мобильный позвонил муж той пациентки. Я отнесся к его словам недостаточно серьезно и ошибочно принял серьезную инфекцию за безобидное воспаление. Мне ни в коем случае не следовало ставить диагноз, основываясь только на телефонном разговоре, но я был очень занят. К тому же за двадцать лет я ни разу не сталкивался с серьезными осложнениями после подобных операций.

– На вашем месте мог оказаться любой, в том числе и я, – сказал мой коллега, стараясь меня подбодрить.

К нам присоединились два юриста-консультанта из Союза защиты медиков. Они вели себя чрезвычайно вежливо, но почти не улыбались. Мне показалось, что они напряжены, но, возможно, это было лишь плодом моего воображения, порожденным ужасным чувством вины. Я ощущал себя так, словно пришел на собственные похороны.

Мы спустились в подвальное помещение, где нас ожидал учтивый королевский адвокат – человек намного моложе меня. Стену его кабинета украшала надпись, сделанная заглавными латинскими буквами. Не помню, о чем там говорилось: я был слишком подавлен, чтобы это отложилось у меня в памяти.

Принесли кофе, и женщина-юрист принялась одну за другой выкладывать папки с документами по делу.

– Поразительно, сколько неприятностей может навлечь один-единственный телефонный звонок, – заметил я, с несчастным видом наблюдая за ней, и она одарила меня беглой улыбкой.

– Для начала мне следует объяснить, – очень мягко сказал королевский адвокат, – из чего мы исходим. Думаю, защищаться будет сложно...

– Полностью с вами согласен, – перебил я его.

Встреча длилась всего пару часов. Стало до боли очевидно – как я и предполагал, – что выиграть дело нам не удастся.

По окончании встречи адвокат попросил моего коллегу выйти.

– Вы, мистер Марш, можете остаться, – добавил он.

Я вспомнил, как пятьдесят лет назад, терзаемый опасениями, стоял у двери в кабинет школьного директора, который должен был наказать меня за проступок. Я знал, что адвокат будет вести себя профессионально и говорить только по делу, но все равно не мог справиться со стыдом и страхом, переполнявшими меня.

После того как мой коллега вышел, адвокат повернулся ко мне.

– Боюсь, вам нечего будет сказать в свое оправдание, – произнес он с виноватой улыбкой.

– Знаю. Я с самого начала чувствовал, что эту ошибку нельзя будет оправдать.

– Боюсь, дело может затянуться еще на какое-то время, – добавил кто-то из юристов-консультантов тоном, который напомнил мне мои собственные интонации в те моменты, когда я сообщаю пациентам плохие новости.

– Ничего страшного. – Я старался, чтобы мой голос звучал мужественно и понимающе. – С этим я уже смирился. Такова нейрохирургия. Я сожалею лишь о том, что сделал несчастную женщину инвалидом, из-за чего вам придется теперь заплатить миллионы фунтов стерлингов.

– Ради этого мы здесь и собрались, – заметила юрист-консультант.

Все трое смотрели на меня доброжелательно, хотя и чуть вопросительно. Возможно, они ожидали, что я расплачусь. Мне было непривычно чувствовать себя объектом чьей-то жалости.

– Что ж, тогда оставляю вас обсуждать ужасные финансовые последствия моей ошибки. – Я взял ранец и складной велосипед.

– Давайте я провожу вас до двери, – сказал адвокат. Настойчиво демонстрируя свою профессиональную обходительность, он проводил меня до лифта. Мне казалось, что я этого не заслуживаю.

Мы пожали друг другу руки, и он вернулся в кабинет, чтобы обсудить цену мирного урегулирования вопроса.

Коллега ждал меня в фойе.

– Больше всего меня мучает стыд за собственную некомпетентность, – сказал я. Пока мы шли по Флит-стрит, я катил велосипед рядом с собой. – Суетное чувство, если подумать. Я нейрохирург и должен привыкнуть к тому, что, так или иначе, приходится рушить чужие жизни и совершать ошибки. И все равно каждый раз чувствую себя ужасно. К тому же больнице это дорого обходится.

Утром дождя не обещали, и мы оба оказались одеты не по погоде. К тому времени как мы пересекли мост Ватерлоо, наши костюмы в тонкую полоску вымокли до нитки. Вода струилась по моему лицу, щеки заледенели.

– Я понимаю, что нужно смириться с такими вещами, – неуклюже продолжил я. – Но никому, никому, кроме нейрохирурга, не суждено понять, каково это – каждый день (порой на протяжении нескольких месяцев) заставлять себя снова и снова приходить в палату, чтобы увидеть человека, которого ты сделал инвалидом, чтобы столкнуться лицом к лицу с его семьей, которая когда-то верила в тебя.

– Некоторые хирурги в таких случаях попросту не решаются заходить в палату.

– Я сказал родным пациентки, чтобы они подали на меня в суд. Я сказал, что совершил ужасную, непростительную ошибку. Довольно нетипично, правда. В итоге у нас с ними – как бы дико это ни прозвучало – сохранились вполне дружеские отношения. По крайней мере я так думаю. Но не могу же я ожидать, что у них сложилось обо мне хорошее мнение, ведь так?

– Если работаешь нейрохирургом, то долго почивать на лаврах не получится, – ответил мой коллега. – За углом всегда поджидает очередная катастрофа.

Мы добрались до вокзала Ватерлоо, где уже толпились люди, собиравшиеся провести выходные на юге, пожали друг другу руки и разошлись каждый в свою сторону.

Тогда я так и не посмел спросить, во сколько может обойтись мирное урегулирование этого дела. Лишь спустя два года я узнал, что окончательная сумма составила шесть миллионов фунтов.

* * *

Вернувшись тем вечером в больницу, я зашел в отделение интенсивной терапии, чтобы повидать молодого человека с рецидивом опухоли, которого оперировал утром, – мне казалось, с тех пор миновала целая вечность. Операция прошла довольно неплохо, однако мы оба прекрасно понимали, что я не вылечил его и что рано или поздно опухоль вновь напомнит о себе. Пациент сидел в кровати, его голова была перевязана.

— И снова, мистер Марш, — сказал пациент, глядя мне в глаза, — моя жизнь оказалась в ваших руках. Я бесконечно вам благодарен.

– С больным все в порядке, – заметила присматривавшая за ним медсестра, которая как раз стояла рядом, заполняя лист наблюдения.

– И снова, мистер Марш, – сказал пациент, напряженно глядя мне в глаза, – моя жизнь оказалась в ваших руках. Я бесконечно вам благодарен.

Он хотел добавить что-то еще, но я поднес палец к губам.

– Тс-с-с, – произнес я, направляясь к выходу. – Я приду к вам завтра.

18

КАРЦИНОМА

злокачественная опухоль, развивающаяся из клеток эпителиальной ткани

В субботу я навестил свою мать, лежавшую в больнице. Онкологическое отделение, в которое ее положили, располагалось на одиннадцатом этаже, а ее кровать стояла напротив большого панорамного окна, откуда открывался вид на здание парламента и Вестминстерский мост, который с такой высоты казался на удивление близким. Стоял исключительно ясный весенний день. Протекавшая под нами Темза, словно отполированная сталь, отражала солнечный свет, который резал мне глаза. Город, раскинувшийся внизу, почти угнетал своими четкими безжалостными очертаниями – мне подумалось, что эти несоразмерно большие здания – не самое подходящее зрелище для умирающего человека.

Мама сказала, что персонал очень дружелюбен, но безнадежно загружен работой, из-за чего всюду царит непривычная неорганизованность: ей было с чем сравнить, ведь много лет назад она лежала здесь же. Говоря это, мама указала на постельное белье, которое не меняли двое суток. Она ненавидела жаловаться, но созналась, что вот уже два дня ее морят голодом, так как должны сделать эхограмму, в которой – я был в этом уверен – совершенно не было необходимости. Уже появились симптомы желтухи, а это, очевидно, свидетельствовало о том, что карцинома в груди, от которой маму лечили двадцатью годами ранее, дала метастазы в печень.

По словам мамы, ситуацию отчасти скрашивала возможность ходить на больничный горшок, глядя сверху вниз на вершителей наших судеб, заседающих в здании на другом берегу реки. Она выросла в фашистской Германии (откуда бежала в 1939 году) и скептически относилась к любой власти, несмотря на то что неизменно оставалась абсолютно законопослушным гражданином.

По ее собственным словам, она высыхала. Кости на лице выступали все сильнее, а в ее тощей фигуре я стал все больше узнавать себя – люди всегда говорили, что из четырех ее детей я больше всех похож на маму. Оставалось только надеяться, что у нее в запасе есть хотя бы еще несколько месяцев относительно полноценной жизни.

Мы поговорили о том, как она хочет провести оставшееся время, но так ничего и не решили. Моя мама была одним из самых храбрых людей, которых я когда-либо знал, и на жизнь она смотрела на редкость философски, но никто из нас не осмеливался говорить о смерти прямо.

В те выходные я был дежурным врачом и мне без конца названивал новый, совершенно неопытный ординатор по поводу многочисленных непростых проблем. Эти проблемы не носили клинического характера – они были связаны с тем, что в больнице постоянно не хватало коек.

Уже в понедельник от недовольных пациентов посыпались жалобы на то, что я пытаюсь как можно скорее выписать их. Одним из них был словоохотливый старик, который не желал возвращаться домой с постоянным мочевым катетером после простейшей операции на позвоночнике. Я уже объяснял ему, что он сделает огромное одолжение другому пациенту, если отправится домой сразу после операции, так как у нас не было свободных мест для больных, которым предстояла операция на следующий день. Три дня спустя он все еще оставался в палате, а старшая медсестра осудила меня за тон, которым я с ним разговаривал (хотя мне казалось, что я был максимально вежлив и тщательно подбирал слова).

Из-за того что он отказался выписываться, мне пришлось отменить операцию у женщины с сильнейшей невралгией тройничного нерва. И тем не менее старшая медсестра сказала, что я должен извиниться: мол, нельзя заставлять пациента выписываться до того, как он сам сочтет это нужным. Итак, скрипя зубами, я пошел выразить ему свои извинения. Он охотно их принял.

– Да, я понимаю, доктор. Раньше я занимался кухонным оборудованием и иногда не успевал закончить работу в срок. Я тоже ненавидел разочаровывать людей.

Из-за того что он отказался выписываться, мне пришлось отменить операцию у женщины с сильнейшей невралгией тройничного нерва.

Я что-то пробормотал насчет того, что операции на мозге и установка кухонных шкафчиков не совсем одно и то же, и вышел из его палаты – палаты с балконом и с окнами, выходящими в сад; на горизонте виднелись очертания Эпсома. Тогда я еще работал в старой больнице, которую закрыли три года спустя. Возможно, если бы пациент лежал в более типичном для современных клиник отделении, а не в отдельной палате с видом на сад, в котором росло множество нарциссов, посаженных мною, то не настаивал бы на том, чтобы задержаться здесь подольше.

* * *

Через два дня, когда я посещал медицинское собрание в Глазго, у мамы наконец официально диагностировали неизлечимый рак, после чего ее отправили домой умирать. В ее возрасте, а тем более при столь запущенной форме рака о химиотерапии не могло быть и речи, да мама в любом случае на нее не согласилась бы, с чем отцу оказалось очень непросто смириться.

Вернувшись из Глазго, я навестил родителей. Они сидели на кухне. С нашей последней встречи мамина кожа еще сильнее пожелтела из-за печеночной недостаточности. Мама выглядела измученной и истощенной, но не утратила присутствия духа.

— Я не хочу вас всех оставлять, — печально сказала она. — Но не думаю, что смерть — это конец.

Отец — ему стукнуло восемьдесят шесть (он уже начал страдать деменцией, от которой и умер спустя восемь лет) — окинул нас отстраненным, немного потерянным взглядом, словно не мог понять, что происходит. Словно не мог взять в толк, что его пятидесятилетний сын плачет из-за его жены, которой вскоре суждено было умереть.

В течение нескольких дней мамино состояние резко ухудшилось, и уже через две недели ее не стало — «после непродолжительной болезни», как говорилось в некрологе, хотя нам показалось, что она длилась вечность. До последнего вздоха мама сохранила рассудок и оставалась собой: чувство юмора, немного ироничное и сдержанное, ей никогда не изменяло.

Она постепенно слабела и под конец целые дни проводила в кровати, стоявшей в музыкальной комнате на первом этаже. Каждый вечер я на руках заносил ее на второй этаж родительского дома — к тому времени она стала практически невесомой. Но даже это вскоре сделалось для нее слишком серьезной нагрузкой, и после разговора со мной и одной из моих сестер (она работала медсестрой) было решено оставить маму в спальне, которую она делила с отцом на протяжении последних сорока лет. Мама решила, что хочет умереть здесь — и нигде больше. Эта уютная комната в георгианском стиле, выдержанная в идеальных пропорциях, была обшита деревянными панелями, покрытыми неяркой, чуть выцветшей зеленой краской; здесь стоял открытый камин, полка над которым была уставлена маминой коллекцией глиняных птичек и яиц. Высокие окна выходили в сторону парка, особенно красивого в это время года. Слева виднелась местная церковь, которую мама посещала по воскресеньям и в которой после ее смерти должна была проходить похоронная служба.

Каждый день, утром и вечером, мы с сестрой приезжали в родительский дом, чтобы позаботиться о маме. Поначалу я помогал ей дойти до туалета и ванной, где сестра ее умывала. Но вскоре мама уже не могла преодолеть даже это небольшое расстояние, так что я усаживал ее на специальный переносной унитаз, позаимствованный из местной больницы. Сестра оказалась потрясающей сиделкой: нежно и ласково она обсуждала с мамой каждое действие. Но в конце концов, на глазах у нас обоих умерло немало людей, я и сам некогда работал медбратом в гериатрическом отделении. Думаю, несмотря на переполнявшие нас бурные эмоции, уход за мамой давался нам относительно легко и казался совершенно естественным. Не то чтобы мы не переживали – нет, мы прекрасно отдавали себе отчет в том, что мама умирает. Полагаю, то, что мы чувствовали, нельзя назвать не чем иным, кроме как сильной любовью – любовью, лишенной скрытых мотивов, тщеславия и эгоизма, которые, увы, столь часто сопровождают любовь.

– Даже непривычно ощущать на себе столько любви сразу, – сказала мама за два дня до своей смерти. – Не устаю благодарить судьбу.

И у нее были на то полные основания. Сомневаюсь, что кому-нибудь из нас посчастливится – если так можно выразиться – умереть такой же идеальной смертью, когда придет наше время. Умереть в собственном доме, оставив позади длинную жизнь. Умереть довольно быстро и совершенно безболезненно, под присмотром собственных детей, в кругу любящей семьи. За пару дней до маминой смерти почти случайно вся семья: дети, внуки и даже правнуки – собралась в доме. Кроме того, приехали две ее самые давние подруги. К огромному удовольствию мамы, вечер постепенно перерос в импровизированные предсмертные поминки. Пока она лежала в спальне на втором этаже, мы, собравшись у обеденного стола, вспоминали ее жизнь, выпивали в память о ней, хотя она еще была жива, и наслаждались ужином, приготовленным моей будущей женой Кейт. С Кейт я познакомился (на радость маме, которая переживала из-за моего драматичного разрыва с первой женой) всего за несколько месяцев до этого. И она немного удивилась, когда ей пришлось готовить ужин на семнадцать человек, хотя ранее в тот день я робко попросил ее что-нибудь состряпать на пятерых.

Любой день мог быть последним, и каждое утро, когда я приезжал в родительский дом, мама неизменно встречала меня словами: — Я все еще здесь.

* * *

Любой день мог быть последним, и каждое утро, когда я приезжал в родительский дом, мама неизменно встречала меня словами:

— Я все еще здесь.

Однажды, после того как я пожелал маме спокойной ночи и сказал, что увижу ее завтра утром, она ответила с улыбкой:

— Живой или мертвой.

Полагаю, подобные сцены редко можно увидеть в современном мире, где люди умирают в обезличенных больницах или хосписах. Да, там за умирающими ухаживают заботливые врачи, но стоит им только отвернуться — и заботливое выражение исчезает с лица подобно улыбкам гостиничных портье (как и у меня на работе).

Умирать всегда нелегко, как бы мы к этому ни относились. Наши тела ни за что не отпустят нас просто так, без мучений. Нельзя просто сказать несколько многозначительных слов заплаканным родным, а затем испустить последний вздох. Если смерть не наступает моментально, как бывает, например, при удушье или во время комы, то вы начинаете постепенно чахнуть: плоть усыхает, кожа и глаза становятся темно-желтыми, если отказывает печень, голос слабеет, а перед самым концом сил не остается даже на то, чтобы поднять веки, — вы неподвижно лежите на смертном одре, и только ваше судорожное дыхание напоминает о том, что вы еще здесь. Постепенно вас становится не узнать — во всяком случае, лицо утрачивает черты, которые были присущи только ему и которые отличали его от других. Все, что остается, — это кожа, очерчивающая черепа. Теперь вы выглядите так же, как и остальные пожилые люди с вытянутыми, иссушенными лицами, неотличимые друг от друга в своих больничных пижамах. Я повидал много таких стариков, когда работал интерном: тогда меня часто вызывали в палату ранним утром, чтобы констатировать их смерть, что я и делал, преодолев длинные пустынные больничные коридоры.

К моменту смерти маму было не узнать. Последний раз я видел ее утром в день смерти, перед тем как отправиться на работу. Я провел ночь в доме родителей на полу отцовского кабинета, смежного с их спальней. Через открытую дверь я отчетливо слышал скрипучее мамино дыхание. Когда я зашел к ней в четыре утра и предложил дать воды или морфина, она покачала головой. По ее виду можно было бы запросто подумать, что она мертва, если бы не тяжелое, прерывистое дыхание. Прежде чем окончательно уйти, я сказал маме (ее предсмертной маске), держа ее за руку: «Ты еще здесь». Она медленно, почти незаметно кивнула. Я не помню, как взглянул на маму в последний раз тем утром, да это и не имело значения. Я уже успел с ней многократно попрощаться.

Вскоре после полудня (я сидел на очередном занудном собрании) мне позвонила сестра: несколькими минутами ранее мамы не стало. Сестра рассказала, что мамино дыхание становилось все более поверхностным, пока наконец родные, собравшиеся вокруг ее кровати, не осознали, к своему легкому удивлению, что она умерла.

Я не чувствовал необходимости прощаться с ее телом: теперь оно, насколько я мог судить, превратилось в бессмысленную оболочку. Я говорю «тело», однако с тем же успехом мог бы говорить и о мозге. Сидя у маминой кровати, я частенько об этом размышлял: о том, как миллионы и миллионы нервных клеток с бесчисленными соединениями между собой, из которых состоял мамин мозг, ее «я», растворяются и уходят в небытие. Я вспоминаю, как она выглядела тем утром: с ввалившимися щеками, с изможденным выражением лица, неспособная двигаться и говорить, не в состоянии даже открыть глаза – и тем не менее она качнула головой, когда я предложил ей попить. Внутри умирающего, разрушенного тела, захваченного раковыми клетками, все еще оставалась личность. Она была еще здесь, хотя и отказывалась даже от воды, явно не желая больше оттягивать смерть. А теперь все эти нервные клетки мертвы, и моей мамы – которая в каком-то смысле представляла собой сложную и запутанную систему, состоявшую из миллионов взаимодействующих нейронов, – не стало. Тот удивительный факт, что грубая материя может порождать сознание и способность к восприятию, в неврологии называется загадкой перцептивного связывания, к объяснению которой никто пока и близко не подступился. Когда мама лежала при смерти, я с необычайной силой ощущал, что ее настоящая личность по-прежнему скрывается где-то глубоко под предсмертной маской.

Какой должна быть хорошая смерть? Безболезненной, само собой, но смерть включает много аспектов, только одним из которых является физическая боль. Полагаю, как и большинство врачей, я видел смерть во всех ее многочисленных проявлениях и могу с уверенностью сказать: моей маме действительно повезло. Размышляя о собственной смерти (чего стараюсь всячески избегать, и это естественно), я надеюсь на быстрый и безболезненный конец, например, от сердечного приступа или инсульта, причем желательно во сне. Вместе с тем я прекрасно понимаю, что мне вовсе не обязательно так повезет. Мне точно так же может не посчастливиться — и какое-то время придется прожить без малейшей надежды на будущее, когда останется лишь оглядываться на прожитые дни. Мама верила в некую жизнь после смерти, однако я придерживаюсь иных взглядов. Если я не умру мгновенно, то для меня единственным утешением станет моя последняя оценка собственной жизни. И хочется верить, что перед смертью у меня, как и у мамы, не останется никаких сожалений. Когда мама была при смерти, она то и дело теряла сознание, но, приходя в себя, говорила — иногда на своем родном немецком языке:

— Я прожила потрясающую жизнь. Мы уже сказали все, что только можно было сказать.

19

АКИНЕТИЧЕСКИЙ МУТИЗМ

синдром, для которого характерны утрата речевых и произвольных двигательных функций, отсутствие эмоциональных реакций

С точки зрения неврологии существование души крайне маловероятно, поскольку все, что мы думаем и чувствуем, – не больше и не меньше, чем обмен электрохимическими импульсами между нервными клетками. Наше самоощущение, наши чувства и мысли, наша любовь к другим людям, наши надежды и амбиции, наши страхи и наша ненависть – все это умирает вместе с мозгом. Многих людей глубоко возмущает подобная позиция, ведь она не только лишает нас надежды на жизнь после смерти, но и сводит человеческие мысли к электрохимическим взаимодействиям, а человеку оставляет роль бездушной машины. Но эти люди глубоко заблуждаются: на самом деле данная точка зрения возвышает материю до уровня, на котором она превращается в нечто совершенно таинственное – такое, что мы не в силах постичь. В мозгу каждого человека порядка ста миллиардов нервных клеток. Несет ли каждая из них в себе частичку сознания? Сколько нужно клеток, чтобы осознавать себя и происходящее вокруг, а сколько – чтобы чувствовать боль? Или же сознание и мысли сосредоточены в электрохимических импульсах, при помощи которых все клетки образуют единое целое? Есть ли у улитки хотя бы зачатки сознания? Испытывает ли она боль, когда на нее кто-нибудь наступает, раздавливая панцирь вдребезги? Никому не известно.

Один выдающийся и весьма эксцентричный невролог, который за годы нашего знакомства направил ко мне многих пациентов, как-то раз попросил меня осмотреть женщину, которая пребывала в хроническом вегетативном состоянии. Я оперировал ее годом ранее, причем случай был неотложный: у женщины произошел разрыв артериовенозной мальформации, из-за чего развилось угрожавшее жизни кровоизлияние в мозг. Операция выдалась непростая, и, хотя я сохранил пациентке жизнь, мне было не под силу исправить повреждения, причиненные мозгу в результате кровоизлияния. Она впала в кому до операции и не очнулась даже много недель спустя. Через несколько недель после операции женщину перевели в больницу по месту жительства, где ее наблюдал невролог, который теперь хотел, чтобы я осмотрел ее в лечебнице для престарелых пациентов, в которой она в конечном итоге очутилась. Перед тем как ее туда поместили, я установил шунт для борьбы с гидроцефалией мозга, которая стала запоздалым следствием первоначального кровотечения.

Несмотря на то что для установки шунта требуется минимальное хирургическое вмешательство – подобные операции я обычно доверяю младшим врачам, – эту операцию я запомнил очень хорошо, так как работал в чужой больнице, а не в родном нейрохирургическом отделении. Я практически никогда не оперирую за пределами своей операционной, за исключением, разумеется, заграничных операций. Я отправился в больницу, в которой лежала пациентка, прихватив с собой набор инструментов и одного из ординаторов. Я тщеславно представлял, что визит старшего нейрохирурга в больницу, где операции на мозге обычно не проводятся, станет важным событием, которое заинтересует персонал. Но кроме отчаявшейся семьи, никто вроде бы и не заметил моего приезда. Невролог, который в тот день отсутствовал, убедил родственников, что после операции пациентка может прийти в сознание. Я был настроен куда менее оптимистично, о чем и сообщил им. Однако терять было нечего, и после этого разговора я спустился в операционную, где, как мне сказали, персонал уже все подготовил к проведению операции.

Медсестры и анестезиологи встретили меня с полным безразличием, что изрядно сбивало с толку. Мне пришлось прождать два часа, прежде чем доставили пациентку, а когда она наконец оказалась в операционной, хирургическая бригада вяло принялась за работу в угрюмой тишине. Обстановка разительно отличалась от той, в которой я привык работать: в моей операционной все были приветливыми и энергичными. Я никак не мог понять, было ли их поведение связано с тем, что они считали операцию пустой тратой времени, или же они всегда ведут себя подобным образом. Так или иначе, я завершил операцию, отчитался перед семьей пациентки и вернулся в Лондон.

Прошли месяцы, и стало очевидно, что шунт не повлиял на состояние пациентки. Невролог захотел, чтобы я осмотрел ее и определил, нормально ли функционирует шунт и не закупорился ли он. Мне показалось несколько жестоким и нецелесообразным везти женщину на машине «Скорой помощи» через все разделявшее нас расстояние только ради того, чтобы узнать мое мнение, и я согласился – с некоторой неохотой, так как понимал, что ничем не смогу помочь, – приехать в лечебницу для престарелых, где пациентка теперь лежала.

Пациенты в хроническом вегетативном состоянии выглядят бодрствующими, так как их глаза открыты, однако они не реагируют на происходящее вокруг. Кто-то скажет, что они в сознании, но никаких проявлений этого сознания не наблюдается. Они превращаются в пустую оболочку – тело, в котором никого нет дома. Тем не менее последние исследования с применением функциональной томографии мозга показали, что так бывает не всегда. Оказалось, в мозгу у некоторых из этих пациентов, несмотря на отсутствие каких бы то ни было реакций, отмечается определенная активность и они в какой-то степени осознают то, что происходит во внешнем мире. Вместе с тем толком непонятно, что это может значить. Пребывают ли они в состоянии своего рода бесконечного сна. В раю они или в аду? Или они лишь смутно представляют существование окружающего мира, сохранив только небольшой фрагмент сознания, о котором и сами вряд ли догадываются?

За последние годы в суде рассматривалось несколько резонансных дел, посвященных вопросу о том, целесообразно ли поддерживать жизнь в таких пациентах (самостоятельно есть и пить они, очевидно, не могли) и не лучше ли позволить им спокойно умереть. В некоторых случаях судья решал, что будет разумнее прекратить уход за больным. Смерть, однако, не наступала быстро: наш абсурдный закон требует, чтобы пациенты медленно умирали от голода и обезвоживания, на что уходит, как правило, несколько дней.

В восемь вечера я завершил дела в амбулаторном отделении и покинул Лондон – на улице сгущались осенние сумерки. Было уже довольно поздно, когда я добрался до дома невролога; лечебница – приятная усадьба, окруженная древними высокими деревьями, – располагалась в нескольких милях оттуда, и мы поехали на его машине. Когда он припарковался, стемнело окончательно. Сквозь ветви деревьев я разглядел огни в окнах, приветливо освещавшие дорогу, пока мы шли мимо безлюдного теннисного корта, усыпанного сухой листвой. Лечебницей заведовали католические монахини, а предназначалась она для пациентов с серьезными повреждениями мозга. Внутри царили чистота и порядок, а персонал оказался очень заботливым и дружелюбным. Разница с той больницей, в которой я проводил операцию по установке шунта годом ранее, была невообразимой. Набожные католические монахини не соглашались с учеными-неврологами, утверждавшими, что вся сущность человека полностью зависит от физической целостности головного мозга. Наоборот, многовековая вера в существование бесплотной человеческой души позволила им создать для пациентов в вегетативном состоянии и их семей добрый, гостеприимный дом.

Вместе с сестрой мы поднялись по огромной лестнице. Я гадал, кому изначально принадлежала усадьба – возможно, какому-нибудь капиталисту времен Эдуарда VII или же аристократу с целой армией слуг. Мне стало любопытно, как бы он отнесся к переменам, которые претерпело его солидное имение. Мы прошли по широкому коридору второго этажа, застланному ковровой дорожкой. По обе его стороны размещались палаты: все двери были открыты, и я видел неподвижно лежавших пациентов. Возле каждой двери была прикреплена эмалированная табличка с именем пациента: каждый из них проводил в лечебнице многие годы, оставаясь здесь вплоть до самой смерти, и поэтому заслуживал собственной таблички, а не бумажного листка, которые распространены в рядовых больницах. К своему ужасу, я узнал как минимум пять из прочитанных фамилий – они принадлежали моим бывшим пациентам.

Один из старших нейрохирургов, под чьим началом я стажировался, – человек, перед которым я преклоняюсь, – както поведал мне историю об известном хирурге, возведенном в рыцарское звание, у которого он, в свою очередь, был в подмастерьях:

– Для удаления опухолей слухового нерва он использовал распатор – инструмент, с помощью которого обычно вскрывают череп. Операция, на которую у большинства хирургов ушло бы много часов, занимала у него всего тридцать-сорок минут. Время от времени такая методика неизбежно приводила к несчастью. Помню женщину с большой опухолью слухового нерва – он распатором перерезал ей позвоночную артерию, что спровоцировало обширное кровоизлияние. Было очевидно, что женщине конец. Я зашил разрез – ничего не поделаешь. Каждый вечер я должен был звонить ему ровно в семь, чтобы рассказать, как обстоят дела со всеми его пациентами. Итак, я позвонил и прошелся по списку пациентов, которых мы лечили на тот момент. В конце я упомянул женщину с опухолью слухового нерва. Миссис Б. ее звали – я до сих пор помню ее имя. Я сказал, что мы теряем миссис Б., ну или что-то в этом роде. «Миссис Б? – ответил он. – Кто это?» Он уже о ней позабыл. Хотелось бы мне, чтобы и у меня была такая же избирательная память, – произнес задумчиво мой наставник и добавил: – У великих хирургов частенько проблемы с памятью.

Надеюсь, я хороший хирург. Но до великого мне определенно далеко. Я запоминаю не свои успехи, а свои неудачи — во всяком случае, мне нравится так думать.

Надеюсь, я хороший хирург. Но до великого мне определенно далеко. Я запоминаю не свои успехи, а свои неудачи – во всяком случае, мне нравится так думать. Но вот здесь, в этой лечебнице, лежат несколько моих бывших пациентов, о которых я уже позабыл. Некоторым из них я попросту был не в состоянии помочь, но по меньшей мере одного человека, как говорят мои стажеры в своей простодушной, но бестактной манере, я угробил.

Много лет назад я, полный юношеского энтузиазма, провел не до конца продуманную операцию по удалению крупной опухоли. Операция длилась восемнадцать часов. В два часа ночи я неосторожным движением разорвал базилярную артерию пациента (она обеспечивает кровью ствол головного мозга), и он так никогда и не очнулся. Сейчас я увидел его серое скрюченное тело, лежавшее в кровати. Я бы ни за что на свете не узнал его, если бы не эмалированная табличка с именем возле двери.

Пациентка, которую я собирался осмотреть, лежала безмолвно и неподвижно, ее конечности застыли, а глаза на ничего не выражавшем лице оставались открытыми. Она работала журналисткой в местной газете, была полна жизни и энергии, до тех пор пока не перенесла обширное кровоизлияние, нанесшее мозгу повреждения, которые я не в состоянии был исправить. На стенах висели фотографии, сделанные до того ужасного события: на них женщина счастливо улыбалась. Периодически пациентка издавала протяжные, мяукающие звуки. На проверку шунта мне понадобилось всего несколько минут: через кожу головы я поместил в него иголку и установил, что он работает нормально. Я ничем не мог ей помочь.

Оказалось, пациентка может шевелить одним пальцем и даже общаться с помощью специального устройства, используя азбуку Морзе. Рядом с ней сидела медсестра – сосредоточенно нахмурившись, она слушала пикающие звуки и переводила их для меня. Медсестра сказала, что пациентка поинтересовалась шунтом, после чего поблагодарила меня и пожелала спокойной ночи.

Здесь же была ее мать, которая, выйдя вместе со мной, завела тоскливый разговор. Она рассказала о письмах, которые с помощью азбуки Морзе посылает ее дочь, – их переводила одна из медсестер. Но действительно ли ее дочь имела в виду то, что сказала медсестра?

Узнать это наверняка, разумеется, невозможно. Мать пациентки очутилась в кошмаре, заблудившись в лабиринте неопределенности и безнадежной любви, ведь ее дочь одновременно и жива, и мертва. Действительно ли за неподвижной, лишенной эмоций маской скрывается живой разум? Действительно ли пациентка в той или иной степени осознает, что происходит вокруг ее парализованного тела? Сочиняют ли медсестры – преднамеренно или нет – все ее письма? Может быть, их вводит в заблуждение собственная вера? Узнаем ли мы когда-нибудь ответы на эти вопросы?

20

ГИБРИС

высокомерие или самонадеянность;
(в древнегреческой культуре) чрезмерная гордыня
или вызов богам, влекущие за собой их гнев

Утром перед работой я заехал в Уимблдон, чтобы купить в магазине «Маркс и Спенсер» гору фруктов и шоколадных конфет для персонала операционной. Я перебрал свою музыкальную коллекцию и выбрал достаточно дисков для того, чтобы хватило как минимум на весь день и хотя бы на часть ночи: операция предстояла продолжительная. Старшим врачом я стал всего четыре года назад, но уже приобрел довольно большой клинический опыт — больше, чем у любого другого известного мне нейрохирурга. Пациентом был школьный учитель хорошо за пятьдесят — человек высокий, слегка сутулый, ходивший с тростью и носивший очки. Его осмотрел невролог, затем назначивший проведение томографии, после чего пациента направили ко мне. Тогда мы еще работали в старой больнице, и я принимал его в кабинете, из окон которого виднелась березовая рощица. Иной раз я ловил на себе задумчивый взгляд одной из местных лисиц, пробегавших мимо по своим делам. Пациент пришел вместе с женой и сыном. Я усадил всех троих возле письменного стола, взял снимки, которые мужчина принес с собой, и поместил в негатоскоп, висевший на стене. До эры компьютеров было еще далеко.

Я заранее знал, что увижу на снимках, тем не менее размер опухоли, растущей от основания черепа, поразил меня. Весь мозговой ствол и все черепные нервы — нервы, отвечающие за слух и движение, за чувствительность в области лица, за глотательный рефлекс и речь, — оказались растянуты зловещей горбообразной массой. Это была исключительно крупная петрокливальная менингиома. Раньше я видел опухоли такого размера только на картинках в учебниках. Впоследствии я столкнулся со множеством подобных случаев на Украине, когда со всей страны ко мне приезжали пациенты с ужасающими опухолями, чтобы услышать мое мнение. Пока же я разрывался между нетерпением и тревогой.

Я сел за стол и спросил:

— Что вам уже рассказали?

— Невролог сказал, что опухоль доброкачественная и что вам решать, нужно ее удалять или нет.

— Что ж, она определенно доброкачественная, но вместе с тем очень большая. Впрочем, такие опухоли растут крайне медленно, и можно с уверенностью сказать, что у вас она появилась много лет назад. Что заставило вас сделать томограмму?

Как выяснилось, он начал замечать, что в последние годы походка сделалась неустойчивой, а кроме того, возникли проблемы со слухом в левом ухе.

— Но что произойдет, если ее оставить? — спросил сын пациента.

Я ответил, тщательно подбирая слова, что она продолжит постепенно расти, а состояние больного будет медленно, но верно ухудшаться.

— Я уже решил, что выйду на пенсию досрочно по состоянию здоровья, — поделился пациент своими планами.

Я сказал, что операция сопряжена с определенным риском.

— Какого рода? — встревоженно спросил сын.

Я объяснил, что риск весьма серьезный. Вблизи от опухоли располагалось столько всевозможных мозговых структур, что потенциальные неблагоприятные последствия операции варьировались от глухоты и паралича лицевых мышц до обширного инсульта и смерти. Я описал, что представляет собой операция.

Какое-то время все трое сохраняли гробовое молчание.

— Я связывался с профессором Б. из Штатов, — наконец сообщил сын пациента. — Он сказал, что оперировать нужно и что он может взяться за это.

Я не знал, что ответить. Я только начинал карьеру старшего врача и прекрасно понимал, что есть немало других, гораздо более опытных коллег. В те годы я испытывал благоговейный трепет перед именитыми нейрохирургами международного уровня, которые читают основные доклады на конференциях, представляя опухоли вроде той, что развилась у сидевшего передо мной мужчины, и демонстрируя, каких потрясающих результатов — намного превосходивших все, чего успел добиться я, — им удалось достичь.

Я почувствовал себя униженным, хотя и знал наверняка, что эта операция будет невероятно сложной для любого хирурга.

— Но придется заплатить сто тысяч долларов, — добавила жена пациента. — Мы не можем позволить себе такую сумму.

Сын посмотрел на меня с некоторым смущением:

— Нам сказали, что профессор М. — лучший нейрохирург в стране. И мы попробуем узнать его мнение на этот счет.

Я почувствовал себя униженным, хотя и знал наверняка, что эта операция будет невероятно сложной для любого хирурга.

— Хорошая мысль, — сказал я. — Мне бы очень хотелось узнать, что он скажет по этому поводу.

Они вышли из кабинета, а я продолжил прием амбулаторных больных.

* * *

— На линии профессор М., — сказала две недели спустя Гейл, заглянув в мой кабинет.

Я поднял трубку, из которой до меня донесся звучный, уверенный голос. Я несколько раз встречался с профессором М.

в годы ординатуры: он определенно был отменным хирургом, по чьим стопам мечтали пойти многие стажеры. Уверенность в себе, казалось, никогда его не подводила. Я слышал, что вскоре он собирается выйти на пенсию.

– А, Генри! – сказал он. – Этот мужик с петрокливальной. Нужно резать. У него начались проблемы с глотанием, так что аспирационная пневмония – лишь вопрос времени, а она будет означать для него конец. Это операция для молодого бойца. Я им объяснил, что оперировать следует тебе.

– Большое спасибо, профессор, – ответил я, несколько удивленный, но довольный, ведь я получил то, что тогда было для меня сравнимо с благословением папы римского.

Итак, я все организовал для проведения операции, которая обещала быть очень долгой. Эта история произошла много лет назад, когда больницы были совершенно другими, и все, что мне пришлось сделать, – это попросить персонал операционной и анестезиологов задержаться дольше обычного. И не требовалось ни у кого спрашивать разрешения на это. Операция – серьезная операция на мозге, или «Большая сенсация», как окрестил ее ординатор-американец, – началась чуть ли не в праздничной атмосфере.

Вскрывая череп пациента, мы обсуждали именитых американских нейрохирургов.

– Профессор Б. действительно потрясающий хирург, удивительный знаток своего дела, – сказал мой ординатор. – Но вы знаете, как называли его стажеры раньше, когда он еще не перешел на нынешнюю работу? Его звали мясником, потому что, совершенствуя навыки на таких вот сложных случаях, он угробил очень многих пациентов. И у него по-прежнему бывают чудовищные осложнения. Но судя по всему, он не особо переживает из-за этого.

И действительно, горькая правда нейрохирургии заключается в том, что научиться хорошо справляться со сложными операциями можно только благодаря большой практике, а это означает множество ошибок поначалу, после которых пациенты остаются искалеченными. Думаю, надо быть отчасти психопатом, чтобы настойчиво продолжать этим заниматься, – ну или по крайней мере очень толстокожим. Врач, добрый по натуре, скорее всего в какой-то момент сдастся, перестанет идти наперекор природе и ограничится лишь простыми случаями. Как говорил мой бывший начальник, который был невероятно добрым человеком, – тот самый, что когда-то оперировал моего сына: «Если пациенту суждено быть изувеченным, то пусть лучше это сделает Бог, чем я сам».

– В Штатах, – продолжил ординатор, – мы действуем чуть решительнее, но у нас коммерческая система здравоохранения, и никто не может позволить себе признавать свои ошибки.

Сперва операция шла безупречно. Мы медленно, кусочек за кусочком, удаляли опухоль, и к полуночи, после пятнадцати часов в операционной, от нее почти ничего не осталось, причем все черепные нервы по-прежнему были нетронуты. Я постепенно почувствовал, что вливаюсь в ряды по-настоящему великих нейрохирургов. Каждый час или два я прерывался, выходил в служебное помещение и присоединялся к медсестрам, чтобы перекусить чем-нибудь из купленных мною продуктов, а затем непременно выкуривал сигарету – курить я бросил лишь несколько лет спустя. Атмосфера была оживленной. В операционной постоянно играла музыка: утром я принес с собой всевозможные аудиодиски, начиная от Баха и «АББА» и заканчивая африканскими напевами. В старой больнице я практически всегда слушал музыку во время операций, и, хотя коллеги находили странными некоторые из моих музыкальных предпочтений, в общем, им это вроде бы нравилось, особенно «завершающая музыка», как мы ее называли: зашивая голову пациента, мы ставили Чака Берри, Би Би Кинга или другой быстрый рок или блюз.

Стоило остановиться в тот момент и оставить нетронутой последнюю часть опухоли, но мне хотелось с гордостью заявить, что я вырезал опухоль полностью. На послеоперационных снимках, которые демонстрируют звезды нейрохирургии, выступая с докладами на конференциях, никогда не бывает остаточных опухолей. Именно этого – казалось мне тогда – я и должен был добиться, пусть даже это и связано с определенным риском.

Принявшись за удаление последнего кусочка опухоли, я оторвал от базилярной артерии крошечную прободающую ветвь толщиной с булавку. Вверх взмыла тонкая струйка ярко-красной артериальной крови. Я сразу понял, что это катастрофа. Кровотечение оказалось незначительным, и остановить его не составило труда, однако повреждение мозгового ствола было серьезнейшим. Базилярная артерия поддерживает жизнь в мозговом стволе, который, в свою очередь, поддерживает остальной мозг в сознании. В результате пациент так и не очнулся после операции. Из-за этого спустя семь лет я и увидел его в лечебнице для престарелых больных.

Не буду рассказывать, насколько больно было каждый день видеть пациента, лежавшего без сознания в отделении реанимации на протяжении многих недель после операции. Если честно, сейчас я уже плохо помню описываемые события: на смену тем воспоминаниям пришли другие – о более поздних трагедиях с моим непосредственным участием. Но все же я не забыл многочисленные мучительные разговоры с его родственниками, вместе с которыми мы продолжали надеяться, что случится чудо и в один прекрасный день больной очнется.

Такое возможно только в нейрохирургии, и у каждого нейрохирурга есть аналогичный опыт. Если речь идет об общей хирургии, то больной либо выживает, либо умирает, но никогда не задерживается в отделении на месяцы. Мы не любим обсуждать такие случаи между собой, разве что вздыхаем и понимающе киваем, услышав о чем-то подобном. Но по крайней мере осознаешь, что кому-то знакомы твои чувства. Кое-кому вроде бы удается от них отделаться, но их меньшинство. Возможно, именно им и суждено стать великими нейрохирургами.

В конечном счете несчастного мужчину перевели в больницу по месту жительства; он по-прежнему был в коме, но уже не нуждался в искусственной вентиляции легких. А позднее его положили в ту самую лечебницу, где он с тех пор и оставался. Именно этого пациента я с трудом узнал во время визита к женщине с акинетическим мутизмом.

В те годы распался мой брак, а старую больницу закрыли. Не знаю, отдавал ли я тогда себе в этом отчет, но именно в то время я стал чуточку печальнее и, как мне хотелось бы думать, гораздо мудрее.

Следующие несколько лет каждый раз, когда мне попадался похожий случай — что бывало, к счастью, крайне редко, — я признавал опухоль неоперабельной, и пациент либо отправлялся в другую больницу, либо подвергался лучевой терапии, которая не очень-то помогает против таких крупных опухолей. В те годы распался мой брак, а старую больницу закрыли. Не знаю, отдавал ли я тогда себе в этом отчет, но именно в то время я стал чуточку печальнее и, как мне хотелось бы думать, гораздо мудрее.

Впрочем, постепенно ко мне вернулась былая отвага, я извлек урок из трагических последствий собственной гордыни, благодаря чему начал добиваться куда лучшего результата в работе с подобными опухолями. Теперь, если возникала такая необходимость, я оперировал в несколько этапов — на протяжении нескольких недель. Я проводил операцию вместе с кем-нибудь из коллег, и мы сменяли друг друга через каждый час, как водители в военном конвое. Я не стремился удалить всю опухоль до последнего кусочка, если эта задача выглядела особенно сложной с технической точки зрения. И я редко допускал, чтобы операция затягивалась больше чем на семь-восемь часов.

Проблема, однако, в том, что такие опухоли чрезвычайно редки. В Великобритании, где на непрофессионализм смотрят сквозь пальцы и где нейрохирурги очень неохотно отдают сложные случаи более опытным коллегам, ни один хирург не сможет набраться такого опыта, как некоторые наши американские коллеги. В Америке пациентов гораздо больше, а значит, и больше пациентов с подобными опухолями. Кроме того, пациенты здесь относятся к врачам с меньшим доверием и почтением, чем в Великобритании. Они ведут себя скорее как потребители, чем как просители, так что намного чаще требуют, чтобы ими занимался опытный хирург.

После двадцатипятилетней практики я, как хотелось бы думать, стал в этом деле своего рода экспертом, но пришлось преодолеть длинный и нелегкий путь, на котором мне встретилось множество проблем, хотя ни одна из них не привела к столь же ужасным последствиям, как первый опыт. Несколько лет назад я оперировал сестру известного рок-музыканта с похожей опухолью, и через несколько недель после операции (пусть и очень непростых) она полностью поправилась. Ее брат выделил мне огромную сумму из собственного благотворительного фонда, которые пошли на финансирование моей деятельности на Украине и в других местах. Таким образом, сейчас я, пожалуй, могу утверждать, что та злосчастная операция, выполненная много лет назад, все же принесла людям пользу.

В тот день я усвоил и два других урока. Первый: не нужно проводить операцию, от которой отказался более опытный хирург. Второй: нужно со здоровым скептицизмом относиться к докладам на конференциях. И с тех пор я больше не выношу, когда во время операции играет музыка.

21

ФОТОПСИЯ

вспышки света в глазах, вызванные механическим воздействием на глазную сетчатку

Болеют только пациенты. Этот важный урок быстро усваиваешь, когда становишься студентом-медиком. Ты внезапно оказываешься в новом пугающем мире болезней и смерти, ты узнаешь, что многие ужасные заболевания начинаются с самых безобидных симптомов: кровь на зубной щетке может означать лейкемию, маленькая шишка на шее может быть признаком прогрессирующего рака, а ранее остававшаяся незамеченной родинка может оказаться злокачественной меланомой. В жизни большинства студентов-медиков есть короткий период, когда они обнаруживают у себя всевозможные воображаемые болезни (я и сам как-то четыре дня болел лейкемией), пока в целях самосохранения наконец не поймут, что болезни настигают пациентов, но никак не врачей. Эта обязательная отстраненность лишь усиливается, когда начинаешь проходить стажировку и делать с пациентами всякие малоприятные и страшные вещи. Все начинается с простого взятия крови на анализ и постановки внутривенных капельниц, но со временем перерастает – если учишься на хирурга – в более радикальные процедуры, разрезание человеческих тел и манипуляции с внутренностями. Было бы невозможно выполнять эту работу, если бы врач воспринимал страх и мучения пациента как свои собственные. Кроме того, ответственность, возрастающая по мере продвижения по карьерной лестнице, влечет за собой все большую и большую боязнь совершить ошибку, которая может привести к страданиям больного. Так пациенты становятся объектами не только эмпатии, но еще и страха. Гораздо проще сочувствовать людям, если не несешь ответственности за то, что с ними случится.

Вот и получается, что когда врачи сами заболевают, то частенько упускают из виду первые симптомы: им сложно избавиться от привычной роли и превратиться в пациентов. Считается, что медики диагностируют собственные болячки с серьезным запозданием. Я не обращал особого внимания на вспышки света в глазу. Они начались в сентябре, когда я вышел на работу после отпуска. Я заметил, что каждый раз, когда прохожу по ярко освещенным коридорам больницы, похожим на заводские, в левом глазу моментально появляется крошечная вспышка. Она была еле уловимой и уже через две недели полностью исчезла. Но спустя еще несколько недель я обратил внимание, что в левом глазу чуть ниже линии зрения порой возникает светящаяся дуга, которая появляется и пропадает без какой-либо очевидной причины. Меня это слегка встревожило, но, поскольку симптомы были на грани восприятия, я не стал воспринимать их всерьез, хотя и не мог отделаться от мыслей о пациентах, чьи опухоли мозга порой давали о себе знать такими вот незначительными нарушениями зрения. В конце концов я списал все на стресс из-за назначенной главврачом встречи, на которой, судя по всему, меня должны были в очередной раз отчитать за доставленные неприятности.

Однажды вечером я вел машину, как вдруг в левом глазу начался фейерверк из световых вспышек, быстрых, словно метеор. Приехав домой, я обнаружил, что глаз выглядит так, будто в него залили тушь, разводы от которой теперь медленно кружились внутри. Это уже был довольно серьезный симптом, хотя и совершенно безболезненный. Будучи студентом, я не заострял внимания на офтальмологии, поэтому плохо понимал, что происходит, но, потратив несколько минут на поиски в Интернете, обнаружил, что у меня, оказывается, отслойка стекловидного тела. Иными словами, стекловидное тело – прозрачная студенистая масса, заполняющая глаз сразу за хрусталиком, – отошло от стенки глазного яблока. Из-за моей сильной близорукости, как я узнал, существовала вероятность того, что отслойка стекловидного тела спровоцирует отслойку сетчатки, которая, в свою очередь, может привести к полной слепоте в этом глазу.

Огромное преимущество моей профессии заключается в том, что можно практически мгновенно получить медицинскую помощь от друзей, избежав тех мучений, через которые проходят обычные пациенты.

Огромное преимущество моей профессии заключается в том, что можно практически мгновенно получить медицинскую помощь от друзей, избежав всех тех мучений, через которые проходят обычные пациенты: не нужно выстаивать длинную очередь в местном отделении экстренной медицинской помощи, дожидаться приема у терапевта или, что еще хуже, отчаянно дозваниваться до своего семейного врача в его свободное время. Я позвонил коллеге-офтальмологу, и мы договорились, что он примет меня рано утром на следующий день, в воскресенье. Итак, назавтра я отправился в больницу, где мы оба работали. Я ехал на машине по пустым улицам, а тем временем зрение мое то и дело затуманивалось из-за облака черной крови в левом глазу. Офтальмолог осмотрел его и заключил, что у меня началась отслойка сетчатки. В те дни у меня еще имелась обширная частная практика и я мог себе позволить частную медицинскую страховку, так что на понедельник мне назначили обследование у специалиста по витреоретинальной хирургии в одной из частных больниц в центре Лондона.

К тому моменту я узнал, что отслойка сетчатки может произойти внезапно: сетчатка попросту отходит от глазного яблока, как старые обои – от влажной стены. Ночью я лежал в темной спальне рядом со своей женой Кейт (она переживала наравне со мной), открывая и закрывая проблемный глаз, проверяя, видит ли он что-нибудь, гадая, могу я ослепнуть или нет, наблюдая за тем, как матовое облако крови исполняет неторопливый танец на фоне ночного неба, видневшегося через окно. Облако извивалось и кружилось медленно, но довольно изящно, чем-то напоминая экранную заставку на компьютере. К собственному удивлению, мне все-таки удалось уснуть, и утром мое зрение оказалось достаточно хорошим для того, чтобы пойти на работу (прием у витреоретинального хирурга был назначен на вторую половину дня).

Хирург подвержен болезням точно так же, как и любой другой человек, но бывает сложно оценить, не поставит ли его состояние под угрозу проводимую операцию.

Хирург подвержен болезням точно так же, как и любой другой человек, но бывает сложно оценить, не поставит ли его состояние под угрозу проводимую операцию. Нельзя в последний момент отменить операцию только из-за того, что тебе стало нехорошо, а с другой стороны, мало кому захотелось бы, чтобы его оперировал хирург, которому нездоровится. Я давно понял, что усталость нисколько не мешает мне оперировать, так как во время операции меня подстегивает сильное возбуждение. Исследования, направленные на изучение последствий бессонницы, установили, что в случае умеренной нехватки сна люди начинают совершать ошибки только при выполнении скучных, монотонных задач. Хирургия – каким бы рядовым ни был случай – никогда не бывает скучной или монотонной. В тот день я спокойно работал (любопытно, что операция проводилась под местной анестезией, а проблема была связана со зрительным центром головного мозга), совершенно позабыв о собственных переживаниях, пока не начал возвращать на место костный лоскут черепа и внезапно не вспомнил, что мне и самому предстоит вскоре примерить на себя роль пациента.

Охваченный страхом, я спешно покинул больницу и на такси добрался до клиники, расположенной на Харли-стрит в центральной части Лондона.

* * *

Хирург оказался немного моложе меня, но в его манере поведения я тут же узнал себя: он говорил приветливо и деловито, с тем сдержанным сочувствием, которое неизбежно развивается у любого врача, искренне стремящегося помочь, но не желающего, чтобы пациенты «давили» на его эмоции. Я понимал, что ему не понравится идея оперировать другого хирурга: если кто-то из коллег просит, чтобы ты его лечил, это воспринимается одновременно и как комплимент, и как проклятие. Все хирурги переживают, когда пациентом становится кто-нибудь из коллег. Это чувство иррационально, ведь по сравнению с остальными пациентами коллеги с гораздо меньшей вероятностью станут предъявлять претензии, если что-то пойдет не так, поскольку хирургам слишком хорошо известно, что врачи – обычные люди, которым свойственно ошибаться, и что исход операции зависит далеко не только от них. Хирург, оперирующий своего коллегу, испытывает этот иррациональный страх по той причине, что о привычной отстраненности не может быть и речи, – он ощущает себя совершенно беззащитным. Он знает, что пациент не считает его всемогущим.

Офтальмолог снова обследовал мою сетчатку. На этот раз свет был особенно ярким, и я даже вздрогнул.

– Под сетчаткой начинает скапливаться жидкость, – сказал он. – Я прооперирую вас завтра утром.

Через двадцать минут я вышел из здания, испытывая сильнейшую тревогу. Вместо того чтобы сесть на метро или поймать такси, я преодолел шесть миль до своего дома пешком, перебирая в голове все ужасы, которые могут со мной произойти, начиная от вынужденного завершения карьеры (я знал двух хирургов, которым пришлось так поступить из-за отслойки сетчатки) и заканчивая полной слепотой – сценарий довольно вероятный, поскольку и в правом глазу обнаружились ранние предвестники отслойки сетчатки. Не помню в точности ход своих мыслей, но к тому времени, как я добрался домой, мне удивительным образом удалось примириться с проблемой. Я подготовился к любому исходу, хотя и надеялся на лучшее. Я забыл, что в клинике выключил мобильный, и, к собственному стыду, увидел дома охваченную паникой Кейт, которая уже ожидала самого худшего, так как не могла до меня дозвониться.

Утром в больнице меня встретил остроумный администратор. С бумагами покончили быстро, и меня отвели в палату. Санитары и обслуживающий персонал носили черные жилеты, словно посыльные в гостинице, на полу в коридорах и палатах лежали ковры, а освещение везде было спокойным, приглушенным. Контраст с крупной государственной больницей, в которой работал я, был невообразимый. Хирург еще раз осмотрел мой левый глаз и сказал, что мне предстоит так называемая витрэктомия с заменой стекловидного тела газом. Во время операции в глазное яблоко вставляют несколько толстых игл, через которые полностью удаляют стекловидное тело, а затем с помощью охлажденного криозонда сетчатку прикрепляют на место. После этого глазное яблоко наполняют оксидом азота, который будет удерживать сетчатку на месте в течение нескольких недель, следующих за операцией.

Я подготовился к любому исходу, хотя и надеялся на лучшее.

– Операцию можно провести как под местной, так и под общей анестезией, – сказал хирург с едва заметным колебанием. Было очевидно, что ему не очень-то хочется оперировать меня под местной анестезией, да и мне, если честно, эта идея тоже не нравилась, хотя я и почувствовал себя трусом, вспомнив многочисленных пациентов, в чьей голове ковырялся сам, несмотря на то что они оставались в сознании.

– Общую анестезию, пожалуйста, – попросил я, к его явному облегчению, после чего анестезиолог, который, должно быть, ждал снаружи, приложив ухо к двери, влетел в комнату, словно чертик из табакерки, и быстро проверил, подходит ли мне выбранный анестетик.

Я всегда страшился мысли о том, что могу стать пациентом.

Полчаса спустя, одетый в одну из абсурдных больничных пижам – по какой-то совершенно непонятной причине они всегда застегиваются сзади, а не спереди, из-за чего ягодицы зачастую оказываются открытыми, – в одноразовое нижнее белье, в белые противоэмболические чулки и в сильно разношенные тапочки, я в сопровождении медсестры вошел в операционную. В тот миг я еле удержался от смеха. Я заходил в операционные, должно быть, тысячи раз – такой весь из себя важный хирург, правящий своим маленьким королевством, и вот я очутился здесь в качестве пациента – в больничной пижаме и одноразовых трусах.

* * *

Я всегда страшился мысли о том, что могу стать пациентом, однако, когда в пятьдесят шесть все-таки стал им, перенес это на удивление легко. А дело в том, что я понял, насколько мне повезло по сравнению с моими собственными пациентами: что может быть хуже опухоли мозга? Какое у меня право жаловаться, если другим приходится выносить куда более чудовищные страдания? Наверное, определенную роль сыграло и то, что я воспользовался частной медицинской страховкой, благодаря чему избежал нарушения персональных границ и потери своего достоинства, с которыми сталкивается большинство пациентов в государственных больницах. У меня была отдельная палата – практически гостиничный номер – с ковром и туалетом. Эти факторы невероятно важны для любого пациента, но, очевидно, не имеют никакого значения для Национальной службы здравоохранения, для ее чиновников, администраторов и создателей. К тому же – боюсь признаться – многие врачи начинают задумываться о подобных нюансах, только когда сами становятся пациентами и осознают, что пациенты в государственных больницах редко могут рассчитывать на тишину и покой, а о нормальном ночном сне вынуждены и вовсе позабыть.

Мне сделали общую анестезию, и спустя пару часов я очнулся в палате с повязкой на глазах, вообще не чувствуя боли. Весь вечер я то погружался в сон, то просыпался, наблюдая фантастическое световое шоу, которое разыгрывалось в ослепленном левом глазу, – впечатление от него лишь усиливалось под действием морфина. Я словно летел в кромешной тьме над ночной пустыней, а вдали передо мной горели искрящиеся огни. Я вспомнил пожары, которые давным-давно наблюдал в Западной Африке, где работал учителем, – горевшую прямо на горизонте под звездным небом длинную стену пламени, которую гнал по саванне гарматан, ветер, дующий со стороны Сахары.

Хирург зашел ко мне ни свет ни заря по пути в государственную больницу, в которой он также работал. Он отвел меня в процедурный кабинет и снял с моего левого глаза повязку. Все, что мне удалось разглядеть, – это расплывчатая темная клякса, словно я находился под водой.

– Наклонитесь вперед и поднесите часы вплотную к левому глазу, – сказал он. – Видите что-нибудь?

Циферблат моих часов, многократно увеличенный, всплыл перед глазом подобно луне, поднимающейся над морской гладью.

– Да, – ответил я.

– Хорошо, – обрадовался он. – Вы все еще видите.

* * *

Следующие несколько недель я был практически слепым на левый глаз. Наполнявший его газовый пузырь поначалу напоминал горизонт огромной планеты, над которым я различал только слабый намек на внешний мир. Но он постепенно сужался, и зрение медленно возвращалось в норму; внутренняя поверхность глаза была похожа на один из безвкусных гелевых светильников: пузырь медленно перемещался внутри каждый раз, когда я поворачивал голову. В течение месяца я не мог оперировать, но уже через неделю после операции начал, пускай и с некоторой неохотой, принимать амбулаторных пациентов. Эта работа нагоняла на меня скуку. Я носил черную повязку через глаз, которая делала меня похожим на пирата, хотя я чувствовал легкую неловкость, ведь пациенты видели, что у меня самого проблемы со здоровьем. Когда через несколько дней после операции я пришел на прием к хирургу-офтальмологу, надев черную повязку, он встретил меня неопределенным взглядом.

– Позер, – прокомментировал он мой вид, но остался доволен состоянием моего глазного яблока.

Я полностью восстановился за считаные недели, но одно из неизбежных последствий витрэктомии заключалось в том, что хрусталик глаза продолжил постепенно разрушаться, и нужно было заменить его. Я перенес эту простую, незначительную операцию, чаще всего проводимую при катаракте, три месяца спустя. В выходные, последовавшие за этим, я дежурил в приемном покое.

* * *

Если бы в воскресенье после обеда не пошел дождь, то я, возможно, не упал бы с лестницы и не сломал бы ногу. Возможно, мое зрение было еще недостаточно ясным. В противоположность напряженной субботней ночи воскресное утро было спокойным. В полночь мне пришлось прооперировать мужчину средних лет с инсультом, потому что дежурный ординатор работал у нас совсем недавно и ему понадобилась помощь. Эта относительно простая операция прошла без происшествий. Утром, чувствуя некоторую усталость, я возился в своем небольшом, запущенном саду на заднем дворе.

Затем я поехал на городскую свалку, захватив с собой пластиковый мешок с садовым мусором, и присоединился к тем, кто сидел в легковых автомобилях и внедорожниках, ожидая, когда наступит их черед поучаствовать в воскресном утреннем ритуале. Люди выбрасывали в огромные контейнеры всевозможный хлам – следы нашей цивилизации, которые когда-нибудь обнаружат археологи будущего: сломанные кресла, диваны, посудомоечные машины, старые магнитофоны и колонки, картонные коробки, кровати и матрасы, отжившие свой век газонокосилки, детские коляски, компьютеры, телевизоры, ночные лампы, журналы, куски гипсокартона и обломки кирпичной кладки. Вид у людей в таких местах всегда какой-то виноватый: они избегают смотреть друг другу в глаза (как и мужчины в общественных туалетах) и торопятся поскорее вернуться в свои комфортабельные отполированные машины, чтобы умчаться прочь. Я неизменно покидаю свалку с чувством колоссального облегчения и в тот день в качестве награды решил по дороге домой посетить садовый рынок. Пока я радостно разгуливал вдоль стройных рядов цветов и кустарников, присматривая что-нибудь для своего сада, как раз и начался дождь. Низкая косматая грозовая туча, словно чернильное пятно, расплывающееся в прозрачной воде, в мгновение ока выросла над головой и принялась поливать землю дождем, загнав незадачливых покупателей под крышу и вмиг превратив оживленный рынок в пустынное место. Я один остался стоять посреди саженцев. Зазвонил мобильный телефон. Это был Роб, дежурный ординатор из больницы.

– Прошу прощения за беспокойство, – сказал он (каждый раз, когда стажеры мне звонят, они начинают с этих ненужных этикетных фраз), – но нельзя ли обсудить с вами одного пациента?

– Да-да, конечно, – ответил я, торопясь укрыться от дождя в помещении склада, заставленном глиняными горшками.

– Это мужчина тридцати четырех лет, который упал с моста...

– Сам прыгнул?

– Да. Судя по всему, он страдал от сильной депрессии.

Я спросил, приземлился ли он на ноги или на голову. Ударившись ногами, люди ломают ступни и позвоночник, после чего обычно остаются парализованными на всю жизнь, если же удар приходится на голову, то они, как правило, умирают.

– Он упал на ноги, но головой тоже ударился. Мы имеем дело с политравмой: у него перелом таза, обеих больших берцовых костей, а также ушиб и серьезная травма головы.

– Что на снимках?

– Обширное кровоизлияние в левой височной доле, базальные цистерны разрушены. Левый зрачок раздулся и не реагирует вот уже пятый час.

– А что насчет моторных реакций?

– Отсутствуют, если верить словам врача из «Скорой».

– И что ты собираешься делать?

Роб медлил, боясь сболтнуть не то.

– Ну, думаю, мы можем следить за внутричерепным давлением.

– Как думаешь, какой прогноз?

– Не очень хороший.

Я сказал, что лучше позволить пациенту спокойно умереть. Он почти наверняка умрет, что бы мы ни предприняли, но даже если каким-то чудом и выживет, то на всю жизнь останется полным инвалидом. Я спросил, виделся ли Роб с родственниками пациента.

– Нет, но они скоро приедут.

– Что ж, разъясни им ситуацию.

Пока мы разговаривали, дождь прекратился и из-за туч показалось солнце. Капли на растениях сверкали отраженным светом. Покупатели высыпали из магазинов, и рынок вновь обрел прежний пасторальный вид – радостные садоводы прогуливались между торговых рядов, останавливаясь, чтобы хорошенько рассмотреть приглянувшееся растение, и раздумывая, что бы все-таки прибрести. Себе я купил калину метельчатую с маленькими белыми цветками в форме звездочек и поехал домой, поставив горшок на пассажирское сиденье.

Конечно, я мог прооперировать этого беднягу и, возможно, спасти ему жизнь, но какой ценой? Приблизительно над этим я размышлял, когда копал яму в саду, чтобы посадить калину. В конце концов я все же не выдержал и отправился в больницу, чтобы взглянуть на снимки и увидеть пациента: как я ни старался, мне не удалось заставить себя вынести смертный приговор, пусть даже самоубийце, основываясь только на телефонном разговоре.

Я испытал облегчение, когда увидел, что снимок выглядит еще хуже, чем описывал Роб по телефону.

Из-за ливня мои ботинки промокли, и, перед тем как ехать в больницу, я надел другие, с недавно поставленными подметками.

Роб нашелся в темной комнате для просмотра снимков. Он вывел на экран томограмму мозга нового пациента.

– Что ж, – сказал я, вглядываясь в снимок. – Он явно себя угробил.

Я испытал облегчение, когда увидел, что снимок выглядит еще хуже, чем описывал Роб по телефону. Левая часть мозга оказалась непоправимо раздавлена, из-за отека весь мозг был темным, но с белыми пятнами – именно таков цвет крови на компьютерных томограммах. Отек был чрезвычайно сильным, и не оставалось абсолютно никакой надежды на то, что после операции мужчина выживет.

– В карьере врача есть два больших плюса, – сказал я Робу. – Один из них заключается в том, что у тебя накапливается бессчетное множество историй, иногда забавных, но в основном ужасных.

Я рассказал ему о другом самоубийце, которого лечил много лет назад. Это была симпатичная девушка двадцати с небольшим лет, бросившаяся под поезд метро.

– Ей пришлось сделать одностороннюю гемипельвэктомию – полностью удалить одну ногу на уровне бедра: полагаю, поезд переехал ногу и бедро вдоль. У нее также был сложный вдавленный перелом черепа, из-за чего, собственно, ее и доставили к нам после ампутации. Мы привели голову в порядок, и за несколько дней девушка постепенно пришла в себя. Помню, как сообщил ей, что она потеряла ногу, и она ответила: «Черт. Звучит не очень хорошо». Но поначалу она выглядела почти радостной – очевидно, она не помнила о несчастьях, которые заставили ее броситься под поезд. Но когда она оправилась от травмы головы, когда ей, скажем так, стало лучше, воспоминания начали возвращаться и она опять погрузилась в пучину депрессии и отчаяния. Когда же ее родители все-таки соизволили появиться в больнице, то по их поведению стало понятно, почему она пыталась покончить с собой. Печальное было зрелище.

– Что с ней стало?

– Понятия не имею. Ее отправили в другую больницу, и больше я о ней не слышал.

– А в чем второй плюс медицинской карьеры? – вежливо поинтересовался Роб.

– Да просто в том, что если сам вдруг заболеешь, то всегда будешь знать, как получить наилучшее лечение. – Я махнул рукой в сторону снимка. – Пойду поговорю с родителями.

Я направился в отделение интенсивной терапии по унылым, слишком ярко освещенным коридорам. Я никак не мог привыкнуть к новой больнице. Она напоминала тюрьму усиленного режима: двери открывались только с помощью магнитной карты, а если оставались открытыми дольше чем на минуту, то срабатывала сигнализация. К счастью, с тех пор большинство динамиков, издающих этот ужасный пронзительный звук, сломались либо сами, либо с нашей помощью, однако первые несколько месяцев в новом здании мы провели под бесконечный вой сигнализации — как можно догадаться, не лучший вариант для переполненной больницы. Я вошел в отделение реанимации: вдоль стен стояли койки с бессознательными пациентами, подключенными к аппарату искусственной вентиляции легких и окруженными различным оборудованием; около каждого больного сидела медсестра.

Когда я поинтересовался недавно поступившим пациентом, медсестры, находившиеся за стойкой в центре помещения, указали на одну из коек, и я направился к ней. Несчастный самоубийца был невероятно толстым, и это меня потрясло. Почему-то я и вообразить не мог, что он окажется толстым, толстым настолько, что от изножья кровати нельзя было разглядеть голову — был виден лишь обнаженный холм его живота, частично прикрытый чистой простыней, а далее, у изголовья, — мониторы и шприцевые наносы с мигающими красными светодиодами и цифровыми индикаторами. На стуле у кровати сидел пожилой мужчина. Заметив меня, он встал. Я представился, и мы обменялись рукопожатием.

— Вы его отец? — спросил я.

— Да, — спокойно ответил он.

— Очень сожалею, но мы ничем не можем помочь.

Я объяснил, что его сын умрет в течение ближайших двадцати четырех часов. Старик ничего не говорил и лишь молча кивал. Его лицо почти ничего не выражало — то ли он был слишком отстранен, то ли слишком потрясен, я не знаю. Я так и не увидел лица его сына, и мне неизвестно, какую трагедию скрывала в себе жалкая, умирающая груда плоти, лежавшая перед нами.

Вернувшись домой, я поднялся в мансарду, построенную в прошлом году, где на диване лежала Кейт, приходившая в себя после особенно острого рецидива болезни Крона. Лестницу я собственноручно сделал из дуба, а ступеньки отшлифовал и отполировал до блеска. Мы решили, что лестнице не помешали бы дополнительные перила, так как за пару дней до этого Кейт поскользнулась и сильно ударилась. Мы с ней всегда несколько пренебрегали техникой безопасности, которая играет все более важную роль в современном мире, стремящемся максимально оградить себя от любого риска, но сошлись во мнении, что перила не будут лишними. Я начал спускаться по лестнице – по самодельной дубовой лестнице, каждую ступеньку которой я аккуратно смастерил своими руками, – чтобы наконец посадить калину. Ботинки с новыми подметками заскользили по отполированному дереву, я потерял равновесие, услышал ужасный треск ломающейся кости и упал вниз.

Перелом ноги – довольно болезненная травма, но терпеть боль оказалось на удивление легко; в конце концов, хорошо известно, что солдаты в бою редко испытывают сильную боль сразу после серьезного ранения – она приходит потом. Ты слишком занят тем, чтобы спасти свою шкуру, и тебе некогда думать о боли.

– Твою мать. Я сломал ногу! – закричал я.

Сперва Кейт подумала, что я шучу, пока не увидела меня лежащим у подножия лестницы с вывернутой под немыслимым углом ступней. Я постарался вернуть ступню в нормальное положение, но от боли едва не потерял сознание, так что Кейт позвала соседей, которые усадили меня на заднее сиденье машины и отвезли в отделение «Скорой помощи» той самой больницы, где я работал. Мне нашли инвалидное кресло, и вскоре я присоединился к небольшой очереди перед стойкой регистратуры: за его стеклом, похожим на пуленепробиваемое, сидели две свирепые на вид женщины. Я терпеливо ждал своей очереди, стиснув зубы от боли. Наконец я оказался напротив одной из регистраторов.

– Имя-фамилия? – спросила она.

– Генри Марш.

– Дата рождения?

– Пятое марта 1950 года. Вообще-то я здесь работаю старшим нейрохирургом.

– Вероисповедание? – ответила она не моргнув глазом.

– Атеист, – ответил я чуть удрученно, но утешая себя мыслью о том, что по крайней мере в моей больнице ко всем пациентам относятся на равных.

Стандартный опрос продолжался еще какое-то время, после чего меня спасла одна из медсестер, быстро разобравшаяся, что у меня смещен сустав стопы, который нужно вправить. Это сделали очень быстро и к тому же безболезненно за счет внутривенного морфина, мидазолама и энтонокса, за что я безмерно благодарен. Моим последним воспоминанием, перед тем как лекарства подействовали и я впал в забытье, была попытка уговорить увлекшуюся медсестру не резать огромными ножницами совсем недавно купленные зеленые вельветовые брюки.

Постепенно сознание, все еще затуманенное лекарствами, вернулось ко мне. Раздумывая о том, каково приходилось людям с переломами в прошлом, когда никаких обезболивающих не было, я увидел у каталки, на которой лежал, коллегу-ортопеда. Ему я позвонил с мобильного телефона, пока ехал в больницу.

– У вас переломовывих, – сообщил он. – Вам неплохо поставили кости на место, но нужна операция, чтобы зафиксировать их изнутри. Я могу провести ее завтра утром в частной больнице.

– У меня есть страховка, – ответил я. – Да, давайте так и сделаем.

– Тогда придется вызвать частную «Скорую помощь», – предупредила сестра.

– Не переживайте, – сказал мой коллега. – Я отвезу его сам.

Итак, меня выкатили из отделения неотложной помощи в инвалидном кресле и с длинной задней гипсовой шиной на ноге, усадили в красный спортивный «Мерседес» коллеги и доставили в частную больницу, расположенную в трех милях от нашей, где назавтра обломки кости должным образом зафиксировали. Коллега-ортопед настоял, чтобы я остался в больнице еще на пять дней, аргументируя это тем, что я, как врач по профессии, не буду соблюдать его рекомендации и начну чрезмерно напрягать поврежденную ногу в первые же несколько дней после операции. Таким образом, большую часть следующей недели я провел в кровати с подвешенной к потолку ногой, разглядывая симпатичный дуб за окном, читая Вудхауса и размышляя о том, что многие правительственные реформы Национальной службы здравоохранения, якобы ориентированные на рынок, в реальности только увеличивают пропасть между государственной медициной и частной, услугами которой я вновь попользовался. Время от времени я слышал, как неизменно доброжелательные врачи навещают пациентов, лежащих в соседних палатах.

Утром в день выписки я спустился в отделение для приема амбулаторных больных, где мне должны были поменять гипс. Я наблюдал, как многочисленные пациенты приходят и уходят.

Мои коллеги, облаченные в строгие темные костюмы, то и дело показывались из кабинетов, чтобы проводить туда очередного пациента. С некоторыми я был знаком, и они удивлялись, увидев меня одетым в больничную пижаму, да еще и с шиной на ноге. Большинство останавливались, выражали сочувствие и вместе со мной смеялись над моим невезением. Один из них, человек особенно напыщенный, ненадолго замер, изумленно уставившись на меня.

– Переломовывих левой лодыжки, – пояснил я.

– Боже, – произнес он чопорным тоном, словно не одобрял то, что я превратился в обычного пациента, позволив своей ноге сломаться, и быстро вернулся к себе в кабинет.

Меня вызвали в процедурный кабинет, где коллега-ортопед снял старую повязку и тщательно изучил два шва – по одному с каждой стороны лодыжки. Удовлетворенный увиденным, он сменил повязку и наложил новую заднюю гипсовую шину, удерживаемую на месте эластичным бинтом. С некоторой тоской я подумал о пропасти, отделяющей такую медицину от того, с чем приходится сталкиваться мне как нейрохирургу.

Мне чрезвычайно повезло по сравнению с моими пациентами, и я был переполнен тем чувством глубокой и немного иррациональной благодарности к своим коллегам, что присуща любому пациенту, когда все складывается хорошо.

– Знаете, я редко притрагиваюсь к своим пациентам, – сказал я. – Разве что во время операции, разумеется. А так сплошные истории болезни, снимки и длинные тягостные разговоры с родственниками. Совсем не так, как здесь. Здесь все намного приятней.

– Да, нейрохирургия – тот еще мрак.

– В то же время наши периодические триумфальные победы ни с чем не сравнятся... – начал было я, но он прервал мои философские рассуждения.

– Следующие несколько недель придется держать ногу в поднятом состоянии почти все время, потому что она сильно распухнет.

Мы попрощались, и я, схватив одежду, поскакал из кабинета.

Несколько недель спустя я перенес кровоизлияние в стекловидное тело и разрыв сетчатки в правом глазу, но вылечить его оказалось проще, чем левый. Через считаные дни я смог вернуться к работе. Мне чрезвычайно повезло по сравнению с моими пациентами, и я был переполнен тем чувством глубокой и немного иррациональной благодарности к своим коллегам, что присуща любому пациенту, когда все складывается хорошо.

22

АСТРОЦИТОМА

опухоль мозга, развивающаяся из глиальных клеток, бывает любой степени злокачественности

После того как мы успешно прооперировали пациента с невралгией тройничного нерва, Игорю не терпелось, чтобы я вновь приехал на Украину и провел ряд операций по поводу особенно сложных опухолей мозга, которые, заверил он меня, его старшие украинские коллеги не смогут выполнить. Я не разделял его энтузиазма, о чем и сказал, но во время следующего визита на Украину обнаружил в обшарпанном коридоре возле кабинета Игоря длинную очередь: пациенты с весьма зловещими опухолями мозга ожидали встречи со мной.

Прием амбулаторных больных, который я за все эти годы многократно проводил в кабинете Игоря, всегда был довольно странным делом, не похожим ни на что из того, чем мне доводилось заниматься раньше. Известность Игоря росла, и пациенты стали стекаться со всей Украины, чтобы попасть к нему на консультацию.

Не было никакой системы предварительной записи на прием: пациенты могли прийти в любое время и, судя по всему, были готовы при необходимости ждать до вечера. В дни моих приездов очередь тянулась от кабинета вдоль всего длинного коридора и скрывалась из виду за отдаленным поворотом.

Мы приступали к работе в восемь утра и продолжали без перерыва до поздней ночи. В помещении всегда находилось одновременно несколько пациентов вместе с родственниками, кто-то в одежде, а кто-то – без. Бывали также журналисты и команды телевизионщиков, которые брали у нас интервью, особенно когда власти и начальство ополчились на Игоря. На столе стояло три телефона, которые не затихали почти ни на минуту. В кабинете редко присутствовало меньше семи-восьми человек. Меня беспорядок раздражал, и поначалу я ругал за это Игоря, призывая организовать хоть какую-нибудь предварительную запись. Но он объяснил, что на Украине никто не будет придерживаться такой системы, и лучше уж позволить людям появляться тогда, когда им заблагорассудится.

Игорь вел себя с больными довольно резко, хотя порой и проявлял определенную долю сочувствия. Я не знал ни русского, ни украинского, так что мне оставалось лишь догадываться, о чем они говорят, пока Игорь не переведет, и зачастую мои догадки были в корне неверными. Пациенты приносили с собой сделанные заранее снимки и без дальнейших церемоний спрашивали, возможна операция или нет.

В английской медицине изначально вдалбливают в голову, что, прежде чем принять решение, обязательно нужно изучить историю болезни пациента, осмотреть его и только потом, в самом конце, изучить снимки. Здесь же весь этот долгий процесс оказался вывернут наизнанку и сжат до нескольких минут, если не секунд. Я чувствовал себя императором Нероном на гладиаторских боях, от чьего жеста зависела судьба побежденного воина.

Ситуация осложнялась и тем, что качество снимков, как правило, было отвратительным. Непросто было понять, что именно на них изображено, из-за чего я еще больше переживал в связи с необходимостью быстро принимать столько решений, от которых зависело, жить пациенту или умереть.

Когда я приехал в очередной раз – дело было летом 1998 года, – выяснилось, что многочисленные враги Игоря из министерства здравоохранения надавили на главного врача больницы, годом ранее принимавшего у себя британского посла. В первый же день я узнал, что главный врач запретил мне появляться в операционной и что он отказывается со мной встретиться. В действительности эта новость принесла мне определенное облегчение: случаи, с которыми мне предстояло разбираться, были весьма сомнительные, и я до ужаса страшился мысли о том, что придется оперировать в таких неподходящих условиях.

Известие о том, что мне запретили появляться в операционной, попало на первые полосы газет и на телевидение, так что назавтра журналистов в больнице оказалось еще больше, чем обычно.

Известие о том, что мне запретили появляться в операционной, попало на первые полосы газет и на телевидение, так что назавтра журналистов в больнице оказалось еще больше, чем обычно. Ближе к обеду, когда я давал интервью представителю одного украинского телеканала, параллельно размышляя о том, операбельна ли та или иная опухоль, пришел заведующий хирургическим отделением и велел всем членам съемочной группы покинуть территорию больницы. На нем был особенно высокий «поварской» колпак в сочетании с массивными очками, из-за чего хирург выглядел безобидно-нелепым. Сложно было воспринимать его всерьез. Мы вышли из здания и продолжили интервью на улице.

Интервью также брали у одной пациентки, которую я только что принимал и которую вопреки дурным предчувствиям согласился оперировать; ее спрашивали, как она относится к тому, что меня не пускают в операционную. В Киев Людмила приехала с юга страны, чтобы попасть на прием к известному профессору-нейрохирургу. В последние месяцы она все хуже и хуже держалась на ногах, томография показала большую и очень проблемную опухоль у основания мозга — эпендимому четвертого желудочка, образование доброкачественное, но зачастую приводящее к смерти пациента. Не могло быть и речи о том, чтобы женщину оперировали в родном городе. В назначенное время она пришла на прием, но профессор задерживался. Его ординаторы изучили снимки.

— Если хотите жить, уходите, не ждите профессора, — сказал один из них. — Обратитесь к доктору Курильцу. У него есть связи с Западом, и, возможно, он вам поможет. Если вы позволите оперировать профессору, то умрете.

**— Чего вы хотите, — спрашивал журналист Людмилу.
— Я хочу жить, — спокойно отвечала она.**

Она быстро ушла, и несколько дней спустя я увидел ее в кабинете Игоря.

В тот вечер нас обоих показали в вечерних национальных новостях.

— Чего вы хотите, — спрашивал журналист Людмилу.

— Я хочу жить, — спокойно отвечала она.

Тяжело противиться желанию помочь, когда планируешь сложную и опасную операцию, беря на себя тщательно взвешенный риск, особенно если делаешь это в пику какому-нибудь заносчивому профессору. Встретив Людмилу следующим утром, я не нашел другого выхода, кроме как сказать ей, что, если она захочет, я договорюсь, чтобы она приехала в Лондон, где я смогу ее прооперировать. Как и следовало ожидать, она согласилась.

А на следующий день я впервые увидел Таню. Игорь хотел, чтобы мы отправились в больницу в полседьмого утра, но я проспал. Когда мы все-таки выехали, я тут же понял причину, по которой он так настаивал: киевские пробки превратили получасовую поездку в полуторачасовую возню. Присоединившись к бесконечной череде грязных легковушек и грузовиков, чьи тускло-серые очертания едва виднелись в тумане, а красные габаритные огни превращали выхлопные газы в облака розового дыма, мы сантиметр за сантиметром пробирались по широченным дорогам к центру Киева. Вдоль дорог высились гигантские баннеры, рекламирующие сигареты и мобильные телефоны, которые с трудом удавалось разглядеть в тумане. Многие машины выезжали на тротуар и змейкой пробирались между фонарными столбами. Большие внедорожники и вовсе съезжали на грязную обочину, если это позволяло им продвинуться вперед.

Таня оказалась почти в самом конце очереди – до нее я успел принять много пациентов с неоперабельными опухолями мозга. Ей тогда было одиннадцать лет. Она вошла в кабинет пошатываясь (ее поддерживала мать). На исцарапанном снимке виднелась огромная опухоль в основании мозга, которая определенно росла там уже не один год. С более крупными подобными опухолями я не сталкивался за всю карьеру. Мать девочки, Катя, привезла ее из Городка – провинциального украинского города, расположенного неподалеку от румынской границы. Таня была милой девочкой – с неуклюжей грацией длинноногого жеребенка, с прической под пажа и с застенчивой, искривленной улыбкой – искривленной из-за частичного паралича лицевых мышц, вызванного опухолью. И в Москве, и в Киеве опухоль признали неоперабельной, и было очевидно, что рано или поздно она прикончит пациентку.

Таня оказалась почти в самом конце очереди — до нее я успел принять много пациентов с неоперабельными опухолями мозга. Ей тогда было одиннадцать лет. Она вошла в кабинет пошатываясь (ее поддерживала мать).

Точно так же, как невозможно сопротивляться желанию спасти чужую жизнь, невыносимо тяжело говорить человеку, что ты не в состоянии его спасти, особенно если пациент – больной ребенок, пришедший на прием вместе с отчаявшимися родителями. Проблема лишь усугубляется, если ты не полностью уверен в собственном бессилии.

Мало кто из людей, не имеющих отношения к медицине, понимает, что больше всего врачей терзает неопределенность, а не то, что они постоянно сталкиваются с человеческими муками и смертями. Не так уж сложно позволить кому-то умереть, если совершенно точно знаешь, что никак не сможешь ему помочь. Хороший врач при этом, конечно, проявит сочувствие, но в подобной ситуации все и так понятно. Такова жизнь, и всем нам рано или поздно предстоит умереть.

Сложности начинаются, когда не знаешь наверняка, можешь ли ты помочь или нет, стоит ли попытаться или нет. Танина опухоль действительно была самой большой из тех, что я когда-либо видел. Она явно была доброкачественной, и я мог по крайней мере теоретически ее вырезать, хотя раньше никогда не удалял столь большую опухоль у ребенка, да и не слыхал ни о ком, кто проводил бы такую операцию. В случае неудачи врачи часто утешают друг друга, говоря, что легко быть мудрым задним числом. Мне следовало оставить Таню на Украине. Мне следовало сказать ее матери, чтобы та забрала девочку назад в Городок. Но вместо этого я привез ее в Лондон.

В том же году Таня и Людмила приехали в Лондон. Я договорился, чтобы их встретили в аэропорту Хитроу и вместе с родственниками привезли в нашу больницу. Каким гордым и важным я себя чувствовал, приветствуя их здесь! Обе операции я провел вместе с Ричардом Хэтвилдом, моим коллегой и близким другом, который частенько летал на Украину вместе со мной.

В случае с Людмилой операция заняла восемь часов и оказалась невероятно успешной. Таню я оперировал дважды – сначала в течение десяти часов, после чего понадобилась вторая операция, на которую ушло двенадцать часов. Обе операции осложнились серьезнейшей кровопотерей. Уже во время первой из них девочка потеряла в четыре раза больше крови, чем циркулировало в ее организме, но нам удалось выйти сухими из воды, хотя добрая половина опухоли все еще оставалась на месте. Вторая операция – призванная удалить оставшуюся часть опухоли – была неудачной. Таня перенесла обширный инсульт.

Она пролежала в больнице полгода, прежде чем ее состояние стало достаточно хорошим для того, чтобы вернуться на Украину. Я отвез девочку и ее мать в аэропорт Гатвик – мне помогли Гейл с мужем. Мы остановились у выхода на посадку. Мать Тани и я неотрывно смотрели друг на друга: она с отчаянием, я с печалью. Мы обнялись, оба со слезами на глазах. Начав было толкать инвалидную коляску с дочерью в сторону выхода, женщина развернулась и подбежала ко мне, чтобы снова обнять. Они ушли – Катя, увозя свою дочь, которая безмолвно скрючилась в коляске, и украинский врач Дмитрий. Катя, пожалуй, намного лучше меня понимала, какое будущее их ждет.

Я подумал о том, через что прошли Катя и Таня, о том, через что прошли все мы, безуспешно пытаясь спасти девочке жизнь.

Таня умерла через восемнадцать месяцев после того, как вернулась домой. Ей было всего двенадцать. Вместо одной-единственной блестящей операции ей пришлось пережить множество хирургических вмешательств, сопровождавшихся серьезными осложнениями (а под осложнениями в медицине подразумевается все, что пошло не по запланированному сценарию). Вместо пары недель она провела в больнице шесть месяцев, шесть ужасных месяцев. В конечном итоге она все же вернулась на Украину, но в гораздо более тяжелом состоянии, чем перед отлетом в Англию.

Я не знаю точно, где и при каких обстоятельствах она умерла, да и вообще услышал об этом от Игоря почти случайно. Я позвонил ему из Лондона, чтобы обсудить другого пациента с опухолью мозга. Мимоходом, слегка волнуясь, я спросил о Тане.

– О. Она умерла, – ответил он, судя по интонации, не слишком заинтересованный ее судьбой.

Я подумал о том, через что прошли Катя и Таня, о том, через что прошли все мы, безуспешно пытаясь спасти девочке жизнь. Я расстроился, но Игорь говорил по-английски довольно плохо, так что я просто мог не совсем правильно его понять.

Последний раз я видел Таню незадолго до смерти во время очередной поездки в Киев. Катя привезла дочь из родного Городка, чтобы повидаться со мной. Девочка могла ходить, только если ей кто-нибудь помогал, но ее слабая, искривленная улыбка вернулась. В первые несколько месяцев после операции Танино лицо оставалось полностью парализованным. Из-за этого она не могла говорить, а лицо было невыразительным, словно маска, не пропускавшая даже самые яркие эмоции, – лишь изредка по неподвижной щеке скатывалась горькая слеза.

Печально, до чего легко отмахиваешься от людей с изуродованным или парализованным лицом, до чего легко забываешь о том, что лицо, напоминающее немую маску, скрывает не менее глубокие чувства, чем у всех остальных. Через год после операции Таня по-прежнему не могла говорить или проглатывать пищу, хотя дышала уже без трахеотомической трубки в горле. Катя оставалась с дочерью в Лондоне на протяжении шести бесконечных месяцев, и, когда мы прощались в аэропорту Гатвик, она пообещала, что к нашей следующей встрече обязательно подготовит мне подарок. В этот раз она привезла с собой не только Таню, но и большой чемодан. В нем лежала домашняя свинья, которую забили в мою честь и превратили в десятки длинных колбас.

В первые годы после Таниной смерти Катя посылала мне на Рождество открытки. Я клал их на письменный стол в моем кабинете без окон в качестве печального напоминания о Тане, о своих амбициях и о своей неудаче.

Несколькими месяцами позже Тани не стало. Скорее всего она умерла из-за засорившегося шунта. После второй, катастрофической операции мне пришлось установить ей в голову специальную дренажную трубку, которая запросто могла закупориться, тем самым вызвав резкое повышение внутричерепного давления. Поскольку девочка жила вдали от современных больниц, эту проблему невозможно было исправить.

Я никогда не узнаю наверняка, что именно с ней случилось, равно как и не узнаю, был ли я прав, вырвав ее на долгие месяцы из нищей украинской глубинки, чтобы провести ту злосчастную операцию. В первые годы после Таниной смерти Катя посылала мне на Рождество открытки, которые, как правило, добирались до меня в конце января. Я клал их на письменный стол в моем кабинете без окон, расположенном в большой, словно завод, больнице. Я оставлял их там на несколько недель в качестве печального напоминания о Тане, о своих амбициях и о своей неудаче.

* * *

Через несколько лет после Таниной смерти начались съемки документального фильма о моей работе на Украине, и я предложил нанести визит Кате. Вместе со съемочной группой мы преодолели четыреста километров, разделяющих Киев и Городок. Стоял конец зимы, и большая часть уличных съемок проходила при минус семнадцати градусах посреди глубоких сугробов, но по мере продвижения на запад снег постепенно исчезал и в воздухе начинал отчетливо ощущаться запах весны, хотя реки и озера на нашем пути были по-прежнему покрыты толстым слоем льда, на котором зачастую сидели рыбаки с закинутыми в проруби удочками. Мне безумно хотелось вновь повидаться с Катей: за те шесть месяцев, что они с Таней прожили в Лондоне, мы очень сблизились, несмотря на разделявший нас языковой барьер. И я сильно переживал, так как не переставал винить себя в Таниной смерти.

Городок, как и многие другие западноукраинские города, выглядел обезлюдевшим и нищим. После развала Советского Союза экономика рухнула и большинство молодежи уехало. Здесь стояли заброшенные заводские здания красно-бурого цвета, какие можно встретить по всей Украине, повсюду бросался в глаза мусор и сломанная техника. Катя жила в маленьком кирпичном доме с грязным двором – когда мы прибыли, она нервничала не меньше меня, хотя, очевидно, обрадовалась моему приезду. Преодолев лужи и грязь, мы пробрались к дому, где для нас накрыли огромный стол, за который мы уселись вместе с семьей. Начались съемки. Я так волновался, что говорил с трудом, да и есть абсолютно не хотел, к большому Катиному разочарованию. Мне удалось, пусть и с запинками, сказать тост – короткую речь, которую согласно украинской традиции произносят, прежде чем чокнуться стопками с водкой.

Назавтра мы навестили Танину могилу – кладбище располагалось в нескольких милях от Катиного дома рядом с лесом. По сельской дороге, по обе стороны от которой росли редкие голые деревья, мы миновали несколько полуразвалившихся деревень: в каждой имелся пруд, покрытый голубовато-серым льдом, у кромки которого гуляли гуси и утки. Православное кладбище – удивительное место. Могилы украшены десятками ярких искусственных цветов, а на надгробиях обязательно есть застекленные фотографии или выбитые в камне портреты покоящихся под ними людей. Идеальный порядок, царивший здесь, совершенно не соотносился с ветхими домами, которые попадались нам по дороге на кладбище.

На Таниной могиле оказалось двухметровое надгробие с высеченным лицом девочки – пожалуй, странное для западного человека зрелище, тем не менее красивое. Светило солнце, искусственные цветы колыхались под легким ветерком, из соседней деревни доносилось кудахтанье кур. Снег почти растаял, лишь кое-где на вспаханном поле, через которое мы добирались до кладбища, лежали белые полосы. Повсюду слышалось пение птиц. Пока съемочная группа доставала оборудование, я осматривал кладбище, вглядываясь в надгробные памятники и изображенные на них лица. Большинство похороненных здесь людей жили в самые трудные времена –

в Гражданскую войну 1920-х годов, в голод 1930-х (впрочем, хуже всего дела тогда обстояли в центральной Украине), в эпоху сталинских репрессий и неописуемых ужасов Второй мировой войны. По меньшей мере четверть населения Украины умерла в XX веке насильственной смертью. Мне хотелось спросить у этих лиц, что они перенесли за все эти годы, на какие компромиссы, возможно, вынуждены были идти, чтобы выжить. А они смотрели на меня, словно хотели сказать: «Мы мертвы. Ты все еще жив. И как ты поступаешь со временем, которое тебе осталось?»

Фильм о нашей с Игорем работе имел большой успех. Его показали по всему миру, он заслужил множество наград. В финале есть сцена, где я стою у Таниной могилы. Там я выгляжу опечаленным. Но не только из-за смерти девочки, а еще и оттого (о чем большинство зрителей никогда не узнает), что увидел рядом могилу ее отца. За несколько месяцев до этого он отправился в Польшу, чтобы заработать денег на сельскохозяйственных работах, так как они с Катей были доведены до полной нищеты. Ему удалось заработать тысячу долларов, и к Рождеству он уже рассчитывал вернуться домой, но его нашли убитым. Деньги пропали. Мне хотелось увидеться с Катей не только из-за Тани, но и из-за смерти ее мужа. Жизнь на Украине – сложная штука.

23

ТИРОЗИНКИНАЗА

фермент, который активизирует или блокирует многие клеточные функции; лекарства для снижения его активности, известные как ингибиторы тирозинкиназы (ИТК), используются для лечения многих видов рака

– У нас есть кворум? – спросил председатель.

Быстрый подсчет присутствующих показал, что есть, и заседание началось. Председатель, отпустив несколько шуток, перешел к повестке дня.

– У нас здесь присутствуют пациенты, представляющие группу поддержки обсуждаемой сегодня технологии, – сказал он, взглянув на трех седовласых стариков, сидевших по одну сторону от выстроенных квадратом столов, за которыми расположился комитет по оценке эффективности новых технологий. – Добро пожаловать! – Председатель одобрительно улыбнулся.

Затем он указал на двух серьезного вида мужчин, которые сидели рядом с пациентами.

– А здесь у нас клинические эксперты. Также присутствуют представители компании, чье лекарство от рака мы сегодня рассматриваем.

Произнося последнее предложение, он сменил тон на чуть более официальный и посмотрел в сторону двух неотличимых друг от друга мужчин в темных костюмах, перед которыми на полу стояли громадные коробки с бумагами. Они сидели в паре метров за нами, на некотором расстоянии от столов.

– Мистер Марш, наш ведущий специалист по клиническим исследованиям, расскажет о доказательствах эффективности данного препарата, но, думаю, для начала можно выслушать пациентов из группы поддержки.

Один из трех стариков, немного нервничая, прочистил горло, после чего печально и покорно приступил к рассказу.

— Мне поставили диагноз «рак» два года назад, а сейчас у меня ремиссия. Мне сказали, что рано или поздно он снова даст о себе знать, и, когда это произойдет, единственным доступным методом лечения будет новое лекарство, которое вы рассматриваете сегодня...

Комитет слушал в полной тишине. Сложно было не восхищаться смелостью, с которой пациент излагал свою историю перед абсолютно незнакомыми людьми. Он рассказал, что организовал группу поддержки для пациентов с той же самой болезнью.

— Вначале нас было тридцать шесть, но сейчас осталось только девятнадцать. Я бы хотел попросить, чтобы вы помнили, когда будете рассматривать препарат, — добавил он с ноткой отчаяния, — что жизнь — это бесценный дар и каждый день идет в счет...

Следующий старик рассказал, как умерла от рака его жена. Он описал, как сильно она страдала и какими ужасными были ее последние месяцы. Третий пациент открыл дипломат, лежавший перед ним, и достал несколько скрепленных вместе листков бумаги. Он явно был настроен очень решительно.

— Я сейчас стою перед вами, — начал он, — на мой взгляд, исключительно благодаря этому лекарству. Диагноз мне поставили двенадцать лет назад, а, как вы знаете, большинство людей умирают от этой болезни в течение первых пяти лет. Врачам нечего было мне предложить, так что я самостоятельно изучил информацию о ней и поехал в Америку, где участвовал в клинических испытаниях новых лекарств. Последним лекарством, опробованным мной, был препарат, который сегодня перед нами, — я начал принимать его восемь лет назад. Наша служба здравоохранения отказывается мне его предоставить.

На данный момент оно обошлось мне уже в триста тысяч фунтов стерлингов — моих собственных денег. Джентльмены... — он окинул взглядом всех собравшихся, — надеюсь, вы не сочтете меня всего лишь статистическим выбросом.

Выждав некоторое время, председатель повернулся ко мне:

— А теперь мистер Марш расскажет нам о клинической эффективности рассматриваемого препарата.

Он придвинул ко мне стоявший напротив него ноутбук.

Я вызвался помогать Национальному институту здоровья и клинического совершенствования Великобритании (NICE) двумя годами ранее. В одном из медицинских журналов я увидел объявление о том, что требуется старший хирург, который захотел бы вступить в Комитет по оценке эффективности новых технологий. Я-то думал, что слово «технологии» подразумевает всякие интересные штуки вроде микроскопов и хирургических инструментов, однако на деле оказалось, к моему глубокому разочарованию, что речь шла о лекарствах. Единственным экзаменом, который я провалил за всю свою долгую медицинскую карьеру, был экзамен по фармакологии. Массовая пресса любит обвинять NICE в том, что он состоит из бесчувственных бюрократов, а американские политики правого толка называют его «Комитетом смерти». Это совершенно необоснованные обвинения. По мере того как я начал знакомиться с процессом, в ходе которого комитет оценивает эффективность новых лекарств и решает, следует ли их использовать в системе Национальной службы здравоохранения или нет, я все больше и больше им восхищался. Раз в месяц я сажусь на поезд до Манчестера, где в штаб-квартире комитета проходят заседания, продолжающиеся с утра до позднего вечера. Его члены по очереди представляют факты, касающиеся рассматриваемого препарата. На этот раз была моя очередь.

Во время моего выступления проектор один за другим высвечивал слайды презентации на трех из четырех стен кабинета. Слайды были довольно скучными как по форме: простые синие буквы на белом фоне, так и по содержанию: перечисление фактов, цифр и длинных труднопроизносимых названий применяемых при химиотерапии лекарств, зачитывая которые я неизменно запинался. Я готовил презентацию в безумной спешке на протяжении предыдущих нескольких дней — в этом мне помогли сотрудники NICE. Заседания комитета открыты для широкой публики, так что не могло быть и речи о шутках и найденных в Интернете картинках, которыми я обычно разбавляю лекции по медицине. Презентация заняла порядка десяти минут.

Многие больницы участвуют в исследованиях, проводимых крупными фармацевтическими компаниями, одних и тех же пациентов могут привлекать сразу к нескольким исследованиям. Если это действительно так, заметил я, то в результатах, по большому счету, нет никакого смысла. Председатель решил оставить мои слова без комментариев.

— Мое заключение таково, — сказал я, когда очередь дошла до последнего слайда, — этот ИТК эффективен при данном конкретном виде рака в том смысле, что он значительно снижает уровень депрессии у пациентов, однако это лишь косвенный и субъективный результат. На основании клинических испытаний нельзя сделать однозначный вывод о том, продлевает ли препарат жизнь пациентов и повышает ли ее качество. Многие пациенты умерли в ходе исследования, и сведения о качестве жизни по большей части отсутствуют.

После этого объявили десятиминутный перерыв на кофе. Я подошел к председателю и рассказал ему, что две недели назад был на Украине, где клинические исследования новых лекарств — довольно прибыльное дело. Многие больницы участвуют в исследованиях, проводимых крупными фармацевтическими компаниями, и, как мне сказали, одних и тех же пациентов могут привлекать сразу к нескольким исследованиям, потому что врачу платят за каждого привлеченного пациента. Если это действительно так, заметил я, то в результатах, по большому счету, нет никакого смысла. Председатель решил оставить мои слова без комментариев.

Следующим выступал медицинский статистик, который затронул вопрос рентабельности нового препарата – другими словами, стоит ли польза, приносимая данным лекарством умирающим от рака пациентам, затрачиваемых на него денег. Статистик постоянно заикался и запинался, поясняя свои мудреные слайды. Его презентация представляла собой набор графиков, таблиц и сокращений, подготовленный с использованием различных экономических моделей, которые были разработаны в последние годы для анализа этой проблемы. Я быстро запутался и украдкой поглядывал по сторонам, пытаясь определить, понимают ли остальные члены комитета презентацию хоть сколько-нибудь лучше, чем я. Никто себя не выдал: все с ничего не выражающими лицами смотрели на сменяющие друг друга слайды.

При подобной экономической оценке потенциальный срок продления жизни, который пациенты выигрывают с помощью лекарства, корректируется исходя из того, что качество жизни в эти дополнительные месяцы и годы потенциально может оказаться чрезвычайно низким. У большинства пациентов, умирающих, например, от рака легких, состояние здоровья будет очень плохим: их будут мучить одышка, кашель с кровью, боли, боязнь смерти. Если пациентам удается прожить лишний год (что очень маловероятно при таком виде рака, если он дал метастазы), на протяжении которого у них отмечается удовлетворительное состояние здоровья, это соответствует условному значению в один год. При плохом состоянии здоровья значение, соответственно, будет меньше. Иными словами, здесь применяется такой параметр, как «сохраненные годы жизни с поправкой на качество», а его точное значение подсчитывается с помощью специальных методов. В теории они должны включать опрос умирающих пациентов о том, как те оценивают качество своей жизни, однако на практике делать это крайне сложно, поскольку приходится открыто говорить с людьми о надвигающейся смерти. Неудивительно, что и врачи, и пациенты стараются избегать таких тем. Вместо этого здоровым людям предлагают представить, что они умирают, что они кашляют кровью или страдают от сильнейших болей, после чего просят оценить, насколько снизилось бы качество жизни. Их ответы используются, чтобы вычислить качество дополнительных лет жизни, выигранных за счет применения нового противоракового препарата. Существует множество различных способов, позволяющих выполнить подобные расчеты. Один из них основан на методе стандартного риска, заимствованном из теории игр. Его предложил великий математик фон Нейман, который (думаю, есть смысл это упомянуть) в годы холодной войны также предложил, опираясь на положения теории игр, нанести превентивный ядерный удар по Советскому Союзу. Отсюда можно сделать вывод, что метод стандартного риска – не обязательно самая подходящая модель для принятия решений, от которых зависят жизни людей.

Степень неопределенности всех этих подсчетов также необходимо измерить, что еще больше усложняет задачу. Но так или иначе, в конце концов вычисляется коэффициент эффективности дополнительных затрат – он показывает, какова цена одного года жизни, сохраненного благодаря новому лекарству (с поправкой на ее качество), по сравнению с другими существующими на данный момент альтернативами. Если сумма превышает 30 000 фунтов стерлингов, то Национальный институт здоровья и клинического совершенствования не одобрит использование препарата Национальной службой здравоохранения, хотя иногда и делаются исключения для пациентов, умирающих от редких форм рака. Каждый раз, когда институт отказывается утвердить препарат, неизбежен протест со стороны ассоциаций, защищающих права пациентов, и фармацевтических компаний. В телевизионных новостях появляются сюжеты об умирающих от различных мучительных болезней пациентах, которые обвиняют институт и службу здравоохранения в том, что им отказали в лечении. Тогда-то институт и начинают называть «Комитетом смерти».

Медицинский статистик, похожий скорее на безобидного работягу, чем на злобного члена «Комитета смерти», с горем пополам продолжал комментировать мудреные слайды. В его выступлении, казалось, не было ничего, кроме непонятных аббревиатур, и я то и дело просил сидевшего рядом со мной дружелюбного аналитика расшифровать их. Когда доклад закончился, председатель дал слово приглашенным экспертам, и члены комитета принялись задавать вопросы.

– Каким образом мы можем оценить пользу препарата, если в исследованиях ничего толком не говорится о том, как жилось пациентам, а приводится лишь сухая статистика продолжительности их жизни? – спросил я.

На заседании присутствовал серьезный бородатый профессор-онколог, приглашенный в качестве независимого эксперта.

– Если вы взглянете на представленные производителем документы, – сказал он мягким голосом, который я едва расслышал, – то увидите, что информация о качестве жизни не была собрана в полном объеме по одной простой причине: врачи, проводившие исследование, сочли, что опрос пациентов на эту тему негативно отразится на их благополучии. Это типичная проблема для исследований химиотерапевтических методов: очень сложно добиться, чтобы умирающий пациент заполнил опросник. Вместо этого приходится использовать традиционные методы. Но следует учесть, что данный препарат – одно из немногих химиотерапевтических средств против этого конкретного вида рака, у которых почти нет побочных эффектов.

Он принялся трогательно рассказывать о том, как сложно лечить умирающих пациентов, и о том, как мало в его распоряжении эффективных методов лечения.

– Нам бы очень хотелось, чтобы у нас была возможность использовать этот препарат, – заключил он.

– При любой его стоимости? – спросил председатель, нанося смертельный удар.

Я потратил много времени на беседы с людьми, чья жизнь подходила к концу, и пришел к выводу, что здоровые люди, в том числе и я, не осознают, как резко все меняется, когда у человека диагностируют смертельную болезнь.

Эксперт не нашелся с ответом на этот ужасный вопрос.

После того как обсуждение подошло к концу, пациентов из группы поддержки, экспертов и сторонних наблюдателей попросили покинуть помещение, и началась вторая часть заседания, в ходе которой предстояло вынести окончательное решение о том, следует ли Национальной службе здравоохранения взять препарат на вооружение.

«Вы ведь понимаете, – хотелось мне спросить практичных экономистов и медиков, – что единственная польза этого лекарства заключается в том, чтобы дать умирающим пациентам надежду? Надежду на то, что они станут той самой статистической ошибкой и проживут дольше среднего значения? Как можно оценить пользу надежды?» Но я не осмелился.

Я мог бы выступить с пламенной речью на эту тему. Я потратил много времени на беседы с людьми, чья жизнь подходила к концу, и пришел к выводу, что здоровые люди, в том числе и я, не осознают, как резко все меняется, когда у человека диагностируют смертельную болезнь. Как он цепляется за надежду, сколь бы ложной, сколь бы призрачной она ни была, и как большинство врачей не хотят лишать пациентов этого хрупкого лучика света посреди непроглядной тьмы. У многих больных развивается состояние, которое психиатры называют диссоциацией, и врач может обнаружить, что разговаривает с пациентом, словно с двумя разными людьми: один прекрасно понимает, что умрет, а второй продолжает надеяться, что ему удастся выжить. Я сам заметил эту особенность, когда моя мама доживала последние дни. Перед смертью человек перестает быть рациональным потребителем, модель которого рисуют экономисты (если вообще хоть когда-то был им).

Надежда бесценна. Фармацевтические компании, управляемые бизнесменами, а не альтруистами, прекрасно это понимают и назначают для своей продукции соответствующую цену.

Предназначение Комитета по оценке эффективности новых технологий (а это лишь одно из подразделений NICE) заключается в том, чтобы противодействовать ценовой политике фармацевтических компаний. И эта цель, безусловно, заслуживает восхищения. Но для оценки рассматриваемого препарата применялась сомнительная методика – почти на грани абсурда, и я гадал, понимает ли хоть кто-нибудь из сидящих вокруг людей, с какими проблемами и иллюзиями связано лечение умирающих пациентов, когда настоящая ценность подобных лекарств – это надежда, а не статистическая вероятность того, что пациенту удастся прожить в среднем еще пять лишних месяцев, возможно весьма мучительных.

Я оставил эти мысли при себе, поскольку твердо верю, что нужно оказывать посильное сопротивление ценовой политике крупных фармацевтических компаний, а расходы на здравоохранение, как и выбросы в атмосферу парниковых газов, следует сокращать. Отвлеченная дискуссия продолжилась.

– Но МС даже не включает в себя ВСА! – с глубоким негодованием говорил молодой экономист. – И если вы хотите знать мое мнение, то следует отклонить это ходатайство...

– Он точно имеет в виду не воспаление слизистой ануса? – спросил я соседа, не в силах удержаться от плоской шутки.

– Нет, – ответил он. – Вероятностный сенситивный анализ.

– Что ж, у меня всегда были проблемы с ВСА, – сказал председатель. – Но допущение об отклонении играет важную роль, а минимально возможное значение коэффициента – 150 000 фунтов стерлингов. И хотя в данном случае применим EOL, нет никаких шансов, что препарат пропустят. При цене 40 000 фунтов в год на одного пациента ни о какой рентабельности не может быть и речи.

По крайней мере последняя аббревиатура была мне знакома. End of Life – так назывался компромисс, на который служба здравоохранения недавно вынуждена была пойти, разрешив назначать дорогостоящие лекарства небольшой группе пациентов, умирающих от редких форм рака.

Дальнейшее обсуждение шло в том же ключе. Половина членов комитета уверенно и страстно высказывалась на загадочном языке экономического анализа, в то время как вторая половина понимающе кивала в ответ.

Неужели они действительно понимали все, о чем говорят. Я стыдился собственного невежества.

Наконец председатель окинул взглядом всех членов комитета.

– Думаю, мы готовы вынести отрицательный вердикт.

В действительности это означало, что рекомендацию комитета вынесут на общественное рассмотрение и все заинтересованные стороны: ассоциации защиты прав пациентов, производители, врачи – смогут высказать мнение по этому поводу, прежде чем будет принято окончательное решение. Национальный институт здоровья и клинического совершенствования из кожи вон лезет, чтобы его деятельность была максимально прозрачной и в обсуждении участвовали все «игроки», от чьей оценки зависит его имидж. Кроме того, всегда есть шанс, что фармацевтическая компания, выпускающая лекарство, все-таки согласится снизить его стоимость.

Сев на поезд до Лондона, я прибыл на вокзал Юстон в семь вечера, в январском сумраке преодолел пешком две мили до вокзала Ватерлоо и вместе с сотнями других пассажиров пересек мост над черной, как смола, Темзой – по обе стороны от нее открывался потрясающий вид на заснеженный ночной город, освещаемый миллионами сверкающих огней. Приятно было выбраться, пусть и всего на несколько часов, из мира болезней и смертей, в котором я провожу большую часть жизни.

24

ОЛИГОДЕНДРОГЛИОМА

опухоль центральной нервной системы

Был вечер воскресенья, и на следующий день мне предстояло оперировать трех пациентов с опухолями мозга: женщину моего возраста с медленно растущей менингиомой; более молодого врача с олигодендроглиомой (я оперировал его несколькими годами ранее, но опухоль снова дала о себе знать, и мы оба прекрасно понимали, что в конце концов она убьет его); а также пациента, доставленного на «Скорой помощи», которого я еще не видел. Я подкатил велосипед к двери в больничный подвал, расположенной возле мусорных контейнеров, к которым периодически выбегали покурить медсестры. Замок, судя по всему, вечно сломан, так что я могу войти в здание, на грузовом лифте подняться вместе с велосипедом, оставить его в подсобке при операционной и отправиться на обход. Первым делом я пошел в женскую часть отделения, чтобы повидать пациентку с менингиомой. В коридоре я встретил одну из старших медсестер, с которой мы дружили уже многие годы. На ней было пальто – должно быть, дежурство закончилось и она собиралась домой. Она шла, еле сдерживая слезы.

Я взял ее за руку.

– Это безнадежно! – воскликнула она. – У нас страшная нехватка персонала, а единственные, кого удалось заполучить, – медсестры из агентства, от которых больше вреда, чем пользы. А потом в новостях показывают сюжеты про ужасный больничный уход... Но мы-то что можем сделать?

Я взглянул на белую доску, висевшую на стене рядом с сестринским постом: на ней был список всех пациентов отделения. Поскольку мест не хватает, пациентов постоянно переводят из одной палаты в другую, так что доска редко отражает актуальную информацию и найти конкретного человека зачастую непросто. Фамилию своей пациентки я в списке не увидел. Стоявшие возле меня медсестры громко болтали и смеялись – насколько я мог слышать, тема их разговора не была связана с пациентами.

– Где миссис Коудрей, пациентка, у которой завтра операция? – спросил я.

Одна из временных медсестер окинула меня беглым взглядом и достала из кармана листок, на котором был напечатан список пациентов. Неуверенно посмотрев на него, она пожала плечами и что-то промямлила.

– Кто за старшего? – спросил я.

– Крис.

– Где она?

– У нее перерыв.

– У вас есть какие-нибудь догадки, где может быть миссис Коудрей?

– Нет. – Она снова пожала плечами.

Тогда я пошел в мужскую часть отделения: там есть несколько боковых комнат, куда изредка помещают пациенток.

Я увидел медсестру, которую, к своему облегчению, узнал. Как и у многих сестер филиппинского происхождения (а для нашей больницы это не редкость), ее дружелюбная и мягкая манера обращения с больными была выше всяких похвал.

– А, Гильберт! – сказал я, радуясь тому, что наконец-то заметил знакомое лицо. – Случайно, не здесь моя пациентка с менингиомой? Ее еще завтра должны оперировать.

– Простите, мистер Марш, но нет. Только двое мужчин. Может быть, стоит поискать в отделении неврологии?

Я воспользовался ее советом и двинулся к отделению неврологии. Недавно больничное руководство по известной лишь ему одному причине превратило половину женской части нейрохирургического отделения в отделение для пациентов с инсультом, в связи с чем наших пациенток перевели в отделение неврологии, размещавшееся этажом выше. Я поднялся по лестнице; дверь была закрыта, а свой магнитный пропуск, как выяснилось, я оставил дома, так что пришлось позвонить. Я прождал довольно долго, прежде чем замок зажужжал и дверь открылась. За ней начинался коридор с желтыми стенами, по одну сторону которого располагались больничные палаты – в каждой по шесть коек, плотно прижатых друг к другу, словно стойла в коровнике.

— У вас, случайно, нет кого-нибудь из моих пациентов, которым назавтра назначена операция? — с надеждой спросил я медбрата, оказавшегося на сестринском посту. Он глянул на меня с подозрением.

– У вас, случайно, нет кого-нибудь из моих пациентов, которым назавтра назначена операция? – с надеждой спросил я высокого медбрата, оказавшегося на сестринском посту.

Он глянул на меня с подозрением.

– Я мистер Марш, старший нейрохирург, – сказал я, раздраженный тем, что меня не узнают в собственной больнице.

– Бернадетт, старшая медсестра, должна знать. Она сейчас с пациентом в душевой, – ответил он скучающим голосом.

Итак, я ждал до тех пор, пока Бернадетт в огромных белых резиновых сапогах и полиэтиленовом фартуке не появилась из душевой, поддерживая старую скрюченную женщину, передвигающуюся с помощью ходунков.

– А, мистер Марш! – улыбнулась она. – Вы снова вышли на охоту за своими пациентами? Сегодня у нас никого нет.

– Безумие какое-то. И зачем я вообще этим занимаюсь. Я убил двадцать минут – и все ради чего? Чтобы в итоге не найти одну-единственную пациентку. Может, она просто не появилась сегодня, вот и все.

Бернадетт одарила меня сочувственной улыбкой.

Второй пациент – тот, что был врачом по профессии, – сидел за одним из столов на балконе между мужским и женским отделением и работал за ноутбуком.

Изначально это крыло здания, построенное десять лет назад, должно было быть больше, чем вышло в конечном счете. Его возвели на деньги частной финансовой инициативы[1], в свое время поддержанной правительством, и, как часто бывает в таких случаях, планировка здания оказалась скучной и неоригинальной. Кроме того, строительство влетело в копеечку: как показала практика, это весьма дорогостоящий способ возведения общественных зданий средней руки. Некоторые даже считают, что частная финансовая инициатива – экономическое преступление, за которое, однако, некому отвечать. Теперь-то понятно, что она стала таким же порождением помешанной на займах культуры, как и обеспеченные долговыми обязательствами облигации, кредитный дефолтный своп и прочие финансовые махинации, из-за которых мы оказались на грани разорения.

От многих частей здания, предусмотренных архитектурным проектом, в итоге пришлось отказаться, благодаря чему в отделениях появились большие необычные балконы. Они могли бы скрасить пребывание пациентов в больнице, но руководство испугалось, что возрастет число самоубийств. Пациентам и персоналу запретили выходить на балконы, а ведущие туда стеклянные двери были заперты. Пришлось потратить несколько лет на агитационную кампанию и на сбор благотворительных средств (они затем перекочевали на счет частной фирмы, построившей здание и владевшей им), чтобы с помощью стеклянных балюстрад сделать хотя

[1] Государственная программа, действующая в Великобритании с 1992 года. В ее рамках частные предприятия могут строить и эксплуатировать объекты общественного пользования, такие как дороги и т. п., а правительство платит за предоставленные услуги.

бы некоторые балконы «защищенными от самоубийц». После этого мне удалось разбить на огороженной территории небольшой садик. Он оказался чрезвычайно популярным и среди больных, и среди персонала: в погожий летний денек практически все койки в отделении пустовали, и пациенты вместе с родственниками высыпали на балкон, где проводили весь день, укрытые пляжными зонтами и окруженные зеленью.

Пациент, которому недавно перевалило за сорок, работал хирургом-офтальмологом. Этот добрый и кроткий мужчина – а хирурги-офтальмологи чаще всего именно такими и бывают – выглядел моложе своих лет. Я знал, что у него трое маленьких детей. Работал он на севере, но решил лечиться подальше от родной больницы. Пятью годами ранее он перенес одиночный эпилептический припадок, и томография мозга обнаружила опухоль справа в затылочной области. Я удалил большую часть опухоли, но лабораторный анализ показал, что она относится к тому типу, который всегда дает рецидив, превращаясь в злокачественное новообразование. Пациент неплохо восстанавливался после операции, но понадобилось время, прежде чем он набрался достаточно уверенности, чтобы вернуться к работе. Он знал, что опухоль когда-нибудь напомнит о себе, но мы оба надеялись, что это случится очень не скоро. После первой операции мужчина прошел курс лучевой терапии, и его состояние было хорошим, однако очередная томография, сделанная в рамках диспансерного наблюдения, показала, что опухоль опять разрастается и теперь выглядит похожей на злокачественную. Хирургическое вмешательство теоретически могло продлить ему жизнь, но вряд ли больше чем на пять лет.

Я присел рядом с пациентом. Он оторвался от ноутбука и посмотрел на меня.

– Вот мы и снова встретились, – сказал он с печальной улыбкой.

– Ну, это лишь небольшой рецидив, – возразил я.

– Я знаю, что опухоль нельзя вылечить, – произнес он с горечью. – Но вы ведь вырежете ее по максимуму, правда? Эта штука, – он указал рукой на голову, – медленно приканчивает меня.

– Да, конечно, – ответил я, протягивая ему форму информированного согласия.

Как и все пациенты, он взглянул на документ с опаской и нацарапал подпись в указанном месте. Несколько недель назад мы виделись в амбулаторном отделении и обсудили детали предстоящей операции. Мы оба знали, что его ожидает, и тут нечего было добавить. Врачи лечат друг друга с определенной долей мрачного сочувствия. Привычная отстраненность рушится, и больше нет смысла маскировать жестокую правду. Когда врач становится пациентом, он понимает, что коллеги способны совершить ошибку, поэтому в случае смертельной болезни не питает иллюзий по поводу того, что ждет впереди. Он знает, что возможен любой исход и что чудес не бывает.

Даже представить не могу, что я чувствовал бы или думал, если бы знал, что мой мозг медленно, но верно разрушает злокачественная опухоль.

– Вас прооперируют завтра первым, – сказал я, отодвигая кресло и поднимаясь из-за стола. – Ровно в восемь тридцать.

* * *

За три дня до того ординаторы приняли мужчину чуть старше сорока – алкоголика, найденного на полу у него дома: его хватил удар, парализовавший левую часть тела. Мы обсудили этот случай на утреннем собрании в несколько язвительной манере, как любят делать хирурги, когда говорят об алкоголиках и наркоманах. Это вовсе не означает, что мы наплевательски относимся к подобным пациентам. Просто, если думаешь, что человек сам виноват в своей беде, легче избавиться от тяжкой ноши сочувствия к нему.

Томограмма мозга показала глиобластому с кровоизлиянием в мозг.

– Попробуйте стероиды, может, ему станет лучше. И давайте подождем кого-нибудь из родственников или друзей, – заключил я.

– Жена недавно выгнала его из дома, – объяснил ординатор, представлявший этого пациента. – Из-за выпивки.

– Бил жену? – спросил кто-то.

– Не знаю.

Когда я вошел в палату, пациент лежал на кровати. Благодаря стероидам паралич немного спал. Это был человек на несколько лет моложе меня, с избыточным весом, распухшим красным лицом и длинными всклокоченными седыми волосами. Я заставил себя присесть на кровать рядом с ним: не очень хотелось заводить разговор, который нам предстоял. Гораздо проще быстро задать все необходимые вопросы, когда стоишь, возвышаясь над пациентом.

– Мистер Мэйхью, – сказал я. – Я мистер Марш, старший нейрохирург. Вы уже знаете, почему здесь очутились?

– Пять человек сказали мне совершенно разное, – ответил он в отчаянии. – Я не знаю...

Его голос был неразборчивым из-за паралича, а левую часть лица перекосило.

– И что вы запомнили из всего этого?

– У меня в голове опухоль.

– Что ж, боюсь, это действительно так.

– У меня рак?

Это поворотный момент во всех беседах такого рода. Мне необходимо решить, готов ли я к долгому и мучительному разговору или лучше отделаться неопределенными фразами, эвфемизмами и малопонятным медицинским жаргоном, а потом быстренько удрать, пока меня не заразили и не затронули болезнь и страдания пациента.

– Боюсь, скорее всего да, – ответил я.

— Я умру? – крикнул он с нарастающей паникой в голосе. – Сколько мне осталось?

Пациент заплакал.

— Возможно, вам осталось двенадцать месяцев... — выпалил я и тут же пожалел о сказанном, испугавшись его несдержанности. Мне было сложно заставить себя утешать этого жирного, больного алкоголизмом, жалкого человека, который внезапно оказался перед лицом надвигающейся смерти. Я знаю, что повел себя и неуклюже, и не совсем подобающе.

— Я умру через двенадцать месяцев!

— Ну, я сказал «возможно». Всегда остается надежда...

— Но вы же знаете, что это, так ведь? Вы ведь старший врач, правда. Я умру!

— Ну, я уверен на девяносто процентов. Но мы... — Я переключился на форму множественного числа, которую так любят использовать полицейские, политики и врачи, потому что она освобождает от персональной ответственности и снимает тяжкое бремя, ложащееся на плечи говорящего при употреблении первого лица единственного числа. – Мы постараемся вам помочь, выполнив операцию.

— У вас есть родственники? — спросил я, хотя ответ был мне и без того известен.

Он все рыдал и рыдал.

— У вас есть родственники? — спросил я, хотя ответ был мне и без того известен.

— Я совсем один, – произнес он сквозь слезы.

— Дети?

— Да.

— Неужели они не захотят вас навестить даже теперь, когда вы так серьезно заболели? – спросил я и в очередной раз немедленно об этом пожалел.

— Нет. – Он снова расплакался в три ручья.

Я дождался, пока он успокоится, и какое-то время мы просидели молча.

– Значит, вы совсем один? – заключил я.

– Да... Знаете, я ведь раньше работал в больнице. Я умру здесь, так ведь? Вот ведь дерьмо... Все, чего мне сейчас хочется, – это покурить. Вы только что сказали мне, что я умру. Я хочу покурить.

Он с таким отчаянием изобразил глубокую затяжку, поднеся ко рту здоровую руку, будто от этого зависела его жизнь.

– Вам придется попросить медсестер: здесь никому и нигде не разрешается курить, – ответил я, подумав обо всех знаках «Курение запрещено», развешанных по больнице, и об огромном плакате, встречающем посетителей у главного входа яростной черно-красной надписью: «ВЫБРОСЬ!»

– Пойду поговорю с медсестрами, – сказал я.

Отыскав жалостливую младшую медсестру, я произнес извиняющимся тоном:

– Я только что сказал несчастному мистеру Мэйхью, что он умрет. Он до смерти хочет курить. Не могли бы вы помочь?

Она молча кивнула.

Чуть позже, идя по коридору отделения, я увидел, как две медсестры усаживают пациента в инвалидное кресло. Пока его поднимали с кровати, он не переставая кричал:

– Мне только что сказали, что я умру. Я умру... Я не хочу умирать!

Должно быть, в больнице есть секретное место, куда можно прикатить на коляске парализованного человека, чтобы тот покурил. Мне было приятно узнать, что наши медсестры еще не до конца утратили доброту и здравый смысл.

* * *

Три года назад я оборудовал мансарду на своем чердаке. Я сделал наклонные слуховые окошки, а кроме того, установил французские окна, выходящие на закрытый балкон, пристроенный к крыше в задней части дома и окруженный невысоким ограждением. Тут достаточно места для одного стула и нескольких цветочных горшков, и я люблю сидеть здесь летними вечерами, придя с работы. Итак, вернувшись из больницы, я поудобнее устроился на балконе с бокалом джин-тоника: передо мной открывался типичный для южной части Лондона вид на дымовые трубы, шиферные кровли и редкие кроны деревьев, уходящие вдаль. Я наблюдал за птицами, в лучах закатного солнца порхавшими между садовыми деревьями, и за тремя ульями, расположенными прямо напротив моей мастерской. Я думал о своих пациентах. Я думал о своих коллегах, и о мужчине, которому только что зачитал смертный приговор. Я подумал о том, как он сразу же осознал, что больше никогда не вернется домой, что отказавшиеся от него родственники никогда не придут его навестить, что он умрет под присмотром незнакомых людей в каком-нибудь обезличенном месте. Я подумал о том, как ушел от него прочь, — но что еще я мог сделать? Солнце село, и я услышал, как на соседской крыше надрывается черный дрозд.

Он помахал мне здоровой рукой, и было сложно понять, приветствует он меня или прощается со мной. Больше я никогда его не видел.

Три операции, которые я провел на следующий день, оказались простыми и незамысловатыми. Кстати, выяснилось, что женщина с менингиомой все-таки была тем воскресным вечером в больнице — в одной из других палат.

Несколько дней спустя, уже после того, как больного алкоголизмом мистера Мэйхью перевели из моего отделения, я заметил его вдалеке, подходя к главному входу в здание. Медсестра катила его в инвалидном кресле по направлению к больничной кофейне. Он помахал мне здоровой рукой, и было сложно понять, приветствует он меня или прощается со мной. Больше я никогда его не видел.

25

ГИПЕРПАТИЯ

острая внезапная боль в онемевшем участке тела

Когда я упал с лестницы и сломал ногу, стояло лето. Период сильной жары закончился, и рано утром разразилась недолгая гроза. Я лежал в постели, наслаждаясь раскатами грома, гремевшего над спящим городом. Гипс сняли за день до этого и вместо него ногу облачили в дутый ботинок на липучке, который выглядел так, словно его отобрали у имперского штурмовика из «Звездных войн». Он оказался довольно неудобным, но по крайней мере теперь я мог ходить и снимать его на ночь. Было непривычно снова видеть свою ногу, после того как ее столько времени прятала гипсовая оболочка. Лежа в постели и прислушиваясь к ливню, я гладил и почесывал ногу, будто пытался вновь с ней подружиться. Она была негнущейся, опухшей и фиолетовой – я с трудом ее узнавал, и создавалось странное впечатление, что она мне не принадлежит. Современные неврологические исследования установили, что уже через несколько дней после потери или обездвиживания конечности мозг начинает перестраиваться, снимая нагрузку с той области, что отвечала за данную конечность. То, что нога казалась мне чужой, почти наверняка было следствием этого явления – так называемой нейропластичности, подразумевающей, что мозг постоянно меняет собственную функциональную конфигурацию.

После месячного отпуска я снова смог ездить на работу на велосипеде, гордо демонстрируя «штурмовой» ботинок проезжающим мимо людям. Я вышел на работу в четверг – день приема амбулаторных больных, так что после собрания мне предстояло отправиться в клинику.

И опять среди ординаторов, присутствовавших на собрании, были сплошь новички – я не увидел ни одного знакомого лица. Один из них представлял первого пациента.

– Прошлой ночью поступил только один пациент, – сказал он, вглядываясь в рентгеновский снимок на мониторе. – Ничего интересного.

Ординатор сидел спиной к аудитории, откинувшись в кресле. Судя по всему, он пытался выглядеть крутым, но вместо этого напоминал неуклюжего подростка.

– Никогда так не говорите! – воскликнул я. – Вы кто, кстати. И кем хотите стать, когда вырастете? – стандартный вопрос, который я задаю всем новым стажерам.

– Хирургом-ортопедом, – ответил он.

– Сидите прямо и смотрите нам в глаза, когда говорите, – отчитал я молодого человека и объяснил, что медицинская карьера во многом зависит от того, насколько хорошо он будет преподносить себя и своих пациентов на подобных собраниях.

Повернувшись к старшим ординаторам, я спросил, согласны они со мной или нет. Те вежливо рассмеялись и утвердительно закивали. Я велел вразумленному стажеру рассказать о поступившем ночью пациенте.

Чуть смутившись, он повернулся к нам лицом.

– Это женщина семидесяти двух лет, которая дома упала в обморок.

Немного поколдовав с клавиатурой, он начал выводить на стену снимок мозга.

– Погодите! – прервал его я. – Давайте немного поговорим о пациентке, прежде чем смотреть на снимок. Знаем ли мы что-нибудь об истории болезни, в хорошей ли форме была пациентка, нуждалась ли она в помощи других людей? При каких обстоятельствах случился приступ?

– Судя по всему, она жила одна, осуществляла самообслуживание, передвигалась самостоятельно.

– Готовку тоже осуществляла сама? – не унимался я. – Может, еще и самоочищалась, как духовка? Попу она себе сама вытирала? Ну давайте же, говорите нормальным языком, а не как менеджер. Вы пытаетесь сказать, что за ней никто не ухаживал и она ходила без посторонней помощи?

– Да.

– Так что же произошло?

– Дочь пришла ее навестить и обнаружила на полу. Толком непонятно, сколько она там пролежала.

– Какова дифференциальная диагностика обморока среди пожилого населения?

Стажер перечислил множество причин этого состояния.

– А какова оценка по шкале комы Глазго?

– Пятерка.

– К черту числа! Они ничего не значат. Каково фактическое состояние пациентки?

– Глаза не реагируют на боль, никаких звуков и рефлексов.

– Так-то лучше, – одобрительно сказал я. – Могу себе представить, в каком она состоянии. Наблюдались ли у нее неврологические расстройства, когда вы осматривали ее прошлой ночью?

Он выглядел растерянным.

– Я не проверил.

– Так как же вы узнали, сколько у нее баллов по шкале комы?

– Мне сказал врач из местной больницы... – Его голос дрогнул.

– Надо было обследовать ее самостоятельно. Но, – добавил я, чувствуя необходимость сгладить удар, – вы же здесь, чтобы учиться.

Я повернулся к старшим ординаторам, которые наслаждались «ритуальным бичеванием» новичка.

– Кто дежурил вчера ночью?

Дэвид, один из старших ординаторов, чья шестилетняя практика подходила к концу, сказал, что вчера ночью неотложными случаями занимался он.

– У нее была левосторонняя гемиплегия, – пояснил он, – а также незначительный спазм шейных мышц.

– На какие еще возможные признаки субарахноидального кровоизлияния следует обратить внимание при осмотре?

– Может быть, субгиалоидное кровоизлияние в глазах.

– У нее было?

– Я не проверил. Наш офтальмоскоп пропал вечность назад...

Перед нами вспыхнул снимок мозга пациентки.

– Вашу ж мать! – заорал я, взглянув на него. – Какого черта вы вообще согласились ее принять. У нее массивное кровотечение в ведущем полушарии, ей семьдесят два, она в коме – мы ведь не собираемся ее лечить, не так ли?

– Видите ли, мистер Марш, – ответил Дэвид немного виноватым тоном, – в больнице, из которой ее направили, сказали, что ей шестьдесят два. Она работала лектором в университете. Очень умная женщина, как утверждает ее дочь.

– Что ж, больше она не будет умной, – заметил один из моих коллег.

– Так или иначе, – заключил Дэвид, – у нас были пустые койки, и администратор пыталась положить к нам пациентов из других отделений...

Я спросил, есть ли еще какие-нибудь новые пациенты.

– Онколог направил женщину с меланомой. – Тим, еще один из старших ординаторов, подошел к столу, чтобы сменить незадачливого новичка.

Он вывел на стену томограмму мозга, на которой обнаружились две бесформенные и явно неоперабельные опухоли. Множественные опухоли мозга практически всегда бывают вторичными, то есть с метастазами: они возникают вследствие различных видов рака других органов, например рака груди, легких или, как в данном случае, кожи. Их появление свидетельствует о начале конца, хотя иногда операция и может отсрочить смерть на год или около того.

– Сопроводительное письмо гласит, что она выпивает сто сорок порций алкоголя в неделю, – добавил Том.

Одна из сидящих в переднем ряду девушек-ординаторов быстро прикинула в уме.

– Получается две бутылки водки в день, – сказала она с некоторым удивлением.

– Восемнадцать месяцев назад ей уже удаляли опухоль мозга в другой больнице, – пояснил Тим. – А потом провели курс лучевой терапии. Онкологи хотят, чтобы мы сделали биопсию.

Я спросил, что он им ответил.

– Я сказал, что опухоли неоперабельные и необходимости в биопсии нет. Очевидно, что это метастазы меланомы. Они могут с тем же успехом поставить точный диагноз посмертно.

– Мне нравится этот позитивный настрой, – заметил коллега, сидящий рядом со мной. – Так что мы передадим онкологам?

– Пусть продолжает пить! – радостно крикнул кто-то с задних рядов.

Больше новых пациентов не было, и мы разошлись из комнаты для просмотра снимков, чтобы приступить к повседневной работе.

Я заглянул к себе в кабинет, чтобы захватить диктофон.

– Не забудьте снять галстук! – крикнула Гейл из своего кабинета.

Новый главврач – седьмой по счету с тех пор, как я стал старшим врачом, – уделял особое внимание принятому в Национальной службе здравоохранения дресс-коду, который излагался на двадцати двух страницах, и нам с коллегами недавно начали угрожать дисциплинарными взысканиями за то, что мы носим галстуки и наручные часы. Нет никаких свидетельств того, что галстуки и часы старших врачей хоть как-то способствуют распространению инфекций в больницах, однако новый главврач настолько серьезно относился к этому вопросу, что даже переодевался медбратом и, пока мы обходили палаты, следовал за нами по пятам, отказываясь говорить с нами, но делая подробные пометки. Он, впрочем, все-таки нацепил бедж главного врача – полагаю, на случай, если его попросят вынести чье-нибудь судно.

Новый главврач настолько серьезно относился к этому вопросу, что даже переодевался медбратом. Он, впрочем, все-таки нацепил бедж главного врача — полагаю, на случай, если его попросят вынести чье-нибудь судно.

– И часы! – добавила она смеясь, когда я уже чуть было не вышел за дверь.

Амбулаторные пациенты ожидают в большом помещении без окон, расположенном на первом этаже. Пациентов, сидящих в покорной тишине, много, так как в централизованном амбулаторном отделении одновременно ведут прием самые разные специалисты. Это место обладает всем шармом биржи труда, от которой отличается лишь журнальной стойкой с информационными листками, посвященными жизни с простатитом, болезнью Паркинсона, слизистым колитом, тяжелой псевдопаралитической миастенией, калоприемником и другими малоприятными вещами. Здесь также есть две абстрактные картины – одна в фиолетовых, другая в лимонно-зеленых тонах. Несколько лет назад их повесила энергичная женщина в черных кожаных штанах, работающая больничным консультантом по вопросам искусства, по случаю присутствия кого-то из членов королевской семьи на официальном открытии нового здания больницы.

Я прошел мимо пациентов, провожавших меня взглядом до двери в приемную. Первое, что предстало моему взору, когда я попал внутрь, – вавилонская башня из историй болезни (их стопка почти никогда не бывает меньше полуметра высотой), башня со множеством бумажных листов, торчащих из потрепанных разноцветных папок, где редко оказываются последние, актуальные данные, а если они там и содержатся, то отыскать их не представляется возможным. Я нахожу в этих папках сведения о рождении пациента, если повезет – описание гинекологических, дерматологических или кардиологических болезней (как правило, в случайном порядке), но практически никогда – информацию о том, когда я оперировал пациента, или результаты анализов удаленной опухоли. Как показал опыт, гораздо быстрее расспросить самого пациента. Национальная служба здравоохранения вынуждена выделять все больше персонала и различных ресурсов, чтобы постоянно отслеживать, разыскивать и транспортировать медицинские записи. Следует пояснить, что большая их часть состоит из таблиц, в которых регистрируются данные об опорожнении пациентом кишечника и мочевого пузыря во время предыдущего пребывания в больнице и которые не представляют ни пользы, ни интереса. В государственных больницах каждый день с этажа на этаж переносят, должно быть, целые тонны подобных записей, которые почему-то подлежат хранению в архиве, – при мысли об этом странном ритуале мне на ум приходят жуки-навозники, отслеживающие, как пациенты ходят в туалет.

В амбулаторном отделении обыденное причудливым образом переплетается с чрезвычайно серьезным. Именно здесь я принимаю пациентов через недели и месяцы после операции, новых больных, которых ко мне направили, или тех, кого я наблюдаю на протяжении долгого времени. Они приходят в обычной одежде, и я встречаю их как равных себе. Они еще не стационарные пациенты, которые вынуждены подвергаться обезличивающим ритуалам при приеме в больницу, когда на них цепляют браслеты, как на плененных птиц или заключенных, и укладывают в кровати, словно детей, в больничных пижамах. Я не разрешаю посторонним присутствовать во время приема: никаких студентов, стажеров или медсестер – только пациенты и члены их семей. У многих пациентов выявлены медленно прогрессирующие опухоли мозга, расположенные слишком глубоко для того, чтобы оперировать, однако растущие недостаточно быстро для того, чтобы назначить паллиативное противораковое лечение в виде лучевой или химиотерапии. Они посещают меня раз в год для очередной томографии, позволяющей определить, изменилось ли что-нибудь с опухолью или нет. Я знаю, что они вынуждены сидеть в мрачном, угрюмом фойе, терзаемые самыми худшими опасениями в ожидании моего вердикта. Иногда я могу их успокоить, сказав, что ничего существенно не изменилось, но порой снимки показывают значительный рост опухоли. Смерть преследует этих людей по пятам, и я стараюсь спрятать – или хотя бы немного замаскировать – ее темный силуэт, приближающийся к ним. Мне приходится подбирать слова очень осторожно.

Нейрохирургия занимается лечением не только головного, но и спинного мозга, поэтому с отдельными пациентами я беседую о проблемах со спиной, при которых лишь изредка требуется операция. Одному пациенту – с опухолью мозга – я постараюсь объяснить, что жизнь его, возможно, подходит к концу, или же что ему понадобится ужасающая операция на мозге, в то время как другому скажу, заставляя себя проявлять сочувствие и не судить слишком строго, что боли в спине, пожалуй, не такая уж и серьезная проблема, как ему кажется, и что жизнь, пожалуй, стоящая штука, несмотря на них. Одни из таких бесед доставляют мне удовольствие, другие доходят до абсурда, а от третьих у меня разрывается сердце. Но соскучиться тут точно нельзя.

С некоторым отчаянием взглянув на стопку бумаг, я сел и включил компьютер. После этого я вернулся к стойке регистратуры, чтобы взглянуть на список сегодняшних пациентов и узнать, кто из них уже пришел. Все, что я увидел, – несколько пустых листков бумаги. Я спросил у регистратора, где список моих пациентов. Немного смутившись, она перевернула один из белых листков, за которым, собственно, и скрывался список с фамилиями людей, ожидающих, чтобы я их принял.

– Руководство, отвечающее за прием амбулаторных больных, сказало, что для сохранения конфиденциальности мы не должны выставлять на всеобщее обозрение фамилии пациентов, – объяснила она. – Была поставлена соответствующая задача. Нам сказали выполнять ее.

Я выкрикнул фамилию первого пациента из списка, окидывая взглядом людей, пришедших ко мне на прием. Молодой человек, сопровождаемый пожилой парой, в спешке подскочил с места; все трое вели себя встревоженно и почтительно, как ведет себя каждый, оказавшись у врача.

– Как вам такая конфиденциальность? – буркнул я незадачливому регистратору. – Может, всем пациентам нужно присвоить номера, как в кожно-венерологических клиниках?

Я отвернулся от стойки регистратуры.

– Меня зовут Генри Марш, – представился я подошедшему молодому человеку, снова став вежливым и добрым хирургом, а не беспомощной и злой жертвой бюрократии. – Следуйте за мной.

Мы вместе с его пожилыми родителями вошли в кабинет. Несколькими неделями ранее этот молодой полицейский перенес эпилептический припадок, который раз и навсегда изменил его жизнь. Пациента доставили в местное отделение «Скорой помощи», где провели томографию, которая выявила опухоль. Он быстро оправился от приступа, и поскольку опухоль была маленькой, его отправили домой, выписав направление в региональный нейрохирургический центр. Прошло какое-то время, прежде чем письмо с направлением попало ко мне, и нашей встречи ему пришлось ждать две недели — две недели, чтобы, по сути, узнать, будет он жить или нет, так как местные врачи плохо разбирались в опухолях и не могли более или менее точно интерпретировать снимок.

— Присаживайтесь, — сказал я, указывая на три стула напротив моего письменного стола, на котором громоздилась стопка папок и стоял медленный компьютер.

На его лице читалась смесь отчаянной надежды на то, что мне удастся его спасти, и страха: а вдруг не удастся?

Я коротко расспросил молодого человека и родителей о приступе. Как это часто бывает с эпилептическими припадками, мать, на чьих глазах все произошло, перепугалась куда больше, чем сам пациент.

— Я думала, что он умирает, — сказала она. — Он перестал дышать, и у него посинело лицо, хотя к приезду «Скорой» ему уже стало лучше.

— Я только помню, как очнулся в больнице. Затем мне сделали снимок, — сказал пациент. — С тех пор я готовлюсь к самому худшему.

На его лице читалась смесь отчаянной надежды на то, что мне удастся его спасти, и страха: а вдруг не удастся?

— Давайте взглянем на снимок, — предложил я.

За два дня до того я уже видел его, но передо мной ежедневно проходит столько снимков, что я всегда просматриваю их еще раз непосредственно во время приема, чтобы избежать путаницы.

— Это может занять какое-то время, — добавил я. — Все снимки находятся в компьютерной сети вашей местной больницы, которая по внешнему каналу связана с нашей системой...

Продолжая говорить, я разыскал значок требуемой больничной сети и нажал на него — появилось окошко для ввода пароля. Я уже потерял счет паролям, которые приходится использовать по работе каждый день. Пять минут я безуспешно пытался войти в систему. Я прекрасно понимал, насколько сильно волнуются парень и его родители, наблюдающие за каждым моим движением в ожидании приговора.

– Раньше все было гораздо проще. – Я со вздохом указал на дурацкий монитор компьютера. Всего тридцать секунд уходило на то, чтобы достать снимок и поместить его на негатоскоп. Я перепробовал все чертовы пароли, которые знал.

Я мог бы добавить, что на прошлой неделе отправил четырех из двенадцати пациентов домой, так и не посмотрев их снимки, в результате чего и я, и они впустую потратили время, а пациенты к тому же еще сильнее встревожились.

– Прямо как у нас в полиции, – заметил молодой человек. – Сейчас все компьютеризировано, и нам постоянно говорят, что и как нужно делать, но все работает далеко не так хорошо, как в былые времена...

Я позвонил Гейл, но и она не смогла решить эту проблему. Она дала номер телефона рентгенологического отделения, но, позвонив туда, я попал на автоответчик.

– Прошу прощения, – сказал я пациенту и его родителям. – Схожу наверх и попробую добиться помощи.

Я промчался по фойе мимо длинной очереди и бегом преодолел два лестничных пролета до рентгенологического отделения: так быстрее, чем ехать на лифте и не приходится выслушивать снисходительный голос, призывающий вымыть руки.

– Где Кэролайн? – крикнул я, оказавшись у справочного окошка.

– Где-то здесь, – последовал ответ, и я двинулся на поиски. В конце концов мне удалось найти Кэролайн и изложить проблему.

– Пробовали свой пароль?

– Да, черт возьми, пробовал.

– Что ж, попробуйте пароль мистера Джонсона. Обычно он подходит. «Отвалите 45». Он ненавидит компьютеры и все, что с ними связано.

– Почему сорок пять?

– Эту систему нам поставили сорок пять месяцев назад, а пароль нужно менять каждый месяц, – ответила Кэролайн.

Я вновь стремительно преодолел коридор, бегом спустился по лестнице и мимо очереди пронесся в кабинет.

– Как оказалось, лучший на сегодня пароль – это «Отвалите 45», – сказал я пациенту и его родителям, все еще ожидавшим возможного смертного приговора. Они нервно рассмеялись.

Я старательно ввел «Отвалите 45», но компьютер, задумавшийся на некоторое время и сообщивший, что «проверяет мои полномочия», наконец заявил, что пароль не опознан. Я попробовал ввести «Отвалите 45» всеми возможными способами: в нижнем регистре, в верхнем регистре, с пробелами, без пробелов. Я ввел «Отвалите 44» и «Отвалите 46», но тщетно. Я снова взбежал вверх по лестнице, сопровождаемый любопытными и обеспокоенными взглядами пациентов, сидевших в зале ожидания. Клиника теперь работала допоздна, и число пациентов, приходящих ко мне на прием, постоянно увеличивалось.

Вернувшись в отделение рентгенологии, я нашел Кэролайн в справочной и сказал, что «Отвалите 45» не подходит.

– Что ж, – вздохнула она, – придется мне самой посмотреть. Может быть, вы просто не знаете, как правильно пишется «Отвалите».

Вместе мы спустились в мой кабинет.

– Хотя, если подумать, – добавила она, – то он мог вполне стать уже и «Отвалите 47».

Кэролайн ввела «Отвалите 47», и компьютер, проверив мои полномочия – хотя на самом деле они принадлежали мистеру Джонсону, – наконец-то оказался ими удовлетворен и предоставил мне доступ в сеть.

– Простите за задержку. – Кэролайн со смехом выскочила из комнаты.

— Что ж, — произнес я, — думаю, все будет в порядке. После этих слов все трое ощутимо расслабились.

— Я должен был сам догадаться, — сказал я, чувствуя себя очень глупым.

Снимок начал скачиваться.

Может потребоваться немало времени, прежде чем получится вывести томограмму на экран компьютера, — с ее интерпретацией удается справиться гораздо быстрее. На снимке пациента обнаружился аномальный участок — маленькое, напоминающее белый шарик образование, давящее на мозг в левой его части.

— Что ж, — произнес я, прекрасно представляя, что творилось в голове молодого человека в последние две недели, а особенно в последние пятьдесят минут, — на рак не похоже... Думаю, все будет в порядке.

После этих слов все трое ощутимо расслабились. Мать взяла сына за руку, и они улыбнулись, глядя друг на друга. Я и сам почувствовал сильное облегчение: слишком часто я довожу до слез людей, сидящих напротив меня в приемной амбулаторного отделения.

Я объяснил, что опухоль почти наверняка доброкачественная, но что для ее удаления понадобится операция. Слегка виноватым тоном я добавил, что операция повлечет за собой определенный риск. Затем я с обнадеживающей интонацией заверил молодого человека и его родителей, что вероятность паралича правой половины тела (как при инсульте) и возможной утраты речи «не превышает пяти процентов». Звучало бы совсем иначе, скажи я «целых пять процентов» соответствующим мрачным голосом.

— Любая операция сопряжена с риском, — заметил отец пациента, как делает почти каждый на данном этапе разговора.

Я согласился, но подчеркнул, что некоторые риски куда серьезнее остальных: проблема с нейрохирургией в том, что последствия даже крошечного сбоя могут быть катастрофическими. Если операция выходит из-под контроля, то для пациента это означает трагедию на все сто процентов, хотя для меня она вписывается в рамки тех же пяти процентов.

Они молча кивнули в ответ. Затем я объяснил, что потенциальные опасности, связанные с операцией, намного меньше риска, связанного с отсутствием хирургического вмешательства, так как опухоль может продолжить рост, а в конечном счете даже доброкачественные опухоли, достигнув определенного размера, оказываются смертельными, ведь череп – закрытая коробка и свободного пространства у нас в голове очень мало.

Мы обсудили ряд практических вопросов, касающихся операции, и я отвел посетителей в кабинет Гейл.

Следующей я принял мать-одиночку с болями в спине. Она перенесла две неудачные операции на позвоночнике, проведенные в частной больнице. Широко распространен термин «синдром оперированного позвоночника», который употребляют по отношению к людям, страдающим от болей в спине и перенесшим операцию на позвоночнике, которая в итоге оказалась бесполезной (или, что бывает во многих случаях, лишь усугубила боль).

На лице этой худенькой женщины застыло обеспокоенное выражение, свойственное людям, терзаемым постоянными болями и пребывающим в глубоком отчаянии. Я уже давно научился не проводить различий между реальными и психологическими болями (хотя некоторые врачи, относящиеся к пациентам свысока, делают так по-прежнему). Любая боль рождается в мозгу, и единственное, помимо интенсивности, чем отличаются друг от друга разные виды боли, – это оптимальный способ их лечения. А вернее, если говорить о моих амбулаторных пациентах, вопрос в том, способна ли операция избавить их от боли или нет. Подозреваю, оптимальным вариантом лечения для большинства из них была бы психологическая помощь, но я не в состоянии предоставлять ее, ведя прием в загруженном амбулаторном отделении. Впрочем, с людьми, которых мучают боли в спине, я порой беседую гораздо дольше, чем с теми, у кого опухоль мозга.

Стоило нам начать разговор, как пациентка расплакалась.

– Мне больно, как никогда, – сказала она, а ее пожилая мать, сидевшая рядом, взволнованно закивала, словно подтверждая слова дочери. – Я больше так не могу.

Я задал стандартные вопросы, касающиеся боли (этот список выучиваешь еще студентом), – вопросы о том, когда она начала беспокоить, отдает ли она в ноги, каков ее характер и так далее. Со временем набираешься опыта и зачастую можешь предсказать ответы пациента, просто взглянув на него. Едва увидев заплаканное, сердитое лицо пациентки, которая театрально хромала, пока шла за мной по коридору, я сразу понял, что не смогу ей помочь. Изучив снимки ее позвоночника, я обнаружил, что места для нервов более чем достаточно, но также увидел следы «раскопок» и грубо выполненные опорные металлические «леса» – свидетельства работы моих коллег из другой больницы.

Из того, что операция не принесла желаемого результата, можно сделать два диаметрально противоположных вывода: первый заключается в том, что она не была выполнена должным образом и ее следует повторить, а второй – что хирургическое вмешательство в принципе не способно помочь. Я объяснил все это пациентке и сказал, что не думаю, будто еще одна операция избавит ее от болей.

– Но я больше так не могу, – сказала она гневно. – Я не в состоянии ходить за покупками, не могу присматривать за детьми.

По лицу женщины вновь покатились слезы.

– Все это приходится делать мне, – добавила ее мать.

Если я уверен, что в данном случае ничем не смогу помочь, то мне ничего не остается, кроме как молча сидеть, стараясь не смотреть в окно: на больничную парковку, на дорогу, на кладбище по другую ее сторону, – пока пациент изливает свое несчастье, и ждать, когда он закончит. Потом нужно подобрать сочувственные слова, чтобы подвести черту под безнадежным разговором. И в самом конце я предлагаю, чтобы лечащий врач направил пациента в клинику лечения боли, где, возможно, ему хоть как-то помогут.

– Здоровью вашего позвоночника ничего не угрожает, – говорю я обычно, следя за тем, чтобы не упомянуть, что позвоночник на снимке в целом выглядит нормально (и это отнюдь не редкость). Я рассказываю о том, как важно выполнять упражнения, а иногда советую похудеть, но подобные рекомендации редко принимаются на ура. Сегодня в отличие от прежних дней я ни в коем случае не осуждаю этих несчастных людей. Вместо этого я признаю неудачу, а порой и осуждаю хирурга, который взялся оперировать такого пациента, особенно если это было сделано – а чаще всего именно так и бывает – за деньги.

* * *

Затем настал черед женщины за пятьдесят, у которой один из моих коллег, давно уже вышедший на пенсию, двадцатью годами ранее удалил крупную опухоль мозга. Жизнь пациентки была спасена, но с тех пор ее мучила хроническая боль в лице. Ни один из опробованных методов лечения не помог. Боль стала следствием разрыва чувствительного нерва, отвечавшего за одну сторону лица, в процессе операции. Этой проблемы порой не избежать – в таких ситуациях хирурги используют слово «пожертвовать». В результате у пациентов развивается сильное онемение соответствующей стороны лица – весьма неприятное явление, хотя большинство людей к нему постепенно привыкают. В редких случаях, однако, этого не происходит и пациенты почти сходят с ума от ощущения, латинское название которого – anaesthesia dolorosa («причиняющая боль потеря чувствительности») – отражает парадоксальную природу данной проблемы.

Пациентка говорила бесконечно долго: она описывала многочисленные безуспешные способы лечения и препараты, перепробованные за все эти годы, а заодно жаловалась на «бесполезных» врачей.

– Вам следует перерезать нерв, доктор, – сказала она. – Я больше не могу так жить.

Я попытался объяснить, что проблема как раз и возникла из-за перерезанного нерва, рассказал о фантомных болях, когда человек с ампутированной конечностью страдает от невыносимых болей в руке или ноге, которых больше не существует для внешнего мира, но которые, очевидно, продолжают существовать в виде набора импульсов в мозгу больного. Я попытался объяснить пациентке, что боль у нее в мозгу, а не в лице. Однако, судя по выражению ее лица, она скорее всего подумала, что я отказываюсь рассматривать ее боль всерьез и считаю надуманной. Она покинула кабинет не менее разгневанной и недовольной, чем в самом начале визита.

— Вам следует перерезать нерв, доктор, — сказала она. — Я больше не могу так жить.

* * *

В числе пациентов, состоящих на диспансерном учете, ко мне на прием обратился Филип, мужчина за сорок, которого я прооперировал двенадцатью годами ранее. Тогда мне удалось удалить большую часть опухоли под названием «олигодендроглиома», но она снова начала расти. Недавно Филип прошел курс химиотерапии, которая способна замедлить рост опухоли, но мы оба знали, что в конце концов та обязательно убьет его. Мы уже обсудили эту тему во время предыдущей встречи, и не было смысла возвращаться к ней сейчас. Я наблюдал Филипа многие годы, так что мы с ним успели довольно близко познакомиться.

– Как ваша жена? – спросил он, едва войдя в приемную, и я вспомнил, как посреди нашей прошлогодней встречи мне позвонили из полиции с сообщением о том, что мою жену Кейт, с которой я познакомился через год после распада моего первого брака, положили в больницу с эпилептическим припадком.

«Не стоит волноваться», – предупредительно сказал полицейский. Я спешно завершил осмотр Филипа и понесся в отделение «Скорой помощи» нашей больницы, где увидел свою жену, которую трудно было узнать из-за крови, запекшейся на лице. У Кейт случился эпилептический припадок во время прогулки по Уимблдонскому торговому центру, и она прокусила нижнюю губу. К счастью, серьезных травм не обнаружилось, а коллега из отделения пластической хирургии ловко зашил рваную рану. Я договорился, чтобы Кейт принял один из коллег-неврологов.

Мне тогда пришлось нелегко: я слишком хорошо знал, что эпилептический припадок – первый симптом многих опухолей мозга, а также отлично понимал, вспоминая болезнь моего сына, что профессия врача не защитит ни меня, ни мою семью от заболеваний, с которыми сталкиваются мои пациенты. Я не стал делиться этими мыслями с Кейт и, надеясь уберечь ее от лишних переживаний, сказал, что томограмма – обычная в таких ситуациях формальность. Кейт – первоклассный антрополог, и медицинского образования у нее нет, однако я недооценил ее наблюдательности. Позже она рассказала, что приобрела достаточно знаний по нейрохирургии, чтобы понять: опухоли мозга часто «награждают» человека эпилепсией. Нам пришлось прождать целую неделю, прежде чем появилась возможность сделать томографию, и всю эту неделю мы скрывали друг от друга свои опасения. Снимок не выявил отклонений: опухоли не было. Мысль о том, что мои пациенты вынуждены проходить через такой же ад, ожидая результатов томографии, приятной не назовешь, а ведь многим из них приходится ждать гораздо дольше недели.

Меня тронуло, что Филип об этом помнит, и я сказал, что с моей женой все в порядке: теперь ее эпилепсия под контролем. Он рассказал, что несколько раз в неделю у него по-прежнему бывают небольшие приступы и что его лишили водительских прав, из-за чего пришлось свернуть бизнес.

– Хотя из-за химии я неплохо похудел, – добавил он смеясь, – и выгляжу гораздо лучше, ведь правда? Меня здорово тошнило. Но я жив. И я счастлив, что жив. Это, конечно, самое главное, но и права тоже надо вернуть. Размер моего пособия – всего шестьдесят пять фунтов в неделю. Не очень-то на это проживешь.

Я пообещал попросить лечащего врача, чтобы тот направил Филипа к специалисту по эпилепсии. В очередной раз я подумал, что по сравнению с проблемами моих пациентов любые мои беды ничтожны, и опять испытал стыд и разочарование, оттого что продолжаю из-за них переживать. Можно было бы предположить, что, когда видишь столько чужих страданий и боли, начинаешь проще относиться к собственным трудностям. Однако этого, увы, не происходит.

* * *

Последней в тот день была женщина лет тридцати с лишним, страдавшая серьезной невралгией тройничного нерва. Я оперировал ее в прошлом году, но через несколько месяцев она вновь обратилась в больницу из-за рецидива боли: иногда операция не помогает. Это я смутно помнил. Вот только мне так и не удалось припомнить, что же случилось потом. Я порылся в истории болезни, но не смог найти там полезную информацию. Я подготовил речь с извинениями, ожидая увидеть на лице пациентки гримасу боли и отчаяния. Но она выглядела совершенно иначе. Я выразил удивление по поводу ее цветущего вида.

– После операции со мной все в полном порядке.

– Но я думал, что боль вернулась!

– Но вы же оперировали меня еще раз!

– Правда? Ох, простите: у меня столько пациентов, что я порой забываю...

— Надеюсь, мы больше никогда не увидимся, — сказала она.
— Прекрасно вас понимаю, — ответил я.

Вытащив папку с ее историей болезни, я несколько минут безуспешно пытался отыскать хоть какие-нибудь сведения о том, что женщину оперировали повторно. Из толщи бумаг выглянул коричневый уголок – один из немногих документов, о легком нахождении которых позаботились в фонде Национальной службы здравоохранения.

– О! – воскликнул я. – Смотрите. Мне, может, и не под силу найти отчет о проведенной операции, зато я могу сказать, что двадцать третьего апреля у вас был стул четвертого типа...

Я продемонстрировал пациентке тщательно продуманную таблицу для отслеживания стула, окрашенную в как нельзя более подходящий темно-коричневый цвет: на каждой странице имелось иллюстрированное руководство по семи различным видам стула в соответствии с классификацией испражнений.

Она недоверчиво взглянула на документ и рассмеялась.

Я обратил ее внимание на то, что на следующий день стул у нее был уже пятого типа: «каловые массы небольшие и комковатые, словно орешки» согласно описанию доктора Хитона – и показал соответствующую иллюстрацию. Я сказал пациентке, что мне, как нейрохирургу, глубоко начхать на работу ее пищеварительной системы, однако руководство из фонда, очевидно, считает это вопросом первостепенной важности.

Мы еще долго смеялись над таблицей. Когда мы с этой пациенткой встретились в первый раз, ее взгляд был мутным от обезболивающих, а любые попытки что-нибудь произнести сопровождались мучительными болями. Теперь же она сияла красотой. Она встала и направилась к двери, но затем вернулась и поцеловала меня.

– Надеюсь, мы больше никогда не увидимся, – сказала она.

– Прекрасно вас понимаю, – ответил я.

БЛАГОДАРНОСТИ

Надеюсь, пациенты и коллеги простят меня за эту книгу. Все рассказанные мною истории произошли на самом деле, но, чтобы сохранить конфиденциальность, я изменил многие детали. Когда мы болеем, наши страдания напрямую затрагивают нас и наших близких, однако для лечащего врача это лишь одна история из многих.

Огромную помощь мне оказали мой мудрый агент Джулиан Александер и мой потрясающий редактор Би Хемминг. Насколько хуже была бы книга без их рекомендаций! Некоторые из моих друзей, в частности Эрика Вагнер, Паула Милн, Роман Золтовски и мой брат Лоуренс Марш, любезно ознакомились с черновым вариантом книги и поделились кое-какими соображениями. На протяжении двадцати семи лет мне посчастливилось работать с Гейл Томпсон – секретарем, чьи эффективность, умение поддержать и забота по отношению к пациентам до сих пор остаются вне конкуренции.

Этот труд никогда не был бы завершен без любви, советов и помощи моей жены Кейт, которая также придумала заглавие книги и которой она посвящена.

РЕДАКЦИЯ РЕКОМЕНДУЕТ:

Фрагмент книги

ДЖЕЙМС ДОТИ

«КОМПАС СЕРДЦА»

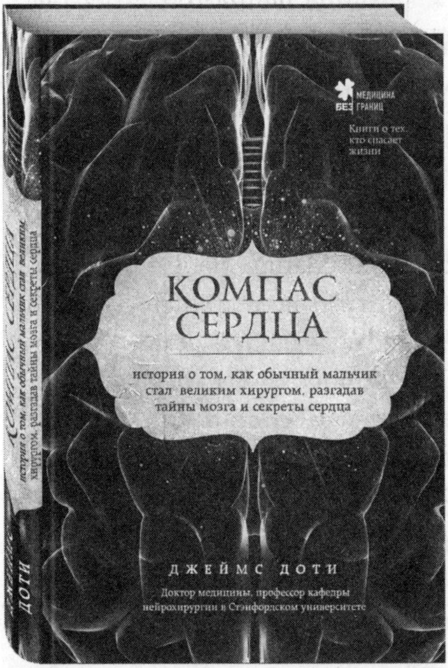

Пролистав первые страницы книги Джеймса Доти, читатель наверняка подумает, что перед ним — очередные мемуары врача. И... ошибется. Ознакомившись с первыми главами, читатель решит, что перед ним — очередная мотивационная книга, в которой рассказывается, «как заработать миллион». И... опять ошибется. Да, есть в книге и воспоминания об успешных операциях на головном мозге, и практикум по визуализации желаний, и история бедного мальчишки из американского захолустья, который получил все, что захотел, включая пресловутый миллион, а точнее десятки миллионов. Но автор пошел гораздо дальше: он рассказал, что делать в ситуации, когда заветная мечта исполнилась, а счастья в жизни так и не прибавилось.

«Поступай с другими так, как хочешь, чтобы поступали с тобой», — гласит известный афоризм. «Если мы хотим быть счастливыми, то должны делать счастливыми других. Если хотим любви, то должны дарить любовь окружающим. Если хотим радости, то должны радовать людей. Если хотим прощения, то должны сами научиться прощать. Если хотим мира, то должны создать его вокруг себя», — пишет в своей книге Джеймс Доти. И это не просто красивые фразы, а реально действующая формула успеха.

Отрывок из книги

ШЕВЕЛИ МОЗГАМИ

Становиться нейрохирургом я не планировал. Я собирался работать пластическим хирургом: прежде всего мне хотелось помогать детям с черепно-лицевыми деформациями, а еще меня привлекала техническая сложность таких операций. Фотографии детей с деформированным лицом задели меня за живое. Особенно я жалел детей, которые не могли спрятать изъяны от окружающих и которые постоянно сталкиваются с тем, что люди от них отворачиваются. Нравилась мне и эстетическая пластическая хирургия. Я воображал себя профессором университета, который часть рабочего времени уделяет больным детям, после чего едет в собственную клинику в Беверли-Хиллз, чтобы принимать богатых клиентов. Помимо всего прочего, пластический хирург, обслуживающий знаменитостей, неплохо зарабатывает, к тому же я повстречал бы много привлекательных женщин.

На первом курсе мне назначили стипендию, чтобы я смог оплатить учебу на медицинском факультете. А на втором курсе я стал участвовать в армейской стипендиальной программе. От всего сердца я стремился послужить своей стране. Я все еще живо помнил, как воображал себя на месте Чака Йегера, преодолевающего звуковой барьер над Ланкастером, и то, с какой гордостью носил форму скаута, когда помогал полиции. В колледже я узнал, что Йегер был не первым человеком, которому предложили преодолеть звуковой барьер, — эта честь выпала летчику по имени Слик Гудлин. Проблема в том, что Гудлин потребовал премию в размере ста пятидесяти тысяч долларов — гигантские деньги по меркам 1947 года — за выполнение этого задания. Йегер же хотел преодолеть звуковой барьер не ради денег. Им двигали страсть к острым ощущениям и жажда открытий. Ему хотелось понять, на что способен человек, действующий на пределе возможностей. Даже два сломанных ребра, из-за которых Йегеру было так больно орудовать рукой, что пришлось закрыть кабину самолета с помощью ручки от швабры, не удержали его от полета[1].

В общей сложности я прослужил в армии США девять лет и в конечном счете стал майором Джеймсом Доти.

А кем был я? Был ли я сродни персонажу Оскара Уайльда, который «знает всему цену, однако понятия не имеет о подлинной ценности»?[2] Я потратил изрядную часть жизни, пытаясь примирить своих внутренних Слика Гудлина и Чака Йегера между собой. Я сострадал людям, которым, как и мне, приходилось страдать, и хотел помочь им. Вместе с тем я хотел добиться успеха. Магия Рут уже помогла мне достичь немалого, и я продолжал упражняться каждый день, хотя и понимал, что одного этого недостаточно для того, чтобы осуществить свои мечты. Я хотел денег и славы. Я хотел стать тем, кого все уважают. Я хотел стать величайшим хирургом на свете.

---

[1] Чарльз Элвуд Йегер сломал ребра за день до полета, участвуя в гонках на машинах.

[2] Цитата из романа О. Уайлда «Портрет Дориана Грея».

Армия согласилась оплатить мое обучение на медицинском факультете и прочие расходы, а я согласился стать военным врачом. В общей сложности я прослужил в армии США девять лет и в конечном счете стал майором Джеймсом Доти.

* * *

На медицинском факультете все было совершенно иначе, чем на последнем курсе колледжа. Учеба не доставляла мне сложностей: оказалось, у меня природная склонность к изучению загадок человеческого тела – анатомии, гистологии, физиологии. Необходимость запоминать больше информации, чем кажется в принципе возможным для человека, причиняет студентам-медикам немало мучений на первом курсе. Однако годы работы над трюками, которые я освоил в лавке чудес, натренировали мой мозг таким образом, что мне было куда проще, чем однокурсникам. Я мог гораздо дольше концентрироваться на зубрежке и никогда не отвлекался, читая учебники по медицине. Нас познакомили с мнемоническими правилами, чтобы легче было запомнить самую разную информацию, начиная от названий костей и нервов до порядка заполнения медицинской документации. Некоторые из этих правил звучали нелепо, как, например, то, которое предназначено для запоминания всех черепных нервов: «ОбоЗри Глаз Блок Тройничный, Отведи Лицо Пред дверью, в Глотке Языком Блуждая, Добавляешь Подъязычный». А отдельные мнемонические правила было запомнить даже сложнее, чем исходную информацию, например: «Голль лежит к фиссуре ближе, иннервирует – что ниже; а Бурдах лежит в боках, иннервирует в руках».

Я пользовался некоторыми стандартными мнемоническими правилами, но нередко придумывал и собственные.

А еще бывало, что я притворялся, будто использую их, в то время как на самом деле прочитанная информация словно всплывала в моем сознании, когда я в ней нуждался. Исследование, проведенное в 2013 году Калифорнийским университетом в Санта-Барбаре, показало, что занятия сосредоточенной медитацией всего за две недели улучшают память, концентрацию внимания и общие когнитивные функции студентов, которые благодаря этому демонстрируют более высокие результаты теста для поступления в магистратуру, а также других тестов на память и внимание. Что поразило меня сильнее всего, так это удивительное сходство между методикой, использованной учеными в 2013-м, и трюками, которым учила меня Рут в 1968-м.

Сколько денег тратится на подготовительные курсы перед поступлением в магистратуру? Самое прекрасное в медитации заключается в том, что она абсолютно бесплатна.

Работа с человеческим мозгом требовала усилий и точности, а также дарила непередаваемые ощущения, которых я так и не смог отыскать в общей хирургии.

Армейская стипендия гарантировала мне прохождение интернатуры после окончания медицинского факультета, однако с резидентурой[1] все было не так однозначно. Для гражданских медиков оба этапа тесно связаны между собой, мне же в резидентуру нужно было поступать отдельно. Окончив Тулейнский университет в 1981 году, я поступил в чередующуюся интернатуру в Армейский медицинский центр имени Триплера на Гавайях, где стажировался еще студентом.

1 Резидентура в США – аналог российской ординатуры, последипломная подготовка врачей, длящаяся от трех до восьми лет.

Чередующейся интернатура называлась потому, что давала возможность приобрести опыт по разным хирургическим специальностям, а не только по общей хирургии. Я стажировался в педиатрии, гинекологии, медицине внутренних органов, общей хирургии, а также в нейрохирургии. Я-то думал, что столь разнообразный опыт положительно скажется на моем дальнейшем обучении, однако в реальности чередующаяся интернатура является преградой для тех, кто стремится заниматься общей хирургией. Обширные знания в разных областях по факту лишь усложнили мне задачу. Я по-прежнему собирался стать детским пластическим хирургом, для чего требовалось поступить в резидентуру по общей хирургии, затем пройти обучение пластической хирургии и наконец – черепно-лицевой хирургии. Такой у меня был план. Проблема в том, что на место в резидентуре по общей хирургии претендовало двенадцать интернов, из которых я один прошел чередующуюся интернатуру. Шансы были не в мою пользу. Мои соперники, не скрывая радости, говорили, что мне ни за что на свете не попасть в резидентуру по общей хирургии. Мои настойчивость и целеустремленность производили не очень хорошее впечатление на окружающих, а мою глубочайшую уверенность в том, что я способен получить все, что пожелаю, другие воспринимали как самонадеянность. Теперь-то я понимаю, почему им так хотелось, чтобы я потерпел неудачу.

Подавать заявление на поступление в резидентуру нужно в ноябре, что я и сделал вместе с остальными. В апреле, однако, настал черед моей практики в отделении нейрохирургии. Наставники, под чьим началом я стажировался, оказались милейшими людьми из всех, с кем мне довелось поработать во время практики. Нейрохирургия пленила меня – работа с человеческим мозгом требовала усилий и точности[1], а также дарила непередаваемые ощущения, которых я так и не смог отыскать в общей хирургии, где все сводилось главным образом к грудной клетке и брюшной полости. Было нечто особенное в том, чтобы забраться туда, где никто прежде не бывал, – в сокровенный тайник, в котором спрятано то, что делает нас людьми. И это привлекало меня. Мне все еще хотелось помогать детям с врожденными уродствами, но возможность исследовать тайны мозга манила с невероятной силой. Я захотел стать нейрохирургом, как когда-то захотел поступить в колледж и на медицинский факультет. И для этого надо было пройти резидентуру по нейрохирургии, а не общей хирургии. Я знал, что могу выучиться на нейрохирурга, а потом, если захочу, – освоить пластическую и черепно-лицевую хирургию. Все складывалось идеально.

Заведующий нейрохирургическим отделением из центра Триплера поддержал меня:

– Ты очень талантлив, Джим. Тебе стоит заняться нейрохирургией. Нет, ты обязан ею заняться.

– Спасибо.

Меня распирало от гордости: мне предстояло стать нейрохирургом!

– Проблема в том, – добавил он, – что от армии готовят только одного нейрохирурга в год, а на три следующих года у нас уже все расписано. Придется подождать. После интернатуры тебя направят в зону боевых действий офицером санитарной службы. Там ты будешь работать до тех пор, пока не окажешься вверху списка ожидающих, а после этого сможешь начать резидентуру.

---

[1] Очень хорошо об этом написано в книге английского нейрохирурга Г. Марша «Не навреди. Истории о жизни, смерти и нейрохирургии».

– Три года? – переспросил я.

– Всего лишь три года.

– Простите, но для меня это неприемлемо.

Он рассмеялся.

– Ты должен сначала отслужить, Джим.

– Но это же полный вздор. – Я, повысив голос, явно перегибал палку.

– Так уж здесь все устроено. Это не вздор. Это армия.

– Но для меня это неприемлемо, – не сдавался я.

Он покачал головой и указал мне на дверь.

— Я не могу ждать три года. Если вы не примете меня на следующий год, это будет величайшей ошибкой, которую вы когда-либо совершали.

На носу был отпуск – тридцать дней вдали от армии. Покинув госпиталь Триплера, я на месяц отправился в Медицинский центр имени Уолтера Рида. Сюда-то я и планировал попасть в конечном счете, так что решил пройти стажировку по нейрохирургии в свое свободное время, с чем неплохо справился. Перед завершением «отпуска» я встретился с заведующим нейрохирургического отделения.

– Ты мне нравишься, Джим. Ты проделал потрясающую работу во время стажировки, и я думаю, что из тебя выйдет первоклассный врач.

– Спасибо. Полагаю, это означает, что я могу приступить уже осенью.

– Джим, ты же знаешь, что необходимо подождать минимум три года. Я включу тебя в список, чтобы затем взять в резидентуру. Ты должен быть благодарен, ведь помимо тебя на это место претендуют еще четыре человека. В любом случае ты еще и официального заявления не подал.

Я посмотрел ему в глаза:

– Я не могу ждать три года. Если вы не примете меня на следующий год, это будет вашей величайшей ошибкой. Я не намерен ждать так долго. Простите, не хотел показаться грубым или наглым, просто я не могу смириться с таким раскладом.

Пусть было поздно, я все равно подал заявление на поступление в нейрохирургическую резидентуру. Я так верил в силу своей магии!

Вернувшись в центр Триплера, я сказал заведующему отделением общей хирургии, что благодарен за рассмотрение моей кандидатуры, однако собираюсь забрать заявление о поступлении в резидентуру, поскольку планирую обучаться нейрохирургии в медицинском центре Уолтера Рида.

– Это невозможно, вам ни за что туда не попасть, – таков был его официальный ответ. – И я не позволю вам забрать заявление. В этом году все претенденты на участие в данной программе подготовлены лучше, чем когда-либо раньше. И вы в том числе. Я вас не отпущу.

– Хорошо. Тем не менее довожу до вашего сведения, что не собираюсь поступать в резидентуру по общей хирургии, а буду стажироваться в центре Уолтера Рида.

На протяжении оставшихся дней до окончания интернатуры я мысленно представлял, как буду стажироваться в центре Уолтера Рида. Каждое утро и каждый вечер я мысленно видел себя там. Я не переживал о том, что будет, поскольку научился визуализировать желаемый результат, не цепляясь за него эмоционально. Я своего добьюсь – так или иначе. Только это я и знал. Я сделал все зависящее от меня и верил, что обстоятельства сложатся как предначертано.

А обстоятельства складывались несколько непристойные. Парень, которого приняли в нейрохирургическое отделение медицинского центра Уолтера Рида на следующий год, закрутил роман с тамошней медсестрой. Когда они расстались, он начал ее преследовать. Судя по всему, имелись и другие отягчающие обстоятельства, и в итоге заведующий отделением аннулировал приглашение в резидентуру. Парня перенаправили в Корею, где ему предстояло служить в качестве офицера санитарной службы. Запасного кандидата на эту позицию не было, а все претенденты, записавшиеся в резидентуру по нейрохирургии на ближайшие годы, должны были предварительно доработать до окончания контракта в других местах. Все сложилось таким образом, что внезапно я оказался единственным претендентом.

Не знаю, стало ли это результатом моих визуализаций, случайного стечения обстоятельств или чего-то еще. Бесспорно одно: в очередной раз все обернулось в мою пользу.

Итак, меня приняли и в отделение общей хирургии центра Триплера, и в нейрохирургическое отделение центра Уолтера Рида, причем оба письма пришли в один и тот же день. Заведующий отделением общей хирургии выбрал для стажировки четырех из двенадцати претендентов. В день, когда мы получили извещения, он собрал нас в своем кабинете.

– Хочу, чтобы вы знали: каждого из вас я изначально рассматривал как наиболее вероятного кандидата на роль стажера в центре Триплера, а ведь группа интернов в этом году подобралась невероятно сильная.

Я взглянул на трех других интернов. Они из кожи вон лезли, чтобы подлизаться к заведующему. У всех короткая стрижка, а ботинки начищены до блеска. Меня это никогда не заботило. Я хотел максимально проявить себя в работе, и зачастую волосы мои были слишком длинными, а ботинки – неотполированными. И я никогда не умел лизать задницу.

– Я отведу вас в офицерский клуб, где мы хорошенько отпразднуем.

Я прервал эту поздравительную речь:

– Сэр, должен вам сказать, что не могу принять ваше предложение.

Он посмотрел на меня.

– С какой такой стати? – спросил он. Никто никогда не отказывался от подобных предложений.

– Меня приняли в нейрохирургическое отделение медицинского центра Уолтера Рида.

Его лицо побагровело. Он не мог выдавить из себя ни слова.

– Я ведь вас предупреждал, – добавил я, – и просил отозвать мое заявление.

Я встал, отдал честь и вышел.

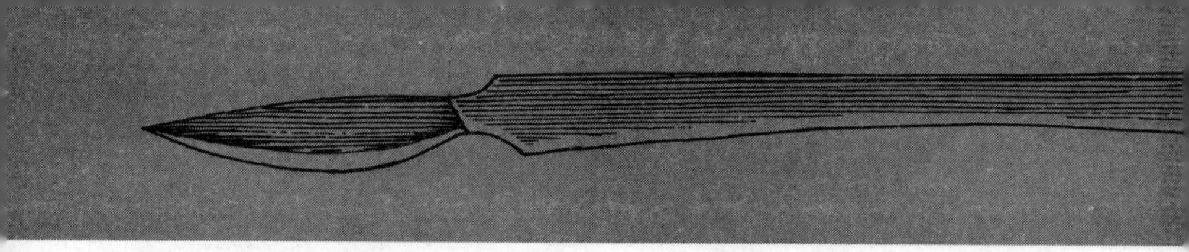

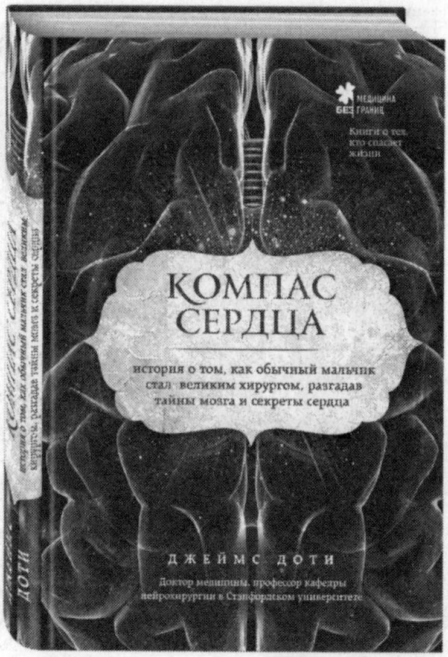
Медицина
без границ
Книги о тех,
кто спасает
жизни
Компас
сердца
история о том, как обычный мальчик
стал великим хирургом, разгадав
тайны мозга и секреты сердца
Джеймс Доти
Доктор медицины, профессор кафедры
нейрохирургии в Стэнфордском университете

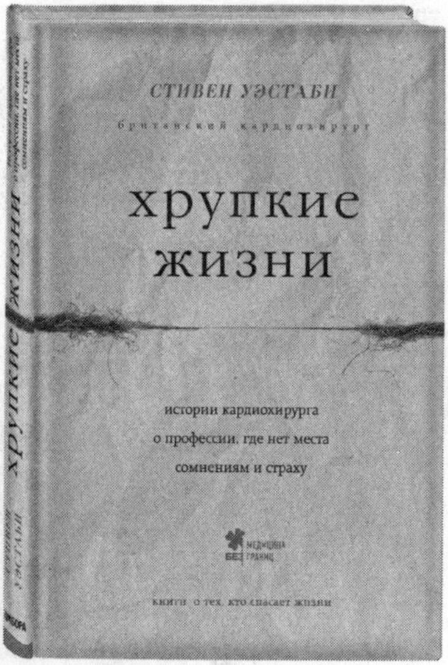
Стивен Уэстаби
британский кардиохирург
хрупкие
жизни
истории кардиохирурга
о профессии, где нет места
сомнениям и страху
Медицина
без границ
книги о тех, кто спасает жизни

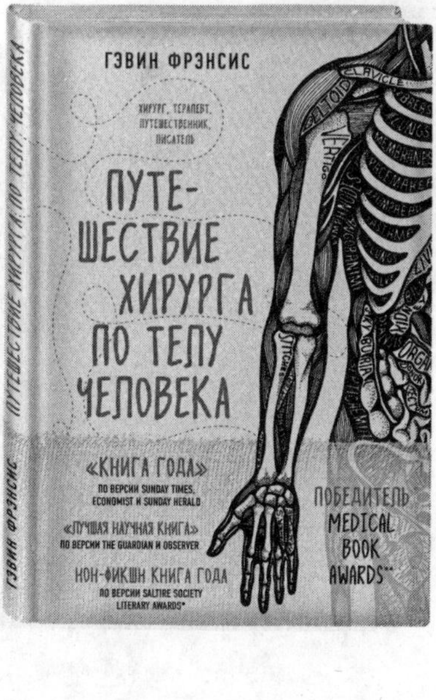
Гэвин Фрэнсис
Хирург, терапевт,
путешественник,
писатель
Путе-
шествие
хирурга
по телу
человека
«Книга года»
по версии Sunday Times,
Economist и Sunday Herald
«Лучшая научная книга»
по версии The Guardian и Observer
Нон-фикшн книга года
по версии Saltire Society
Literary Awards*
Победитель
Medical
Book
Awards**
Гэвин Фрэнсис
Путешествие хирурга по телу человека

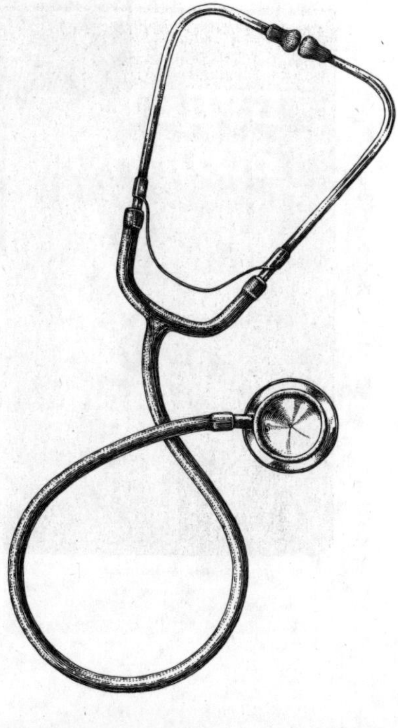

РЕДАКЦИЯ РЕКОМЕНДУЕТ

СЕРИЯ «RESPECTUS. ПУТЕШЕСТВИЕ К СОВРЕМЕННОЙ МЕДИЦИНЕ»

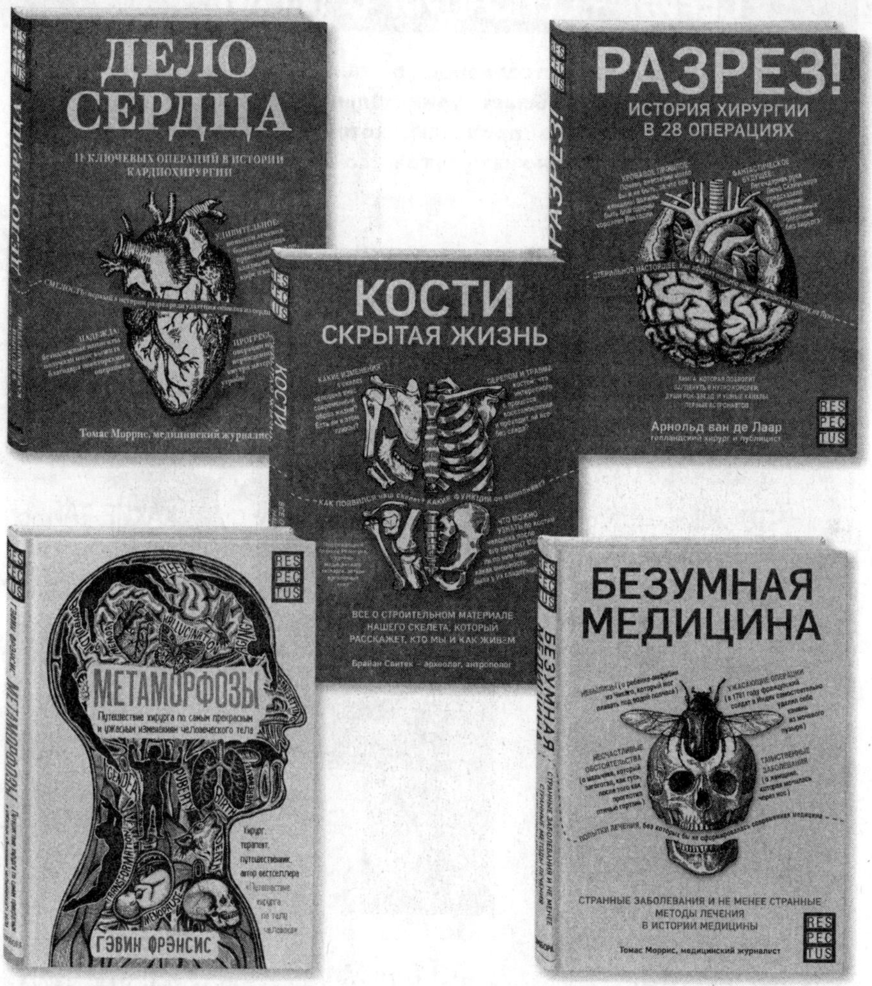

RESPECTUS* — это серия книг, впервые освещающих тернистый путь медицины к стерильным инструментам, профессионализму хирургов и невероятным возможностям современности.

Эти книги перенесут вас в своеобразную историческую операционную, где вы станете свидетелем величайших прорывов и трагических провалов врачей; раскроете тайны смерти самых известных персон; восхититесь смелостью медиков-первопроходцев и даже заглянете в будущее.

---

* «Взгляд назад», «точка зрения», «уважение» *(лат.)*.

Научно-популярное издание

МЕДИЦИНА БЕЗ ГРАНИЦ. КНИГИ О ТЕХ, КТО СПАСАЕТ ЖИЗНИ

Марш Генри

НЕ НАВРЕДИ

Истории о жизни, смерти и нейрохирургии

Главный редактор *Р. Фасхутдинов*
Руководитель направления *Т. Решетник*
Ответственный редактор *Н. Капырина*
Художественный редактор *П. Петров*
Технический редактор *О. Куликова*
Компьютерная верстка *Л. Кузьминова*
Корректор *Е. Холявченко*

Фото на обложке © Tom Pilston/Panos

Страна происхождения: Российская Федерация
Шығарылған елі: Ресей Федерациясы

ООО «Издательство «Эксмо»
123308, Россия, г. Москва, ул. Зорге, д. 1, стр. 1, эт. 20, каб. 2013. Тел.: 8 (495) 411-68-86.
Home page: www.eksmo.ru E-mail: info@eksmo.ru
Өндіруші: «Издательство «Эксмо» ЖШҚ
123308, Ресей, Мәскеу қаласы, Зорге көшесі, 1-үй, 1-құрылыс, 20 қабат, 2013-каб.
Тел.: 8 (495) 411-68-86. Home page: www.eksmo.ru E-mail: info@eksmo.ru.
Тауар белгісі: «Эксмо»

Интернет-магазин : www.book24.ru

Интернет-магазин : www.book24.kz
Интернет-дүкен : www.book24.kz

Импортёр в Республику Казахстан ТОО «РДЦ-Алматы».
Қазақстан Республикасына импорттаушы «РДЦ-Алматы» ЖШС.

Дистрибьютор и представитель по приему претензий на продукцию в Республике Казахстан: ТОО «РДЦ-Алматы»
Дистрибьютор және Қазақстан Республикасында өнімге шағымдар қабылдау жөніндегі өкіл: «РДЦ-Алматы» ЖШС.
Алматы қ., Домбровский көш., 3 «а», литер Б, офис 1.
Тел.: 8 (727) 251-59-90/91/92. E-mail: RDC-Almaty@eksmo.kz

Сведения о подтверждении соответствия издания согласно законодательству РФ о техническом регулировании можно получить на сайте Издательства «Эксмо»: www.eksmo.ru/certification

Техникалық реттеу туралы РФ заңнамасына сай басылымның сәйкестігін растау туралы мәліметтерді мына адрес бойынша алуға болады: http://eksmo.ru/certification/

Произведено в Российской Федерации
Ресей Федерациясында өндірілген

Сертификаттауға жатпайды

Дата изготовления / Подписано в печать 17.09.2024. Формат 60x90 1/16.
Гарнитура «NewBaskerville». Печать офсетная. Усл. печ. л. 21,0.
Доп. тираж 30 000 экз. Заказ 6113/24.
Отпечатано в соответствии с предоставленными материалами в ООО "ИПК Парето-Принт", 170546, Тверская область, Промышленная зона Боровлево-1, комплекс №3А.
www.pareto-print.ru

ISBN 978-5-699-83020-6

9 785699 830206 >

12+

Москва. ООО «Торговый Дом «Эксмо»
Адрес: 123308, г. Москва, ул. Зорге, д.1, строение 1.
Телефон: +7 (495) 411-50-74. **E-mail:** reception@eksmo-sale.ru

По вопросам приобретения книг «Эксмо» зарубежными оптовыми покупателями обращаться в отдел зарубежных продаж ТД «Эксмо»
E-mail: **international@eksmo-sale.ru**

International Sales: International wholesale customers should contact Foreign Sales Department of Trading House «Eksmo» for their orders.
international@eksmo-sale.ru

По вопросам заказа книг корпоративным клиентам, в том числе в специальном оформлении, обращаться по тел.: +7 (495) 411-68-59, доб. 2151.
E-mail: **borodkin.da@eksmo.ru**

Оптовая торговля бумажно-беловыми и канцелярскими товарами для школы и офиса «Канц-Эксмо»:
Компания «Канц-Эксмо»: 142702, Московская обл., Ленинский р-н, г. Видное-2, Белокаменное ш., д. 1, а/я 5. Тел./факс: +7 (495) 745-28-87 (многоканальный).
e-mail: **kanc@eksmo-sale.ru**, сайт: www.**kanc-eksmo.ru**

Филиал «Торгового Дома «Эксмо» в Нижнем Новгороде
Адрес: 603094, г. Нижний Новгород, улица Карпинского, д. 29, бизнес-парк «Грин Плаза»
Телефон: +7 (831) 216-15-91 (92, 93, 94). **E-mail:** reception@eksmonn.ru

Филиал ООО «Издательство «Эксмо» в г. Санкт-Петербурге
Адрес: 192029, г. Санкт-Петербург, пр. Обуховской обороны, д. 84, лит. «Е»
Телефон: +7 (812) 365-46-03 / 04. **E-mail:** server@szko.ru

Филиал ООО «Издательство «Эксмо» в г. Екатеринбурге
Адрес: 620024, г. Екатеринбург, ул. Новинская, д. 2щ
Телефон: +7 (343) 272-72-01 (02/03/04/05/06/08)

Филиал ООО «Издательство «Эксмо» в г. Самаре
Адрес: 443052, г. Самара, пр-т Кирова, д. 75/1, лит. «Е»
Телефон: +7 (846) 207-55-50. **E-mail:** RDC-samara@mail.ru

Филиал ООО «Издательство «Эксмо» в г. Ростове-на-Дону
Адрес: 344023, г. Ростов-на-Дону, ул. Страны Советов, 44А
Телефон: +7(863) 303-62-10. **E-mail:** info@rnd.eksmo.ru

Филиал ООО «Издательство «Эксмо» в г. Новосибирске
Адрес: 630015, г. Новосибирск, Комбинатский пер., д. 3
Телефон: +7(383) 289-91-42. E-mail: eksmo-nsk@yandex.ru

Обособленное подразделение в г. Хабаровске
Фактический адрес: 680000, г. Хабаровск, ул. Фрунзе, 22, оф. 703
Почтовый адрес: 680020, г. Хабаровск, А/Я 1006
Телефон: (4212) 910-120, 910-211. **E-mail:** eksmo-khv@mail.ru

Республика Беларусь: ООО «ЭКСМО АСТ Си энд Си»
Центр оптово-розничных продаж Cash&Carry в г. Минске
Адрес: 220014, Республика Беларусь, г. Минск, проспект Жукова, 44, пом. 1-17, ТЦ «Outleto»
Телефон: +375 17 251-40-23; +375 44 581-81-92
Режим работы: с 10.00 до 22.00. **E-mail:** exmoast@yandex.by

Казахстан: «РДЦ Алматы»
Адрес: 050039, г. Алматы, ул. Домбровского, 3А
Телефон: +7 (727) 251-58-12, 251-59-90 (91,92,99). E-mail: RDC-Almaty@eksmo.kz

Полный ассортимент продукции ООО «Издательство «Эксмо» можно приобрести в книжных магазинах «Читай-город» и заказать в интернет-магазине: www.chitai-gorod.ru.
Телефон единой справочной службы: 8 (800) 444-8-444. Звонок по России бесплатный.

Интернет-магазин ООО «Издательство «Эксмо»
www.eksmo.ru
Розничная продажа книг с доставкой по всему миру.
Тел.: +7 (495) 745-89-14. E-mail: **imarket@eksmo-sale.ru**